国家卫生健康委员会"十四五"规划教材

全国高等中医药教育教材

供中医骨伤科学等专业用

骨伤内伤学

第 2 版

U0207817

主　编　李　楠　莫　文

副主编　杨　锋　彭　锐　张　玮　郑福增

编　委　（按姓氏笔画排序）

王一品（辽宁中医药大学）	张　玮（江西中医药大学）
刘俊宁（福建中医药大学）	陆　延（广西中医药大学）
许金海（上海中医药大学）	郑福增（河南中医药大学）
李　楠（福建中医药大学）	莫　文（上海中医药大学）
李远峰（黑龙江中医药大学）	曹林忠（甘肃中医药大学）
李具宝（云南中医药大学）	彭　锐（湖北中医药大学）
杨　锋（陕西中医药大学）	薛远亮（山东中医药大学）
吴　毛（南京中医药大学）	

秘　书（兼）　刘俊宁　许金海

人民卫生出版社

·北 京·

图书在版编目（CIP）数据

骨伤内伤学 / 李楠，莫文主编 . —2 版 . —北京：
人民卫生出版社，2021.5
ISBN 978-7-117-31486-2

Ⅰ.①骨… Ⅱ.①李… ②莫… Ⅲ.①中医伤科学 –
中医学院 – 教材 Ⅳ.①R274

中国版本图书馆 CIP 数据核字（2021）第 074955 号

人卫智网	www.ipmph.com	医学教育、学术、考试、健康，
		购书智慧智能综合服务平台
人卫官网	www.pmph.com	人卫官方资讯发布平台

骨伤内伤学
Gushang Neishangxue
第 2 版

主　　编：李　楠　莫　文
出版发行：人民卫生出版社（中继线 010-59780011）
地　　址：北京市朝阳区潘家园南里 19 号
邮　　编：100021
E - mail：pmph @ pmph.com
购书热线：010-59787592　010-59787584　010-65264830
印　　刷：人卫印务（北京）有限公司
经　　销：新华书店
开　　本：850×1168　1/16　印张：11
字　　数：288 千字
版　　次：2012 年 6 月第 1 版　2021 年 5 月第 2 版
印　　次：2021 年 6 月第 1 次印刷
标准书号：ISBN 978-7-117-31486-2
定　　价：46.00 元

打击盗版举报电话：010-59787491　E-mail：WQ @ pmph.com
质量问题联系电话：010-59787234　E-mail：zhiliang @ pmph.com

修 订 说 明

为了更好地贯彻落实《中医药发展战略规划纲要(2016—2030年)》《中共中央国务院关于促进中医药传承创新发展的意见》《教育部 国家卫生健康委 国家中医药管理局关于深化医教协同进一步推动中医药教育改革与高质量发展的实施意见》《关于加快中医药特色发展的若干政策措施》和新时代全国高等学校本科教育工作会议精神,做好第四轮全国高等中医药教育教材建设工作,人民卫生出版社在教育部、国家卫生健康委员会、国家中医药管理局的领导下,在上一轮教材建设的基础上,组织和规划了全国高等中医药教育本科国家卫生健康委员会"十四五"规划教材的编写和修订工作。

为做好新一轮教材的出版工作,人民卫生出版社在教育部高等学校中医学类专业教学指导委员会、中药学类专业教学指导委员会和第三届全国高等中医药教育教材建设指导委员会的大力支持下,先后成立了第四届全国高等中医药教育教材建设指导委员会和相应的教材评审委员会,以指导和组织教材的遴选、评审和修订工作,确保教材编写质量。

根据"十四五"期间高等中医药教育教学改革和高等中医药人才培养目标,在上述工作的基础上,人民卫生出版社规划、确定了第一批中医学、针灸推拿学、中医骨伤科学、中药学、护理学5个专业100种国家卫生健康委员会"十四五"规划教材。教材主编、副主编和编委的遴选按照公开、公平、公正的原则进行。在全国50余所高等院校2 400余位专家和学者申报的基础上,2 000余位申报者经教材建设指导委员会、教材评审委员会审定批准,聘任为主编、副主编、编委。

本套教材的主要特色如下:

1. 立德树人,思政教育 坚持以文化人,以文载道,以德育人,以德为先。将立德树人深化到各学科、各领域,加强学生理想信念教育,厚植爱国主义情怀,把社会主义核心价值观融入教育教学全过程。根据不同专业人才培养特点和专业能力素质要求,科学合理地设计思政教育内容。教材中有机融入中医药文化元素和思想政治教育元素,形成专业课教学与思政理论教育、课程思政与专业思政紧密结合的教材建设格局。

2. 准确定位,联系实际 教材的深度和广度符合各专业教学大纲的要求和特定学制、特定对象、特定层次的培养目标,紧扣教学活动和知识结构。以解决目前各院校教材使用中的突出问题为出发点和落脚点,对人才培养体系、课程体系、教材体系进行充分调研和论证,使之更加符合教改实际、适应中医药人才培养要求和社会需求。

3. 夯实基础,整体优化 以科学严谨的治学态度,对教材体系进行科学设计、整体优化,体现中医药基本理论、基本知识、基本思维、基本技能;教材编写综合考虑学科的分化、交叉,既充分体现不同学科自身特点,又注意各学科之间有机衔接;确保理论体系完善,知识点结合完备,内容精练、完整,概念准确,切合教学实际。

4. 注重衔接,合理区分 严格界定本科教材与职业教育教材、研究生教材、毕业后教育教材的知识范畴,认真总结、详细讨论现阶段中医药本科各课程的知识和理论框架,使其在教材中得以凸显,既要相互联系,又要在编写思路、框架设计、内容取舍等方面有一定的区分度。

5. **体现传承,突出特色** 本套教材是培养复合型、创新型中医药人才的重要工具,是中医药文明传承的重要载体。传统的中医药文化是国家软实力的重要体现。因此,教材必须遵循中医药传承发展规律,既要反映原汁原味的中医药知识,培养学生的中医思维,又要使学生中西医学融会贯通,既要传承经典,又要创新发挥,体现新版教材"传承精华、守正创新"的特点。

6. **与时俱进,纸数融合** 本套教材新增中医抗疫知识,培养学生的探索精神、创新精神,强化中医药防疫人才培养。同时,教材编写充分体现与时代融合、与现代科技融合、与现代医学融合的特色和理念,将移动互联、网络增值、慕课、翻转课堂等新的教学理念和教学技术、学习方式融入教材建设之中。书中设有随文二维码,通过扫码,学生可对教材的数字增值服务内容进行自主学习。

7. **创新形式,提高效用** 教材在形式上仍将传承上版模块化编写的设计思路,图文并茂、版式精美;内容方面注重提高效用,同时应用问题导入、案例教学、探究教学等教材编写理念,以提高学生的学习兴趣和学习效果。

8. **突出实用,注重技能** 增设技能教材、实验实训内容及相关栏目,适当增加实践教学学时数,增强学生综合运用所学知识的能力和动手能力,体现医学生早临床、多临床、反复临床的特点,使学生好学、临床好用、教师好教。

9. **立足精品,树立标准** 始终坚持具有中国特色的教材建设机制和模式,编委会精心编写,出版社精心审校,全程全员坚持质量控制体系,把打造精品教材作为崇高的历史使命,严把各个环节质量关,力保教材的精品属性,使精品和金课互相促进,通过教材建设推动和深化高等中医药教育教学改革,力争打造国内外高等中医药教育标准化教材。

10. **三点兼顾,有机结合** 以基本知识点作为主体内容,适度增加新进展、新技术、新方法,并与相关部门制订的职业技能鉴定规范和国家执业医师(药师)资格考试有效衔接,使知识点、创新点、执业点三点结合;紧密联系临床和科研实际情况,避免理论与实践脱节、教学与临床脱节。

本轮教材的修订编写,教育部、国家卫生健康委员会、国家中医药管理局有关领导和教育部高等学校中医学类专业教学指导委员会、中药学类专业教学指导委员会等相关专家给予了大力支持和指导,得到了全国各医药卫生院校和部分医院、科研机构领导、专家和教师的积极支持和参与,在此,对有关单位和个人表示衷心的感谢!希望各院校在教学使用中,以及在探索课程体系、课程标准和教材建设与改革的进程中,及时提出宝贵意见或建议,以便不断修订和完善,为下一轮教材的修订工作奠定坚实的基础。

人民卫生出版社
2021 年 3 月

前 言

为了更好地贯彻落实《中医药发展战略规划纲要(2016—2030 年)》《关于加快中医药特色发展的若干政策措施》和新时代全国高等学校本科教育工作会议精神,全面振兴本科教育,推动教材体系向教学体系转化,为中医骨伤科学事业发展及人民健康服务培养合格的中医骨伤科学专业人才,在第四届全国高等中医药教育教材建设指导委员会和人民卫生出版社的指导下,我们确立本课程的教学内容并编写本教材。

骨伤内伤学是研究防治人体内部气血、经络、脏腑等损伤的一门学科,是中医骨伤科学的重要组成部分。本教材在第 1 版的基础上进行修订,本着"传承精华,守正创新"的原则,在继承与发扬、传统与现代、中医与西医等方面进行合理整合,着重补充完善内伤诊治过程中的骨伤科特色,增加了第七章医案精选。在编写过程中,注重骨伤内伤学知识体系的完整性,同时尽量减少与本系列相关教材重复的内容。目标是使学生系统掌握骨伤内伤学的基本知识、基本理论和基本操作技能,为今后参加中医骨伤科临床、教学和科研工作奠定基础。本书除设有学习目标、思政元素、知识链接、病案分析、课堂互动、复习思考题等模块外,还增加了数字增值服务内容,以激发学生的学习兴趣,从而快速有效掌握相关知识。

编写分工:绪论由李楠执笔,第一章内伤概论由李具宝、薛远亮执笔,第二章头部内伤由郑福增执笔,第三章胸部内伤由彭锐、李远峰执笔,第四章腹部内伤由曹林忠、杨锋执笔,第五章腰部内伤由张玮执笔,第六章损伤内证由莫文、吴毛、陆延、王一品、刘俊宁执笔,第七章医案精选由许金海执笔,附方、PPT 课件、模拟试卷等内容由刘俊宁整理。

本书可供全国高等院校中医骨伤科学专业学生使用,还可供从事中医骨伤科学的临床医师、教学与科研人员阅读参考。

本书承蒙全国各高等中医药院校专家、同道的大力支持与帮助,谨在此表示衷心感谢! 由于科技发展日新月异,恐内容有疏漏或不足之处,恳请广大院校师生和读者在使用过程中,提出宝贵的意见或建议,以便今后进一步修订提高。

编者
2021 年 3 月

◇◇◇ 目　　录 ◇◇◇

绪 论

骨伤内伤学是研究防治人体内部气血、经络、脏腑等损伤的一门学科,是中医骨伤科学的重要组成部分,它与中医学的其他学科一样,历史悠久,具有丰富的理论与实践经验。

1. 内伤学术体系的形成 中医学对骨伤内伤的认识,可追溯到战国、秦汉时期。马王堆汉墓出土的《阴阳脉死候》中提出,三阳脉病一般不是死症,其中只有折骨裂肤才有引起死亡的危险;三阴脉属地气,主内,主杀。其病有腐脏烂肠者,容易引起死亡。同时,它记载了五种死候的具体症状和特征。《黄帝内经》对内伤的病因、病机、症状以及治疗作了扼要的论述。如《灵枢·终始》曰:"人迎与脉口俱盛三倍以上,命曰阴阳俱溢,如是者不开,则血脉闭塞,气无所行,流淫于中,五脏内伤。"《灵枢·百病始生》曰:"肠胃之络伤,则血溢于肠外,肠外有寒,汁沫与血相抟,则并合凝聚不得散,而积成矣。""忧思伤心;重寒伤肺;忿怒伤肝;醉以入房,汗出当风伤脾;用力过度,若入房汗出浴,则伤肾。此内外三部之所生病者也。"《素问·移精变气论》论述了"外伤"和"内伤"的部位,指出:"内至五脏骨髓,外伤空窍肌肤。"可见,《黄帝内经》关于"内伤"的概念,寒邪侵袭、七情不和、饮食失调、起居不节、用力过度,是成积病因;病机则是血凝、津液凝涩,积聚而不散;其部位是"五脏骨髓"。在药物应用方面,《神农本草经》收载了王不留行、续断、泽兰、地榆、扁青、桃仁等四十多种骨伤科的常用药物。全书概括地论述了方剂君、臣、佐、使的组方原则,提出了药物七情和合的理论,阐述了药物的性味及采集加工炮制方法,记载了临床用药原则和服药方法。由此可见,此时期骨伤内伤学已经萌芽,并为其理论、诊断、治疗奠定了基础。

东汉著名医学家——华佗创立了麻醉法、五禽戏、剖腹术、清创术等,对内伤学术的发展起到了巨大的促进作用。帛画《导引图》中,有多个图显示导引用于治疗厥证;华佗指出五禽戏能使"血脉流通""亦以除疾,并利蹄足"等。自汉代以后在创伤诊断方面,逐渐把外伤引起的气血、经络、脏腑的损伤统称为"伤损",然而其实质是内伤。东汉张仲景所著《伤寒杂病论》把病因分为三大类,在诸伤中列有"经络荣卫气伤";还记载了不少活血祛瘀的方药,如大黄牡丹汤、桃仁承气汤、大黄䗪虫丸、下瘀血汤等著名方剂,至今仍为骨伤科所广泛应用;创立了损伤猝死的急救法,如人工呼吸法、闭胸心脏按压法等。这个时期,外治法、内治方药及导引、按摩等治法均有一定发展,丰富了内伤的诊治经验。

2. 内伤临证经验的积累 三国两晋南北朝时期,在我国历史上战乱频繁,对创伤危重证候和内伤的诊断经验、病机认识、治疗方法等都有很大发展,并对后世产生了重大影响。葛洪介绍了危重创伤的早期处理,要求患者安静休息,不能有情绪波动;对大出血患者除止血外,还要少饮水、忌食刺激性食物。他还描述了颅脑损伤与创伤致死的部位:"凡金创,伤天囟眉角脑户,臂里跳脉,髀内阴股,两乳上下,心,鸠尾,小肠及五脏六腑腧,此皆是死处,不可治也。"对头颅损伤、大动脉及心肺等内脏损伤的救治持慎重态度。"又破脑出血而不能言语,戴眼直视,咽中沸声,口急唾出,两手妄举,亦皆死候,不可疗。若脑出而无诸候者可疗。"此段描述与颅脑损伤症状十分相似,至今仍是危重内伤疾病。在急重症治疗方面,本书明确指出急则治其标,待症状缓解后再辨证施治。书中还记载了人工呼吸、止血、腹腔穿刺、导尿、灌肠、清创、引流等急症治疗技术。这段时期"内伤"的概念初步形成,即由于跌仆堕坠引起

1

瘀血阻滞、内脏损伤者为内伤,如《中藏经》记载的"病坠损,内伤,脉小弱者死";《刘涓子鬼遗方》也有"金疮内伤"的诊断名词。在治疗上,本时期常用辛微温、辛平的理气活血药,苦寒攻逐的活血化瘀药辨治内伤。如《肘后备急方》《深师方》用大黄、桃仁、地黄等治腹中瘀血,《外台秘要》用桃枝、芒硝、大黄、当归、桂心、虻虫、水蛭、桃仁等组成"桃枝汤"治堕落瘀血。三国两晋南北朝时期临床医学的进步,使内伤的诊断和治疗积累了较多的方法,从而丰富了内伤的临证经验。

3. 内伤理论的总结与提高　隋唐时期,随着骨伤科临床诊断学、病理学及治疗学的进步,对内伤的认识也有较大提高。我国现存第一部病因病理学专著——《诸病源候论》对创伤后的各种症状作了理论上的阐释。《金疮内漏候》《被打头破脑出候》指出了腹部内伤与头部内伤的危重证候,如"凡金疮通内,血多内漏,若腹胀满,两胁胀,不能食者死"。《金疮病诸候》指出了失血的病机:"夫金疮失血,则经络空竭,津液不足,肾脏虚燥,故渴也。""金疮失血多者必惊悸,以其损于心故也。"《金疮肠断候》还记载了有关肠断裂的手术缝合方法:"夫金疮肠断者,视病深浅……肠两头见者,可速续之,先以针缕如法,连续断肠,便取鸡血涂其际,勿令气泄,即推内(纳)之。"在内伤辨证诊断上,王焘的《外台秘要》曰:"此病有两种,一者外损,一者内伤。""一者缘堕打损内伤而致此病,一者缘积热兼劳而有此病。"明确了内伤的概念,指出损伤有内伤与外损两大类。蔺道人《仙授理伤续断秘方》认为内伤的病机关键是瘀血为患,如"凡肿是血作""瘀血留滞,外肿内痛,支节痛倦""瘀血不散,腹肚膨胀,大小便不通,上攻心腹,闷乱至死";主张采用攻下逐瘀法,并强调气血关系,提出活血祛瘀之前当先理气,同时总结了"七步内治伤损法",认为"伤重瘀血不散腹肚膨胀,大小便不通,上攻心腹,闷乱至死者"可采用"大成汤或小承气汤加四物汤,通大小便去瘀血也",对后世影响极大。在治疗上,《广济方》《备急千金要方》推广用苏合香丸救治损伤昏厥、瘀血攻心的危重证候。隋唐时期,明确了内伤的概念,并向辨部位、辨证诊断方面发展,提出了开窍、调气补血、攻下逐瘀等治法,从而丰富了内伤学的学术思想。

4. 内伤学术的百家争鸣　宋金元时期,医学空前发展,学术上出现了百家争鸣的局面。《太平圣惠方》认为坠堕内损的主要证候是咳、咯血;而腹中瘀血刺痛和大小便不通,是伤脏腑的证候。《三因极一病证方论》认为:"病者因坠闪肭,致伤五脏,损裂出血……此名内伤。"李东垣《医学发明·卷三》强调"恶血必归于肝,不论何经之伤,必留于胁下"。《世医得效方·正骨兼金镞科》列十不治证,提醒医者警惕:"颠扑损伤,或被伤入于肺者,纵未即死,二七难过。左胁下伤透内者,肠伤断一半可医,全断不可治。小肠下伤内者,证候繁多者,脉不实重者,老人左股压碎者,伤破阴子者,血出尽者,肩内耳后伤透于内者,皆不必用药。"上述证候目前仍被现代医学列为危重症。治疗上,对于内损肺肝、心腹胀闷者,可用大紫金皮散破血逐瘀;腹壁破损或肠破裂者,可用麻缕或桑白皮线缝合。《洗冤集录》记载了当时常用的治损伤重症的方法和药物;介绍了张仲景的人工呼吸法;用半夏末、皂角末或生姜汁灌服,灸肚脐或酒调苏合香丸治"五绝及堕打卒死""若心下温""若肉未冷"者。陈自明推荐神仙追毒丹治疗"自缢、溺水、扑死,但心头微温"者。

宋金元时期,在治疗跌损重症的内伤方面,除了应用前期桃枝汤和蔺道人的大成汤以外,还创造了不少验方。如陈言治"恶血留内……停蓄不散,两胁疼痛……"用鸡鸣散"取下瘀血即愈"。张子和认为凡集聚陈莝于中,寒热留结于内,都应攻逐去邪。对于"落马坠井,打扑闪肭损折……乃以通经散、下导水丸等药",强调下法能使"陈莝去而肠胃洁,癥瘕尽而荣卫昌"。严用和采用夺命散"治金疮打损,及从高坠下,木石所压,内损瘀血,心腹疼痛,大小便不通,气绝欲死"。李东垣选用当归导滞散"治落马坠车,打扑损伤瘀血,大便不通、红肿青黯、疼痛昏闷,蓄血内壅欲死";选用复元活血汤"治从高坠下,恶血留于胁下,及疼痛不可忍",阐明攻下逐瘀法有"荡涤败血""能生新血""阳生阴长"之效,从而"气血各有所归,痛自去矣"。《活法机要》提出内伤的三焦辨证:"若登高坠下,重物撞打,箭镞刀伤,心腹胸中停积,郁血不散,以上、中、下三焦分之,别其部位。""上部犀角地黄汤,中部桃仁承气汤,下部抵当汤之类下之。"一直为后世所遵循。宋金元时期的学术争鸣,大大丰富了内伤学理论,也推动了内伤内治法的发展。

5. 内伤医学的兴盛　明清时期,内伤的诊断、辨证、方药疗法达到了鼎盛阶段。在判断内伤轻重及预后方面,明代异远真人《跌损妙方》注重检查诊断:"遇有重伤,解衣谛视偏身,血道形色若何,诊脉调和与否……肾子入小腹,无治。顶门一破,骨陷难存。囟门被伤,髓出即死……红色胜裹心,乃心口受伤,不治。上心口青肿,一七即死……若阴阳不分,粪下不止,气出不收,则肚伤矣。"察目验伤,看指甲、脚趾、足底辨伤轻重,是这一时期临床诊察的经验总结,在临床上有一定参考价值。"血头行走穴道歌"是经络学说子午流注在伤科的具体运用,根据该理论,当患者"遇时遇穴"致伤后,必须施行点穴治疗。"三十六大穴致命说"是少林寺学派按穴治伤的主要依据。法医学检骨验伤的实践,为骨伤科临床提供了第一手解剖学资料。《洗冤集录》《平冤录》《检骨图格》中具有大量骨骼结构的相关知识并标明了致死部位,为明清伤科少林寺派穴位治伤提供了重要依据。王清任通过大量实践,对前人在解剖方面的许多问题在《医林改错》中进行了修正。如:描绘了一些动静脉血管的形状及解剖位置;提出肺有两叶,并论及气管、支气管、小支气管等不同分支;对肝、胆、胰、幽门括约肌、肠系膜等消化器官都有了新发现,与现代解剖学基本吻合。治伤方面,胡廷光《伤科汇纂》记载的少林寺秘传内外损伤主方可治全身损伤,江考卿、赵廷海介绍的十三味总方则是三十六致命大穴致病的必用药,七厘散多用于头部及内伤早期,飞龙夺命丹多用于重伤,地鳖紫金丹多用于下焦及内伤后期。在治疗三十六致命大穴致病上,以上药物互相配合,相得益彰。王清任《医林改错》还根据不同部位辨治血瘀证创立了许多治法,如采用通窍活血汤治头面瘀血,血府逐瘀汤治胸中瘀血,膈下逐瘀汤治膈下痞块,少腹逐瘀汤治少腹瘀血积块,身痛逐瘀汤治周身疼痛等。

这一时期内伤学的发展,主要表现在八纲辨证、整体观念、气血学说、补益肝肾,以及经络、穴位论治等方面;同时,内伤学开始从正骨科中分出来,形成一门独立的学科,从而加快了骨伤内伤学的发展步伐。

6. 中西医学的交汇　鸦片战争至中华人民共和国成立前,由于西方文化的侵入以及政府对中医的摧残政策,使中医药事业完全处于花叶凋零、自生自灭的境地,骨伤科学包括内伤学亦不能独善其身。这段时期,中西汇通思想和学派的出现,对中医中药和骨伤科学的发展起到了一定的保护作用。1892年,朱沛文撰《华洋脏象约纂》,汇集《黄帝内经》《难经》《医林改错》有关人体结构、脏腑图像与西方生理解剖知识及解剖图谱相互参照,指出:中西医各有是非,不能偏主;中西医有可通之点,也有不可通之处,应通其可通,存其互异。恽铁樵对中西医进行了系统、全面的研究,其学术观点可归纳为:中西医学解剖本质上存在差异;倡导中西医学汇通;既坚持中医的独立价值,又肯定西医的理论;主张医学不应以《黄帝内经》为止境;中西汇通应以中医为主,同时要注重实际疗效。张锡纯一生从事临床和中西医汇通工作,著有《医学衷中参西录》,其最鲜明的观点是主张中西药并用。这一时期,民间私人诊所和家传师授的教学方式使得内伤学的许多宝贵学术经验得以流传。

7. 骨伤内伤学的新发展　中华人民共和国成立后,在党的中医政策的正确指导下,内伤学得到了继承和发扬。随着现代科学的发展,对内伤的研究和认识也不断提高,人们已开始尝试采用中西医结合的方法治疗内伤,并取得可喜的成就。为了进一步继承和

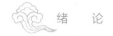

发扬中医学遗产,我们还须加强对内伤学的挖掘与研究,使其更好地为人民的健康事业服务。

综上所述,中医学对骨伤内伤学有较全面、系统的认识与较详尽的阐述,并广泛地应用于医疗实践中,形成了一个比较完整的、既有理论基础又有临床经验的独立学科,是中医学的重要组成部分。

（李　楠）

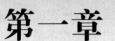

第一章

内伤概论

> **学习目标**
>
> 掌握内伤的分类方法、病因病机、局部症状体征、辨治方法和内伤急救的处理原则。熟悉闭证、脱证、损伤内出血的急救措施。了解内伤症状体征的诊疗意义及内伤急症中西医诊疗的优劣势。

第一节　分类与病因病机

一、定义

凡人体内部气血、经络、脏腑受损或功能紊乱而产生一系列症状者,统称为内伤。伤科的内伤与中医内科的内伤有较大区别。伤科的内伤一般是由外力损伤引起,而中医内科的内伤则是由七情、六淫、劳倦、饮食等原因所致。正因为伤科的内伤与内科的内伤在病因方面有所不同,因此两者的病机、症状及治疗方法也有明显不同,在临床上应加以鉴别。

二、分类

内伤的分类方法一般可分为五种。根据病理的不同,分为伤气、伤血、伤经络、伤脏腑;根据受伤的时间,分为新伤、陈伤;根据受伤过程、外力作用的性质,分为急性损伤、慢性损伤;根据受伤的部位,分为头部内伤、胸部内伤、腹部内伤、腰部内伤等;根据受伤的程度,分为轻伤、重伤。

（一）根据病理的不同分类

1. **伤气**　伤气指人体受到外力作用后,气机运行失常而引起的气闭、气滞、气逆、气虚、气脱等表现。

（1）气闭:多因骤然损伤而致的气机闭塞不通,临床表现为人事不省,神志昏迷。

（2）气滞:因损伤后气机不利而产生的疼痛等各种症状。临床上以痛无定处、范围较广、压痛点不固定为特征。

（3）气逆:因损伤后气机升降失常而产生的气喘、呃逆、呕吐等症状。

（4）气虚:因损伤导致元气亏损、功能衰退而产生的疲倦无力等症状。

（5）气脱:多因损伤大出血导致气随血脱,表现为神志淡漠,神志不清,面色苍白,口唇发绀,四肢冰冷等危重症状。

2. **伤血**　伤血指人体遭受暴力创伤后,血的生理功能失常,血液不得循经流注,血行不得宣通,或因损伤出血,溢于脉外所致。临床表现为瘀血、血热、血虚、亡血、血脱等。

(1) 瘀血:伤后血离经脉,滞留体内,瘀积不散而成瘀血停滞。其症多见局部青紫、肿胀、疼痛,大便秘结,舌暗脉涩等。

(2) 血热:因血络损伤,外邪乘虚而入,或积瘀化热所致。症见高热,口渴,心烦,舌红,脉数,甚至昏迷,或同时有出血不止等血热妄行的证候。

(3) 血虚:因损伤后失血过多,或瘀血不去、新血不生所致。症见面色无华或萎黄,头晕目眩,心悸失眠,手足麻木,舌淡脉虚等。

(4) 亡血:伤后有较大血脉破裂,血行脉外,较速且猛;或体内血液妄行,血自诸窍溢出体外,如吐血、咳血、衄血、便血、尿血等;或有大量内出血蓄积于胸腔、腹腔、颅内等处。严重出血者,往往有气随血脱的危象。

(5) 血脱:因失血过多而致的脱证,表现为面色苍白,四肢厥冷,汗出如油,神志不清,脉芤或细数等厥逆之症。

3. 气血两伤 常有伤气、伤血两者的证候,往往痛、肿并见,临床较为多见。临床上两者可因病因病机不同而有所偏重,或以伤气为主,或以伤血为主。

4. 伤经络 经络为气血运行通道,一旦受损,则出现循经络扩散的症状或经络功能障碍的表现。如督脉损伤,可见肢体麻木不仁、活动功能障碍等症状;足厥阴肝经损伤,可见胁肋胀痛、胸满气促、少腹疼痛等症状。

5. 伤脏腑 伤脏腑即内脏损伤,指外力作用后,人体脏腑功能失常或内脏本身受到器质性损伤。脏腑损伤,一般以脏腑器质性损伤为严重,这类患者常有昏厥,甚至出现昏迷不醒和各种出血证候。脏腑损伤,根据病因不同可分为开放性和闭合性两类;根据损伤部位不同,可分为头部内伤、胸部内伤、腹部内伤、腰部内伤等。由于脏腑损伤错综复杂,甚至伤情危重,因此临证时必须审慎周详。

(二) 根据受伤的时间分类

1. 新伤 指机体损伤后立即发病者,或受伤未超过2周者,无论伤情如何,均属新伤。

2. 陈伤 指受伤超过2周以上者,多由于新伤失治、误治,或损伤严重日久不愈,或伤愈后又因某些诱因而复发者。

(三) 根据受伤过程、外力作用的性质分类

1. 急性损伤 是指由于突发的暴力引起的损伤。

2. 慢性劳损 是指由于劳逸失度,体位不正,外力经年累月作用于人体而致的病变。

(四) 根据受伤的部位分类

1. 头部内伤 对应于西医学所称的颅脑损伤,包括脑震荡、脑挫裂伤、颅内血肿和脑干损伤等,在临床上较为常见。

2. 胸部内伤 是指外力引起的胸壁及内部气血、经络或肺脏、食管、心脏、大血管等损伤。

3. 腹部内伤 是指外力作用所致腹壁及内部的气血、经络、脏腑等损伤。根据损伤外力的性质和程度,一般可分为单纯腹壁伤与腹腔内脏破裂伤等。

4. 腰部内伤 腰部内伤多由直接暴力撞击、跌打等引起,亦可由间接暴力,如搬运重物用力过度或姿势不当,坠堕时足或臀部着地等引起。腰部内伤,轻者表现为腰部软组织挫伤,重者可导致肾挫伤或肾破裂等。

(五) 根据受伤的程度分类

1. 轻伤 一般指临床症状比较轻微,对生命无威胁的损伤。如气血损伤,单纯胸、腹壁挫伤,腰部软组织损伤等。

2. **重伤** 一般指临床症状比较严重,对生命构成威胁的损伤,如内脏破裂出血、颅内血肿、脑干损伤等。

三、病因病机

(一) 病因

导致内伤发生、发展的因素包括内在和外在两个方面。这些因素作用于人体时,便产生一系列病理反应,而出现相应的症状。人体对于外界各种损害因素的反应固然有共同的规律,但由于人们所处环境的不同,生理特点与病理因素以及职业工种的不同,产生了人体对外界损害因素反应的各种特殊性。

根据内伤病因的致病特点,一般可分为外因与内因两方面,其中外因是致病的主要因素。

1. **外因** 是指从外界作用于人体的致伤因素。内伤的产生与外力作用的性质、特点密切相关。外力的大小、方式、时间、速度及物体的体积、重量、形状、硬度等不同可造成不同的损伤。

外来暴力直接作用于人体某部位而致的伤患,多由跌仆、坠堕、撞击、击打、压轧而致。直接暴力引起的伤患多发生在外力直接作用的部位,临床以伤血为主要特征,并可直接震伤或刺伤其所在部位的经络、脏腑。其损伤程度决定于作用力的大小和受伤的部位,严重者可致脏腑破损出血,危及生命。

外来暴力间接作用于人体而致的伤患,多由于负重、闪挫或扭捩等引起。因用力过度屏气而引起的内伤,俗称屏伤;因用力时体位不正,动作不协调而突然闪挫或强力扭捩所引起的内伤,称为闪伤或扭伤。间接暴力引起的伤患多发生在远离外力的部位,临床特征以伤气为主。

肌肉紧张收缩,亦可造成损伤。如老年人强力打喷嚏、咳嗽,以致肋间肌强烈收缩,可引起肋骨骨折,造成胸部的气血两伤。又如,人体在毫无准备的情况下,腹肌骤然强力收缩可致腹部伤气,甚至气血两伤。

2. **内因** 是指从内部影响人体的伤病因素,如体质强弱、生理特点、病理因素、职业工种与内伤的发生均有一定关系。

对于内伤的发生,外因固然重要,但同一外因在不同的情况下可引起不同的内伤,体质强壮者可致伤轻,体质虚弱者则可致伤重,说明内伤的发生与体质的强弱有一定关系。

同一外因在不同的生理情况下,伤病的种类、性质与程度亦有所不同。例如,胸部外伤时,由于骨骼的保护,内脏较不易损伤;而腹部外伤时,由于腹腔脏器无骨骼保护,则易受损伤;腹部受到外力撞击时,可移动性脏器损伤的机会较少,而固定的脏器损伤的机会则较多。

内伤的发生与原有的病变因素也有很大关系,在同一外力作用下,正常脏器与病变脏器损伤的程度、性质可能不同。例如,同样的外力作用于右季肋部时,肝脏肿大或病变的患者较正常人更易引起肝脏的破裂而危及生命。

内伤的发生与职业工种也有一定关系,如运动员、舞蹈演员、杂技演员、武打演员容易发生各种运动损伤;经常弯腰负重操作的工人容易发生慢性腰部劳损。

损伤的病因比较复杂,往往是内外因素综合的结果。因此,只有正确理解内因与外因这一辩证关系,才能认识内伤疾患的发生与发展规律,更好地掌握内伤的辨证论治方法。

(二) 病机

人体遭受外力作用,除了造成局部皮肉筋骨的损伤外,还能导致脏腑、经络、气血的功能紊乱,从而产生一系列症状。所以在整个诊治过程中,应从整体观念出发,对气血、筋骨、脏腑、经络等之间的病理生理关系加以综合考虑,才能正确认识内伤的本质和病理现象的因果关系。

1. 气血 气血与内伤关系极为密切。人体在遭受暴力伤害后,常出现气血紊乱而产生一系列病理变化。《素问·阴阳应象大论》认为:"气伤痛,形伤肿,故先痛而后肿者,气伤形也;先肿而后痛者,形伤气也。"《难经·二十二难》曰:"气留而不行者,为气先病也;血壅而不濡者,为血后病也。"《杂病源流犀烛·跌仆闪挫源流》指出:"跌仆闪挫……气血俱伤病也。"《张氏医通·跌仆》亦认为:"损伤一证,专从血论。"这些都说明损伤后肿痛的病理机制主要是气血功能的紊乱。气血是人体生命的重要物质基础,损伤后由于气血循行不畅,体表的皮肉筋骨与体内的五脏六腑失去濡养,可致脏器组织的功能活动发生异常,从而产生一系列病理变化。

气血的病理变化在临床上主要表现为伤气与伤血两方面。《杂病源流犀烛·跌仆闪挫源流》说:"跌仆闪挫,卒然身受,由外及内,气血俱伤病也。"由于气血的生理关系,伤气往往兼有伤血,伤血也常兼有伤气,临床上以气血两伤最为常见。如气滞血瘀、气虚血亏、气随血脱等,便是气血功能紊乱的不同病理表现。

2. 营卫 营气具有濡润滋养作用,卫气具有温分肉、充皮肤、肥腠理、司开阖作用。卫气营血的生理、病理,关系到皮肉的消长和病变。伤病之后,若脾胃虚弱,人体不得禀受水谷而化生卫气营血,则"筋骨肌肉,皆无气以生,故不用焉"。《灵枢·痈疽》曰:"营卫稽留于经脉之中,则血泣而不行,不行则卫气从之而不通,壅遏而不得行,故热。大热不止,热胜则肉腐,肉腐则为脓。"可见损伤后营卫运行滞涩,血脉亦随之失荣,皮肉筋骨就得不到卫气营血的濡养,而致肢体痿弱、麻木不仁或功能障碍;若伤后营卫运行受阻,气血凝滞,郁热化火,则酿成脓肿,出现局部红、肿、热、痛等症状。可见,内伤的发生、发展与皮肉卫气营血之间的关系极为密切。

3. 筋骨 筋骨与气血肝肾的生理、病理有着密切的关系,筋骨损伤和疾病可累及气血、肝肾,肝肾气血的病变也可影响筋骨生长修复。《素问·痿论》曰:"肾主身之骨髓""肾气热,则腰脊不举,骨枯而髓减,发为骨痿""肝主身之筋膜"。《素问·上古天真论》曰:"肝气衰,筋不能动。"认为肝肾气充者则修复较快,肝肾气衰者则修复迟缓。因此,筋骨损伤后,如肝肾得以调养,则能促进筋骨修复。

4. 经络 经络是运行全身气血,联络脏腑肢节,沟通上下内外,调节体内各部分功能活动的通路。《灵枢·经别》曰:"夫十二经脉者,人之所以生,病之所以成,人之所以治,病之所以起。"指出人体的生命活动、病理变化和治疗作用,都是通过经络来实现的。经络的病候主要有两方面:一是脏腑伤病可以累及经络,经络伤病也可内传脏腑而出现症状;二是经络运行阻滞,影响循行所过组织器官的功能,出现相应的部位证候。《杂病源流犀烛·跌仆闪挫源流》认为:"损伤之患,必由外侵内,而经络脏腑并与俱伤。"例如,足厥阴肝经由下向上布胁肋,足少阳胆经由上向下循胸胁,故胸部内伤,症见口干口苦,胸满气短,其痛处在胁肋。又如腰背部损伤累及足太阳膀胱经时,出现排尿困难;累及手阳明大肠经时,出现大便功能障碍。在治疗上,通过调整脏腑的功能活动,可使体表组织、器官和经脉的症状消失;反之,治疗体表的经络部位,也能使体内脏腑的病变痊愈。由此可见,伤病的发生、发展、传变与经络有着密切关系。

5. 脏腑 脏腑是化生气血,通调经络,濡养皮肉筋骨,主持人体生命活动的主要器官。若脏腑不和,则经络阻塞,气血凝滞,皮肉筋骨失去濡养以致引起肢体病变。《素问·至真要大论》指出:"诸风掉眩,皆属于肝。诸寒收引,皆属于肾。诸气膹郁,皆属于肺。诸湿肿满,皆属于脾……诸痛痒疮,皆属于心。"说明各种病变与脏腑息息相关,互为因果。内伤后出现头目眩晕,手足抽搐,肢体强直,关节拘挛等,多为肝风内动所致;形体畏寒,四肢不温,腰背冷痛等,多属肾阳不足的病候;胸部胀闷,咳喘气逆,少气自汗等,多因肺气郁滞所致;身体疲乏,四肢沉重,肌肤浮肿,筋不柔和等,多为脾阳失运的病候;红肿热痛,肉腐化脓,高热神昏等,多为心火热毒的病候。

损伤病机与脏腑关系密切。《灵枢·邪气脏腑病形》说:"有所堕坠,恶血留内,若有所大怒,气上而不下,积于胁下,则伤肝。有所击仆,若醉入房,汗出当风,则伤脾。有所用力举重,若入房过度,汗出浴水,则伤肾。"《医学发明·卷三》认为:"恶血必归于肝,不问何经之伤,必留于胁下。"说明损伤瘀血可影响脏腑而引起病候。

脏腑与皮肉筋骨关系也十分密切。《黄帝内经》有关"肝主筋""肝气衰,筋不能动""肾主骨""肾生骨髓""肾不生则髓不能满""脾生肉""脾气虚则四肢不用"等论述也说明了这一点。所以,皮肉筋骨损伤后,应注意调理肝肾、脾胃,促进皮肉筋骨的生长、发育和修复。

第二节 症状体征

人体遭受外力作用而发生损伤后,由于气血、营卫、皮肉筋骨、经络及脏腑受影响而产生病理变化,出现一系列临床症状和体征。这些临床表现对于诊断内伤的性质、类型、程度,以及了解内伤的发生、发展过程与预后都有着重要的价值。

一、全身症状体征

轻微的内伤多无全身症状。一般内伤,由于气滞血瘀,经络阻滞,脏腑不和,往往有神疲纳呆,夜寐不安,便秘,形羸消瘦,舌紫暗或有瘀斑,脉浮弦;若瘀血停聚,积瘀化热,则口渴,口苦,心烦,便秘尿赤,脉浮数或弦紧,舌质红,苔黄厚腻;若气逆血蕴于肺,则胸胁满闷,喘咳少气;若亡血过多,则口渴烦躁,小便短少;若瘀血攻心,则昏愦不知人事。严重的内伤还可出现面色苍白,肢体厥冷,汗出如油,冷汗战栗,呼吸低微,脉芤或微细甚至消失,烦躁不安或神志淡漠等厥逆现象。

二、局部症状体征

(一)一般症状体征

1. 疼痛 是内伤临床最常见的症状之一。由于损伤的病因、病机及受伤部位不同,可出现不同性质的疼痛和伴随症状。气滞者,痛无定处,忽聚忽散,范围较广,无明显压痛点;瘀血者,痛有定处,范围局限,有明显的压痛点;伤在胸胁者,除局部压痛、胸胁胀痛、牵掣作痛外,常伴有咳嗽、呼吸不畅;伤在腹部,除脘腹胀痛、刺痛外,常有呕血、吐血、食欲改变、大便秘结;伤在腰背部,则可见腰背部疼痛,或见下肢放射性疼痛等;伤在头颅,则可见头痛、晕厥、烦躁、失眠、神志昏迷等症。

2. 肿胀青紫 "气伤痛,形伤肿。"损伤后,因经脉受伤,营血离经,阻塞络道,瘀滞于肌肤腠理,故出现肿胀;若血行之道不得宣通,离经之血较多,透过撕裂的肌膜与深筋膜,溢于皮下,一时不能消散,则成青紫瘀斑。损伤后瘀血留内,若阻于营卫则郁而化热,久则热盛肉腐而为脓;若积于胸胁则为痞满胀闷;若结于脏腑则为癥瘕积聚;若瘀血流注四肢关节,或留于胸腹腰背,则形成结块。

3. 功能障碍 由于损伤后气血阻滞引起剧烈疼痛,肌肉反射性痉挛以及组织器官的损害,可引起肢体、躯干或组织器官发生不同程度的功能障碍。伤在手臂则活动受限;伤在下肢则步履无力或行动困难;伤在腰背则俯仰受限;伤在关节则屈伸不利;伤在颅脑则神明失守;伤在胸胁则心悸气急;伤在肚腹则脘腹痞满胀闷。若组织器官仅仅出现功能紊乱,无器质性损伤,功能障碍可以逐渐恢复;若组织器官有形态上的破坏与器质性损伤,功能障碍则难以完全恢复。

（二）特殊症状体征

内伤除了一般症状外,尚有特殊临床表现,需辨别清楚,以助诊断。

1. 气血损伤　气血损伤可分为伤气、伤血两类,它们的表现各有不同。

（1）伤气:有气滞、气闭、气逆、气虚、气脱之不同。气滞则疼痛,闷胀;气闭则昏迷不醒,神志失常;气逆则喘咳,呃逆,呕吐,呕血;气虚则头晕目眩,少气懒言,疲倦乏力,自汗;气脱则晕厥,四肢冷冰,口唇发绀。

（2）伤血:有血瘀、血热、血虚、亡血、血脱之不同。血瘀则肿胀青紫,疼痛拒按;血热则身热心烦,口干不喜饮;血虚则面色苍白,唇色淡白,头晕眼花,心悸失眠,手足发麻;亡血则吐血,呕血,衄血,便血,尿血;血脱则面色㿠白,四肢冰冷,汗出如油,神志不清。

2. 经络损伤　不同经络的损伤有不同的临床表现。肾经、膀胱经损伤,可表现为腰背、臀部及下肢疼痛,或小便功能障碍;胸为肺之分野,肝经由下而上布胁肋,肺经、肝经损伤,可表现为胸满气促、咳嗽牵掣、胁肋胀痛等。

3. 脏腑损伤　脏腑是维持人体生命活动的主要器官。不同的脏腑有不同的功能,不同的脏腑损伤,有不同的特殊症状。例如,脑震荡可表现为短时间失去知觉,并伴有呕吐、头痛和近事遗忘;脑干损伤可出现生命体征紊乱,去大脑强直。胸部内伤导致气胸、血胸时,常出现气逆、喘促、咯血、呼吸困难、发绀、呼吸音低微、休克等。腹部内伤时,空腔脏器破裂表现为持续性疼痛、触痛、反跳痛、腹肌紧张等腹膜炎症状;实质脏器破裂,表现以内出血为主,可有进行性贫血,固定性压痛、反跳痛与腹肌紧张,严重者甚至休克。

第三节　辨证方法

辨证是中医伤科认识疾病的方法,对指导进一步治疗具有重要的意义。辨证方法主要有八纲、气血、脏腑、经络以及卫气营血辨证等,其有各自的特点和侧重,但在临床实践中又可以互相联系、互相补充。就其内容而言,八纲辨证是总纲,脏腑辨证是基础,而气血辨证则是伤科辨证之关键,《医宗金鉴·正骨心法要旨》强调:"损伤之证,专从血论"。此外,也可根据病理类型进行分期与分型辨证。

一、八纲辨证

八纲,即阴阳、表里、寒热、虚实八大证候,八纲辨证即是从这八个方面概括疾病的不同特点:阴阳说明疾病的属性;表里乃辨别病变的部位和病势的趋向;寒热是了解疾病的性质;虚实则掌握邪正的盛衰,从而对机体损伤后生理、病理情况做出总的判断。

（一）阴阳

阴阳是八纲的总纲。凡起病急、病程短、病位浅者多属阳证;起病慢、病程长、病位深者多属阴证。就伤患局部而言,脓未溃而红肿焮热者属阳证,其溃后脓黄而稠,易于生肌收口,如化脓性感染;若脓肿不红不热,溃后脓液清稀,淋漓不尽,难于生肌收口者属阴证。

1. 阴证　多由于年老体衰,或内伤久病,或外邪内传五脏致阳虚阴盛,功能衰减,脏腑功能降低所致,多见于里证的虚寒证。症见恶寒,四肢厥冷,息短气乏,身体沉重,精神不振,但欲卧寐,下利清谷,小便清长,爪甲色青,面色㿠白,舌淡苔白,脉沉微。

2. **阳证** 多由于邪气盛而正气未衰,正邪斗争处于亢奋阶段所致,常见于里证的实热证。症见身热,恶热不恶寒,心烦口渴,喜冷饮,躁动不安,气粗声高,口鼻气热,目赤多眵,指甲色红,小便短赤,大便干或秘结,舌质红绛,脉滑数有力等。

疾病形成的根源是阴阳失调,在辨证时应该找出伤患的症结所在,采取适当的治疗方法,使阴阳复归协调。阴寒太盛而损及阳气者,可用温热的药物以逐阴祛寒;阳热太过而伤及阴液者,则可用寒凉的药物敛阳益阴。

(二) 表里

表里是指人体部位的内外深浅而言。凡躯体皮毛、肌肉、筋骨皆属于表,体内五脏六腑属于里;卫分、气分属于表,营分、血分属于里。

1. **表证** 外损皮毛、肌肉、筋骨属于表证,病邪轻而病位浅,损伤后兼夹外感,出现发热,恶寒,头痛,鼻塞,流涕,身痛,肢酸等。

2. **里证** 内伤气血、经络、脏腑属于里证,或损伤后热毒深窜入里,表现为发热、大汗,口渴喜冷饮,烦躁,谵语,呕吐,腹胀,大便干结,小便黄赤等症。

一般说来,里证病邪重而病位深。从表证转为里证,说明病邪内传,病势发展;由里证转为表证,说明病邪由里出表,病势好转。

(三) 寒热

寒热是辨别疾病性质的两个纲领,是阴阳偏盛偏衰的具体表现,阳胜则热,阴胜则寒。

1. **寒证** 多见于骨关节慢性劳损,或外邪乘虚而入所致的骨痨,或素体虚衰,伤后阴寒入里。寒证表现为:恶寒喜暖,口淡不渴,面色苍白,手足厥冷,小便清长,大便溏薄,舌淡苔白滑,脉沉迟等。

2. **热证** 如损伤后积瘀化热,则表现发热喜凉,口渴饮冷,烦躁面红,尿赤,便秘,舌红苔黄,脉滑数等。

寒证或热证演变时,可能出现症状与病情相反的假象,如真热假寒证或真寒假热证,应注意鉴别。

(四) 虚实

虚实是辨别人体正气强弱和病邪盛衰的两个纲领。正如《黄帝内经》所说:"邪气盛则实,精气夺则虚。"一般而言,虚证是指正气虚弱不足,抵抗力减弱;实证是指致病的邪气亢盛有余,而正气尚充沛,正邪相争剧烈。

1. **虚证** 年老体弱者,损伤大出血、重病、久病之后或损伤后期等病程迁延,阴精、阳气受损而致虚。虚证的临床表现有阴虚、阳虚、气虚、血虚等不同。虚证常表现为:精神萎靡,面色㿠白,身倦乏力,或五心烦热,形体消瘦,心悸气短,自汗盗汗,大便溏薄,小便频数或失禁,舌质淡,脉细弱等。

2. **实证** 实证多因感受外邪,或由于气血、经络、脏腑功能失调,代谢障碍,以致痰饮、水湿、瘀血等病理产物停留体内所致。症见:发热,烦躁,呼吸气粗,口渴,胸胁脘腹胀满,疼痛拒按,便秘或热痢下重,小便不通或淋沥涩痛,舌苔厚腻,脉实有力等,多见于损伤初期。

由于损伤的病因较复杂,患者所表现的症状往往不是单纯的表证或里证、寒证或热证、虚证或实证,而是多种证型并见,有时还出现相互转化、相互错杂、证候真假等错综复杂的现象。例如体表的外伤感染,可因邪传入里而转变为急性骨感染的里、实、阳热证;随着病程的迁延,又可转变为慢性骨感染的里、虚、阴寒证。

二、气血辨证

气血辨证是指导内伤诊治的关键。损伤可引起人体内部气血、脏腑、经络的功能紊乱,其中首当其冲的是伤及气血。清代沈金鳌《杂病源流犀烛·跌仆闪挫源流》曰:"跌仆闪挫,卒然身受,由外及内,气血俱伤病也。"

（一）伤气

伤气主要是气机因损伤而运行失常,可分为气滞、气闭、气脱、气虚、气逆等,其中气闭、气脱是危象,必须积极抢救,以免气绝而不可复生。

1. 气滞 指伤后气机运行不畅。表现为无形之疼痛,其痛多无定处,且范围较广,忽聚忽散,无明显压痛点,多有咳嗽,呼吸不畅,气急,胸闷胀满,牵掣作痛,神疲纳呆,脉沉等症状。

2. 气闭 指气机运行完全或接近完全阻滞。多见于颅脑损伤,亦可由气滞逐渐发展而来。临床表现为晕厥,神志昏迷,恶心呕吐,甚至发为厥证,患者牙关紧闭,四肢抽搐,脉细数。

3. 气脱 为气机失调之脱证。表现为伤后突然神色颓变,面色苍白,口唇发绀,目光无神,汗出肢冷,呼吸微弱,舌质淡,脉细数。

4. 气虚 气机虚弱无力。多见于内伤日久,正气虚衰,或素体亏虚,化源不足。临床表现为疼痛绵绵,漫肿不散,头昏目眩,少气懒言,心悸怔忡,耳鸣耳聋,多梦易惊,食少多汗,脉虚细无力。

5. 气逆 气机循行失常,逆于肝胃,则见胁肋及中脘疼痛,胀闷不思饮食,嗳气呃逆;若犯肺金,则咳喘上气,呼多吸少;蒙闭清窍则神志朦胧,泛泛欲吐,或健忘、烦躁、视听障碍。

（二）伤血

伤血指内伤致血行之道不得宣通,或血液不能循环流通。可分为血瘀、出血、血虚、血脱、血热等,这是内伤最常见且最重要的证候。

1. 血瘀 无开放创口之内伤者,离经之血停积于皮下,肌腠之间,或蓄积于脏腑、体腔之内,一时不能消散,即成瘀血。临床表现为体表肿痛青紫,疼痛部位固定,咳呛及转侧时疼痛显著。体表瘀血常有青紫瘀斑,内脏瘀血常可触到肿块。瘀多聚久,郁而化热,即瘀血发热;瘀血注于四肢关节,称为瘀血泛注;瘀血宿积经久不愈,则变为陈伤。

2. 出血 指离经之血溢出脉外者。向体外溢出者为外出血,如创口出血、吐血、衄血、咳血、尿血、便血等;向胸腔、腹腔等体腔大量溢出者为内出血。若出血多而未予及时止血,即有气随血脱的危险,故出血者应注意急救。

3. 血虚 内伤出血或瘀血过多,或素体虚衰,久治不愈,营养不足等均可引起血虚。临床表现为面色苍白,头晕目眩,失眠多梦,心悸气短,手足麻木,舌淡苔白,脉虚细无力。

4. 血脱 因失血过多而致的脱证。表现为面色苍白,四肢厥冷,汗出如油,头晕目眩,心悸,唇干淡白,脉细数无力或呈芤脉。

5. 血热 系热邪犯血分所致。表现为心烦,口干不欲饮,身热以夜间为甚,脉细数,舌红绛,或迫血妄行,出现衄血、吐血、尿血、便血等出血现象。

（三）气血两伤

气血两伤指兼有伤气与伤血的症状。由于气血互根互用,可分而不可离,故内伤后伤气必及其血,伤血又常及其气,临床上多见气血两伤,但往往有所偏重。如偏于伤气,则以气滞、气闭或气虚为主,兼见血证;若偏于伤血,则以血瘀、出血或血虚为主,兼见气机阻滞之证;伤气伤血同时并见,不分主次,则为气血两伤。

三、脏腑辨证

脏腑辨证是以藏象学说为基础,根据脏腑的生理功能和病理表现判断病变的部位、性质、正邪盛衰状况,用以指导临床治疗的一种辨证方法。藏象学说认为:肺主皮毛,脾主肌肉,肝主筋,肾主骨,皮、肉、筋、骨皆有赖于气血温煦和脏腑濡养。因此,皮、肉、筋、骨的严重损伤,必然累及肺、脾、肝、肾,并出现相应表里之脏腑的症状。

（一）肺与大肠辨证

内伤后常见的肺与大肠的辨证有：

1. 肺气虚　临床表现为胸胁隐痛,咳嗽气短,痰白清稀,气短懒言,声音低微,周身乏力,怕冷自汗,面色㿠白,舌质淡嫩,苔薄白,脉虚弱。多见于胸胁陈伤。

2. 肺阴虚　表现为干咳与痰少而黏,痰中带血,潮热盗汗,五心烦热,午后颧红,失眠,口干咽燥,声音嘶哑,舌红苔少,脉细数。多见于肺脏内伤日久以致肺阴耗损患者。

3. 肺瘀热　出现胸痛,发热,咳喘,痰黄黏稠,舌红苔黄,脉滑而数等症状。多见于胸部内伤早期的患者。

4. 大肠实热　发热口渴,烦躁,腹部胀满,疼痛拒按,不思饮食,呕吐,便秘,尿赤,舌质红,苔黄厚腻,脉弦数。多见于脊柱骨折或腹部内伤早期,因气血凝滞,壅阻经络,积瘀生热所致。

（二）肾与膀胱辨证

内伤后常见的肾与膀胱的辨证有：

1. 肾阴虚　眩晕耳鸣,健忘,骨蒸潮热,腰酸膝软,咽干舌燥,夜尿频数,遗精,舌红少苔,脉细数。多见于腰部损伤与骨关节损伤后期,肾阴耗伤所致。

2. 肾阳虚　形寒肢冷,腰膝酸软,阳痿早泄,尿少,浮肿,面白无华,食少便溏,脉沉细,苔白滑,舌质淡嫩、有齿印。多见于年老体衰、久病卧床的损伤患者,因素体阳虚、久病不愈或劳损过度、下元亏损导致的肾阳虚衰。

3. 肾精不足　眩晕,耳鸣,腰膝酸软,早衰,神情呆钝,动作迟缓,步履维艰。见于劳累过度、慢性劳损或陈伤患者,多由久病伤肾发展而来。

4. 膀胱湿热　小便不畅,发热,口渴,尿频、尿急、尿痛,尿色混浊或血尿,舌苔黄腻,脉数。多由于脊柱或泌尿系损伤后,湿热蕴结膀胱所致。

（三）肝与胆的辨证

内伤后常见的肝与胆的辨证有：

1. 肝气郁结　精神抑郁或急躁,胸胁窜痛或胀痛,胸闷不舒,善太息,不欲饮食,少腹胀痛,妇女乳房作胀,月经不调,痛经,舌苔薄白或黄腻,脉弦。多由于胸胁内伤,恶血归肝,肝气郁结所致。

2. 肝火上炎　情绪急躁,胸胁灼痛,目赤肿痛,头痛眩晕,耳聋耳鸣,口苦口干,小便黄赤,大便秘结,舌红苔黄,脉弦数。多由胸胁内伤后并发感染,气郁化火所致。

3. 肝阳上亢　头痛,头胀,眩晕,精神兴奋、易怒,口燥咽干,两目干涩,失眠健忘,肢麻震颤,舌红少津,脉弦而有力或细数。多见于伤后忧思心烦恼怒,气郁化火,内耗肝阴,阴不制阳患者,或颅脑损伤后期患者。

4. 肝风内动　头目昏眩,手足痉挛,抽搐或麻木,颈项牵强,角弓反张,脉多弦或弦数,舌质红或苔黄。多见于颅脑损伤,或伤后并发感染,热极火盛,消耗肝阴,热动肝风的患者。

5. 肝血亏虚　两目干涩,视物昏暗,耳鸣,眩晕欲仆,肌肉震颤,四肢麻木,爪甲不荣,妇女经少或经闭,舌红少津,脉细数。多见于伤后慢性出血或久病消耗肝木、阴血亏损的患者。

6. 肝胆湿热　皮肤巩膜黄染,胁肋满闷疼痛,小便短赤或黄而混浊,口苦口干,不思饮食,厌油腻;或带下色黄腥臭、外阴瘙痒,或睾丸肿痛,红肿灼热;舌苔黄腻,脉弦数。多见于胸胁内伤后外感湿热之邪,致湿热内蕴、中焦气滞,影响肝胆疏泄功能的患者。

（四）脾与胃的辨证

内伤后常见的脾与胃的辨证有：

1. 脾气虚弱 食欲不振,胃脘满闷,胃痛喜按,腹胀便溏,四肢不温,气短懒言,倦怠无力,面色萎黄,舌淡白,脉缓弱。多由慢性伤患或伤后饮食失调所致。

2. 脾阳亏虚 腹部胀满,绵绵作痛,喜热喜按,口泛清水,四肢不温,气怯形寒,泄泻清冷,小便不利,甚或肢体浮肿,苔白滑,脉沉细无力。多由慢性病损伤脾阳、伤后饮食失调,或脾气虚弱发展而来。

3. 脾虚湿困 食欲不振,胃脘满闷,恶心欲呕,头重如裹,腹满便溏,浮肿,肢体困重,舌苔白腻,脉濡缓。多由于伤后受寒淋雨,过食生冷或住宿潮湿,而使寒湿内侵,脾阳受困所致。

4. 脾不统血 皮下出血,鼻衄,尿血,便血以及崩漏,兼见面色苍白或萎黄,食欲不振,倦怠无力,眩晕气短,舌淡,脉细弱。多由内伤后脾气虚弱、不能摄血所致。

四、经络辨证

经络是沟通人体脏腑与各个组织的通道,其循环又有一定的部位和起止点,因此在临床上就可将疾病所出现的症状,结合经络的循行部位和所系的脏腑,作为诊断疾病的依据。这种根据经络学说辨别证候的方法,就是经络辨证。

经络在病理上的反映和体现,突出地表现于疾病的发生和传变。当人体遭受损伤后,外邪或疼痛刺激可通过经络的传递作用向内传入脏腑,影响脏腑的功能;伤病引起经络运行阻滞,也会使其循行所经过的组织器官功能失常,而出现相应的症状。如伤病累及足太阳膀胱经时,可引起下肢感觉与运动功能障碍。另外,脏腑发生病变,同样也会循经络反映到体表,如肝脏伤病常见胁下疼痛,因为胁下是足厥阴肝经循行经过的部位。由于经络系统能够有规律地反映若干病候,故临床上可根据患者自觉症状或体征,视其与某部位或某经有关,初步地诊断某经的病变,这对确定病位、推求病因是很重要的。现将十四经脉的病候简要分述如下:

1. 手太阴肺经 胸闷胀满,缺盆疼痛,咳嗽,气逆,喘渴,桡臂痛,咽喉肿痛,肩背痛等。

2. 手阳明大肠经 下牙痛,咽喉肿痛,鼻衄,口干,颈肿,上肢外侧前缘及肩部疼痛或运动障碍。

3. 足阳明胃经 高热汗出,鼻衄,唇疹,口渴,头痛,咽喉肿痛,颈肿,惊悸,发狂,脘腹胀满,肠鸣,腹水,腹股沟、下肢前外侧、足背及第三足趾疼痛或运动障碍等。

4. 足太阴脾经 舌本强,食则呕与善噫,倦怠乏力,身倦困重,脘腹胀痛,大便溏泻,下肢内侧肿痛或厥冷,足大趾运动障碍等。

5. 手少阴心经 心前区疼痛,胸痛,咽干,口渴,上肢屈侧后缘疼痛或厥冷,手心热等。

6. 手太阳小肠经 耳聋,目黄,咽痛,下颌及颈部肿痛以致头不能转动,肩、臂部均牵引作痛,上肢外侧后缘疼痛。

7. 足太阳膀胱经 头项强痛,腰脊痛及运动障碍,眼球胀痛,鼻衄,精神错乱,半身不遂,腘窝、腓肠肌、足小趾等处疼痛或运动障碍。

8. 足少阴肾经 气短喘促,咳嗽咯血,头昏目眩,心如悬若饥状,惊恐,口舌干燥,咽干肿痛,心胸烦闷疼痛,腹泻,腰脊疼痛,下肢无力,厥冷,足心发热等。

9. 手厥阴心包经 心悸、心烦,胸胁胀满,心前区痛,精神失常,上肢痉挛,手心热等。

10. 手少阳三焦经 耳聋,咽喉肿痛,颊部、耳后疼痛,肩部、前臂痛,或无名指运动障碍等。

11. 足少阳胆经 往来寒热,口苦,善太息,胁痛,偏头痛,瘰疬,股、膝、小腿外侧及第四足趾等处疼痛或运动障碍等。

12. 足厥阴肝经 胁肋痛,胸满,呕吐,腹泻,疝气,尿闭,妇女少腹胀痛及腰痛等。

13. 督脉 脊柱强直,角弓反张,脊背疼痛,精神失常。

14. 任脉　疝气,带下,少腹肿块,月经不调,流产,不孕等。

经络辨证不仅可以明确伤患的特性,在诊断上有重要意义,而且可以作为辨证施治和指导用药的参考。经络是发挥药物性能、感受物理刺激的通路,临床上如能掌握经络辨证,针灸与推拿按摩循经取穴,处方按经选药,则会更好地发挥和提高治疗效果。

五、其他辨证方法

内伤辨证方法,除了上述八纲、脏腑、经络、气血辨证外,还有六因、六经、三焦辨证,以及现代的分期、分型辨证等。

1. 六因辨证　强调外界气象条件——风、寒、暑、湿、燥、火六种因素与伤患发生、发展的密切关系,提出了治疗六因证候的根本措施是祛除外邪,如祛风、散寒、清暑、祛湿、润燥、降火等。

2. 六经辨证　以脏腑经络的病变为基础,不仅是外感热病的辨证基础,而且对许多内伤杂病的辨证也有一定的指导意义。尤其是六经辨证论治中提出的理、法、方、药,现仍在临床实践中广泛应用。六经自表及里的顺序是:太阳→阳明→少阳→太阴→少阴→厥阴。

3. 三焦辨证　引用《黄帝内经》中有关三焦的意义,把人体分成上、中、下三个部位,并作为划分温热病发展过程中初、中、末三个阶段的代表名称,从而归纳各个阶段中的典型证候,作为辨证论治的纲领。元代《活法机要》指出:"若登高坠下,重物撞打,箭镞刃伤,心腹胸中停积,郁血不散,以上、中、下三焦分之,别其部位。上部犀角地黄汤,中部桃仁承气汤,下部抵当汤之类下之。"对内伤的三焦辨证提出了识别与治疗方法。

4. 按照病程与类型区分的分期、分型辨证　在伤科临床中也有广泛应用。它是根据疾病发生发展的病理过程、临床表现来进行划分的,譬如将内伤按其病理发展过程分为初期、中期、后期;按发病时间分为急性期、亚急性期、慢性期等。

第四节　治疗方法

内伤之证,不外乎在气在血。但由于气血亏损,外邪可乘虚而入,故变证多端,因此在临床中必须随证灵活运用。内伤治疗方法分内治和外治两大类,在治疗前必须认真进行辨证,根据病情需要,有针对性地应用,方能取得良好的效果。

一、内治法

内治法是指通过内服药物以达到全身性治疗的方法。中医伤科在内伤的治疗方面有丰富的经验,不同的学派形成不同的治疗方法,归纳起来主要有按病程三期辨证施治、按部位论治与按子午流注施治三种大法,但临床上最常用的是三期辨证施治。

根据内伤的发展过程,一般分为初、中、后三期。初期一般在伤后1~2周以内,由于气滞血瘀,需活血化瘀消肿;中期虽内伤症状改善,肿胀瘀阻渐趋消退,疼痛逐步减轻,但瘀阻虽消而未尽,仍应以消瘀退肿,和营生新,濡养筋骨为主;后期瘀肿已消,但筋骨尚未坚实,功能尚未恢复,应以坚骨壮筋,补养气血为主。故三期辨证论治的方法是以调和疏通气血、强筋壮骨为主要目的。值得注意的是,三期辨证论治的划分没有绝对的界限,临证时须结合患者的体质以及内伤的情况辨证论治。

(一)初期治法

初期治法,以"攻"为主。《医宗金鉴·正骨心法要旨》曰:"今之正骨科,即古跌打损伤之证也。专从血论,须先辨或有瘀血停积,或为亡血过多……二者治法不同。有瘀血者,宜攻利之;亡血者,宜补而行之。但出血不多,亦无瘀血者,以外治之法治之。"由于气血两者互相依存,"气为血帅,血为气母",故治疗上必须治血与理气兼顾,仅有偏重而已。损伤初期常用的治法有攻下逐瘀、行气活血、清热凉血、通窍开闭、补气摄血等五法。

1. 攻下逐瘀法　适用于损伤早期蓄瘀、大便不通、腹胀拒按、舌红苔黄、脉洪大而数的体实患者。常用方剂有大成汤、桃核承气汤、鸡鸣散、消下破血汤、清上瘀血汤、腹部逐瘀汤、新伤逐瘀汤等。此法常用苦寒泻下之剂,药效峻猛,故年老体衰、气血虚弱、内伤重症、失血过多、慢性劳损,以及妇女妊娠、月经期间、产后等均应忌用。

2. 行气活血法　适用于损伤后有气滞血瘀、局部肿痛,无里实热证或有某种禁忌而不能猛攻急下者。临床常用的方剂有桃红四物汤、血府逐瘀汤、膈下逐瘀汤、少腹逐瘀汤、活血通气汤、理气化瘀汤、顺气祛瘀汤、益气活血汤、理气散瘀汤、顺气活血汤、柴胡疏肝散等。

3. 清热凉血法　适用于损伤后热毒蕴结于内,引起血液错经妄行,或创伤感染,邪毒侵袭,火毒内攻等证。常用的方剂有五味消毒饮、黄连解毒汤、龙胆泻肝汤、清营汤、犀角地黄汤、退癀消肿汤、清热凉血汤等。采用本法时应注意防止寒凉太过。

4. 通窍开闭法　适用于头部损伤、神昏人事不省者,以及内伤闭证。此法包括芳香开窍法,适用于气闭昏厥、抽搐等症者,常用的方剂为苏合香丸;镇惊开窍法,适用于气闭昏厥、抽搐等症者,常用的方剂有安宫牛黄丸、至宝丹;清热开窍法,适用于气闭昏厥、中枢性高热、惊厥等症者,常用的方剂有神犀丹、紫雪丹、羚角钩藤汤等。其他通窍开闭的常用方剂还有通关散、夺命丹、麝香七厘散、复苏汤、镇肝熄风汤、芎芷汤等,通窍开闭法只适用于闭证,脱证忌用。开窍药走窜性强,易引起流产、早产,故孕妇慎用。

5. 补气摄血法　《医宗金鉴·正骨心法要旨》中说:"亡血者,宜补而行之。"本法适用于创伤失血较多,面色㿠白,神疲眩晕,脉细数或芤,有气随血脱之征兆者。临床常用方剂有独参汤、参附龙牡汤、参附汤、生脉饮、当归补血汤等。

（二）中期治法

中期治法,以"和"法为基础,和血生新。结合内伤气血、外伤筋骨的特点,分为和营止痛法与接骨续筋法。

1. 和营止痛法　适用于损伤后,经消、下等法治疗仍然气滞瘀凝,肿痛虽消而未尽,如继续采取攻下法又恐伤正时,可采用本法。常用方剂有和营止痛汤、定痛和血汤、正骨紫金丹、七厘散、跌打养营汤、定痛和营汤。

2. 接骨续筋法　适用于损伤中期骨位已正,筋已理顺,筋骨已有连接但未坚实,瘀肿已化或渐趋消散,或尚有瘀血未去者。瘀血不去则新血不生,新血不生则骨不能合,筋不能续,所以使用接骨续筋药,佐活血祛瘀之药,以活血化瘀、接骨续筋。常用方剂有新伤续断汤、续骨活血汤、八厘散、代杖丹、接骨紫金丹、跌打补骨丸、壮骨强筋汤等。

（三）后期治法

后期治法,以"补"法为主。内伤后期,组织虽已修复,但因气血耗损,或脾胃虚弱、肝肾不足,筋骨痿弱;或损伤日久,瘀血凝结,筋络粘连挛缩;或风寒湿侵袭,关节酸痛,屈伸不利。治宜健脾胃、养气血,补肝肾、壮筋骨,祛风寒湿、舒筋活络。损伤后期治法有:补气养血法、健脾益胃法、补益肝肾法、舒筋活络法。

1. 补气养血法　为补益气血以濡养筋骨之法。适用于损伤后期,气血亏损,筋骨痿弱者。临床常用的方剂有十全大补汤、八珍汤、四君子汤、四物汤、当归补血汤、人参养荣丸、理气补血汤、壮筋补血酒等。

补气养血法属补法,气虚可致血虚,血亏可致气损,血脱可致气脱,气为阳、血为阴,阳生则阴长,故治疗血虚时,补血之中常兼以补气,且有形之血不可速生,无形之气宜当急固,所以对大出血而引起血脱者,采用补血剂时往往以补气药为主,如当归补血汤中重用黄芪。此外,对气虚者,常以助阳药附子补肾之阳气,如元气虚用参附汤,中气虚用术附汤,卫气虚用芪附汤。又因肺主气,脾主中气,故补气多着重脾肺两脏,而培补中气尤为重要。

脾胃有实热者忌用补气药。补血药多滋腻,脾胃虚弱易引起纳呆、便溏,故使用时应加健脾和胃之品。阴虚内热、肝阳上亢者,忌用偏于辛温之补血药;跌扑损伤而瘀血未尽、体虚不任攻伐者,于补虚剂中加祛瘀药,以防留邪损正,积瘀为患。

2. 健脾益胃法　为健运脾胃功能,促进气血生化之源之法。适用于损伤后期气血亏损、脾胃虚弱、运化失职者。临床常用的方剂有:健脾养胃汤、归脾汤、补中益气汤、参苓白术散。中焦有实热、腹胀满者忌用本法。

3. 补益肝肾法　为补益肝肾、强壮筋骨之法。适用于损伤后期,肝肾已虚,肢体功能尚未恢复者;或禀赋不足,筋骨不强者。常用方剂有健步虎潜丸、补肾壮筋汤、六味地黄丸、金匮肾气丸、补肾丸、补肾壮骨汤、右归丸、左归丸。

4. 舒筋活络法　为祛除寒湿、温通经络之法。适用于损伤日久、失治,或气血凝滞,风寒湿邪乘虚而入,侵袭经络,留而成痹,阴天发作者。因气血喜温而恶寒,寒则涩而泣,温则通行畅利,故本法多使用温性或热性药物驱除寒湿之邪,使经络疏通,气血流畅。常用方剂有麻桂温经汤、大活络丹、小活络丹、蠲痹汤、宣痹汤、独活寄生汤、宽筋散、三痹汤。值得注意的是本法用药多辛燥,有损伤阴血之弊,故阴虚者慎用,或配合养血滋阴药同用。

🔍 知识链接

《跌损妙方·用药歌》

归尾兼生地,槟榔赤芍宜。四味堪为主,加减任迁移。
乳香并没药,骨碎以补之。头上加羌活,防风白芷随。
胸中加枳壳,枳实又云皮。腕下用桔梗,菖蒲厚朴治。
背上用乌药,灵仙妙可施。两手要续断,五加连桂枝。
两胁柴胡进,胆草紫荆医。大茴与故纸,杜仲入腰支。
小茴与木香,肚痛不须疑。大便若阻隔,大黄枳实推。
小便如闭塞,车前木通提。假使实见肿,泽兰效最奇。
倘然伤一腿,牛膝木瓜知。全身有丹方,饮酒贵满卮。
苎麻烧存性,桃仁何累累。红花少不得,血竭也难离。
此方真是好,编成一首诗。庸流不肯传,无乃心有私。

二、外治法

外治法是利用药物、手法或器具等施用于体表以对损伤局部进行治疗的一种方法。常用的有敷药、搽擦、熏洗、热熨、推拿、针灸、拔火罐、理疗以及功能锻炼等。

（一）敷药法

敷药法一般采用中草药外敷,常用的有药膏、膏药、药散等。

1. 药膏（又称敷药或软膏）　是将药物碾成细末,然后用凡士林、饴糖、油蜡等作基质,混合调拌,煎熬后制成;也可用水、蜜、茶、醋、油、酒等将药散调拌成厚糊状直接敷于患部,以达到活血祛瘀、行气通经、消肿止痛之目的。常用的方剂有：

(1) 止痛消肿类：适用于损伤初期肿胀疼痛者。可选用接骨膏、定痛膏、双柏膏、膜韧膏、消瘀止痛膏、三色敷药、乳香膏、消肿散、活血散、软吊散、跌打祛伤散等。

(2) 清热解毒类：适用于损伤后局部红、肿、热、痛者。可选用金黄散、四黄散、五黄散、芙蓉散、消毒定痛散、消毒散、消炎散、消炎膏等。

(3) 温经通络类：适用于损伤日久，复因风寒湿邪所客而致伤处疼痛、经络不利者。可选用温经通络膏、舒筋散、丁香散等。

2. 膏药　将药物碾成细末，配合香油、黄丹、蜂蜡等基质炼制而成，并涂在布、纸或皮的一面。膏药具有药力持久，应用方便，便于收藏携带等特点。常用的方剂有：

(1) 祛瘀止痛类：适用于损伤后瘀肿疼痛者。可选用损伤风湿膏、跌打膏、宝珍膏等。

(2) 祛风湿类：适用于损伤后兼风寒湿痹痛者。可选用狗皮膏、万应膏、舒筋活络膏等。

3. 药散　即将药物研成极细粉末，使用时，将药末直接掺撒于伤口或掺在膏药或药膏上敷贴于患处。常用的药物有：

(1) 温经散寒类：适用于局部寒着、气血凝滞疼痛者。如丁桂散、桂麝散等。

(2) 清凉散风类：适用于局部焮热而肿者。如冰硼散。

(3) 散毒止痛类：适用于局部瘀毒结聚肿痛者。如四生散。

(4) 止血收口类：适用于表浅伤口。可选用桃花散、花蕊石散、如圣金刀散等。

(二) 搽擦法

用药水或油膏涂擦人体损伤部位。损伤初期肿痛较剧烈时用轻搽法，每日1~3次；损伤后期肿痛较轻时用擦洗法，每日1次。常用的药物有：

1. 酒剂　具有活血、消肿、止痛功效，适用于损伤瘀血肿胀疼痛者。可选用活血酒、茴香酒、红花酒、红灵酒等。

2. 油剂　具有舒筋活络、活血、消肿、止痛之功效，适用于损伤后疼痛、经络关节不利者。可选用伤油膏、跌打万花油、活络油膏等。

3. 水剂　具有活血、祛风、除湿、止痛、通经之功效，适用于伤后肿胀、疼痛者。可选用洗伤水、活络水、洗伤Ⅰ号、洗伤Ⅱ号、舒筋止痛水、风伤药水等。

(三) 熏洗法

熏洗法是将药物置于锅或盆中加水煮沸后熏洗患处的一种方法。先用热气熏蒸患处，待水温稍减后用药水浸洗患处。具有疏通经络、调和气血，改善局部营养状况和全身功能的作用。适用于新伤积瘀与陈伤兼夹风湿、关节强直拘挛、酸痛麻木者。多用于四肢的损伤。常用方剂有：

1. 新伤瘀血积聚类　可选用散瘀和伤汤、海桐皮汤、洗剂Ⅰ号等。

2. 陈伤兼夹风湿类　可选用八仙逍遥汤、舒筋活血洗方、风伤洗剂、旧伤洗剂、洗剂Ⅱ号、洗剂Ⅲ号等。

(四) 热熨法

选用温经散寒、行气止痛的药物，经加热后，借助其热力作用于局部，适用于腰、背、肩等不便熏洗的部位。

1. 操作方法

(1) 将药物研为粗末，分装于两只布包内，扎好袋口放入锅中蒸热，趁热敷于患处。两只布包交替使用，20~30分钟，每日2次。

(2) 艾绒点燃装进热熨器，在患处频频热熨。本法适用于损伤中后期、痹证及神经痛，每日2次，每次15~20分钟。

（3）米糠、粗盐、黄沙、麸皮等炒热（或加伤药共炒）装入布袋，热熨患处。

（4）坎离砂（风寒砂）：用醋、水各半将药物熬浓后冷却，然后将细铁砂炒热，将药汁冲入搅拌后立即密封贮放。用时将铁砂倒出，加醋适量，和匀装入布袋，数分钟后自然发热，热敷患处，药凉后取下。再用时仍用前法拌醋，可反复使用数次，每日热熨患处 1~3 次。

2. 常用方剂　可选用烫药方、烫药Ⅰ号、烫药Ⅱ号等。

（五）推拿

推拿疗法是运用各种手法在患者体表进行治疗的一种方法。具有舒筋活络，宣通气血，解痉止痛，剥离粘连，通利关节，祛风散寒，激发经气，调整功能之功效，临床上可结合药酒操作。内伤常用的推拿按摩手法有：

1. 搓擦法　将纱布放在伤药酒中浸湿，稍挤干后置患处，医者以右手掌心压在纱布上，做圆形或直线形搓擦，也可直接用手掌或手指蘸酒药搓擦。

2. 拍击法　医者右手五指伸直并拢，蘸上药酒，运用腕劲，使手指末节指腹连续拍打局部皮肤，直至局部皮肤出现散在瘀点或瘀血斑为止。

3. 按摩法　分按法与摩法。

（1）按法：用拇食指指腹、肘后部按压患处及穴位，由轻到重，做旋转性的撤压动作，用力宜较重，刺激应较轻。

（2）摩法：用手掌掌面或食、中、无名指指腹在患处做环形摩擦。用力应较强，刺激宜较弱。

按摩法适用于各种跌打损伤，其中按法使用重手法刺激，能起抑制、泻实作用，适用于体质壮实、伤患局限且深在、陈旧者；而摩法使用轻手法刺激，能起兴奋、补虚作用，适用于体虚、伤患较散在且表浅，病史较短者。

4. 推拿法　分推法与拿法。

（1）推法：用指掌贴于患处，做直线平推摩擦动作。

（2）拿法：用拇、食指对合拿拨筋肉，动作宜和缓，不能使用猛力。

推拿法可理顺肌肉，疏通筋络，消瘀退肿，畅通气血。适用于肌肉痉挛、瘀血肿痛者。

（六）针灸疗法

1. 针刺疗法　针刺是伤科常用的疗法之一，具有疏通经络，运行气血，调整阴阳，扶正祛邪等作用，广泛用于伤筋、风湿痹痛、关节不利等骨伤科疾病。如损伤晕厥用针刺急救，内伤瘀滞腹胀用针刺祛瘀消胀，损伤积血用针刺放血，损伤疼痛用针刺行气止痛，亦适用于损伤后遗症。针刺还有利于手法整复和某些伤科手术的顺利进行。针刺方法常用的有体针、耳针、水针、电针等。

2. 灸法　灸法是以艾绒为主要材料，点燃后直接或间接熏灼体表穴位以治疗疾病的一种方法。具有温经通络、祛寒散邪、回阳救逆、扶正补虚等作用。

灸法的种类很多，主要有艾炷灸、艾条灸、温针灸。此外，还有灯火灸（用灯心草蘸油点火灸灼）、光灸（利用远红外线等光能照射）、天灸（用刺激性药物敷贴）等。临床上常用的主要是艾炷灸与艾条灸。艾炷灸的方法有直接灸与间接灸。间接灸的垫隔物有生姜片、盐、药饼等不同，其功效也各异，应用时需辨别清楚。适用于伤筋、筋挛、风寒湿痹痛、阳虚证等。

应用灸法时应注意，孕妇的腹部、腰骶部以及实热证、阴虚火旺者不宜灸治；头面部、乳头、外阴部以及邻近大血管处不可直接灸。

（七）拔罐疗法

拔罐疗法又称"角法"，是利用大小不同的火罐，采用各种方法使其内部形成负压吸附在皮肤上以治疗疾病的一种物理疗法。具有疏通气血、消瘀祛肿、温通经络、祛风除湿、散寒活血、舒筋止痛之效。适用于肋间神经痛、神经性头痛、扭伤、挫伤、肌肉劳损、肌纤维组织炎等。

此法禁用于老年、体衰、消瘦以及肌肉失去弹性者;全身性剧烈抽搐者;孕妇之腹部、腰骶部;出血性疾患,水肿患者;恶性肿瘤以及局部皮肤有破损等。

拔罐时应注意罐口不能过热,防止烫伤;发现皮肤起疱或破皮,应预防感染,保持局部清洁干燥;治疗中若出现头昏、恶心、面色苍白、四肢发凉,应立即取下火罐,让患者卧床休息,并注意观察;勿在血管多、骨突部、有毛发及心脏搏动处拔罐;起罐后,若局部有较大的肿块或明显的紫斑时,应给予轻轻按摩,使肿块消散。

(八) 物理疗法

物理疗法简称理疗,是指应用各种物理因素(如电、磁、声、光、冷或热)作用于人体,引起机体内一系列生物学效应,以调节、增强或恢复生理功能,促进病理修复过程,达到防治疾病的方法。具有消炎、镇静、镇痛、缓解痉挛、松解粘连等作用,主要有电疗、磁疗、光疗、超声疗法等。

(九) 功能锻炼

功能锻炼,又称练功疗法,是通过肢体运动防治疾病、增进健康、促进功能恢复的一种疗法。具有扶正祛邪、活血化瘀、消肿定痛、舒筋活络,防治筋肉萎缩,避免关节粘连和骨质疏松等作用。功能锻炼时,可根据上肢、下肢和躯干的不同部位选择方法,如腰背部锻炼可采用五点支撑、飞燕点水等动作。

三、手术治疗

头部、胸部、腹部和腰部内伤具备手术指征者,应及时进行手术治疗或手术探查,以免贻误病情。如严重颅脑伤应及时手术减压,清除血肿;腹腔脏器和大血管破裂应及时修补或摘除;气胸和血胸应充分引流等,必要时可边补液抗休克,边进行手术。

第五节　内伤急救

内伤急救,是秉承"挽救生命为第一"的原则施以紧急救护,以解除危险,挽救生命,减轻伤员痛苦,减少或预防并发症,便于为今后的治疗提供有利的条件。急救对内伤发展和预后影响极大,实际上是对损伤的第一步治疗,与其他各种治疗方法有着同等的重要性,故进行及时而有效的急救,应分秒必争。这就要求急救人员必须掌握急救的方法,具有高度责任感,迅速勇敢、机智准确地把伤员从现场抢救出来,安全地送到医院。急救的原则是:先抢后救,先重后轻,先急后缓,先近后远,连续监护,救治同步。在急救时要注意维持伤员呼吸通畅,积极预防和治疗休克。

知识链接

急危重患者抢救工作中的道德要求

1. 要争分夺秒,积极抢救患者;

2. 要勇担风险,团结协作;

3. 要满腔热忱,重视心理治疗;

4. 要全面考虑,维护社会公益;

5. 要加强业务学习,提高抢救成功率。

一、闭证与脱证

(一) 闭证

严重肢体损伤,往往会产生闭证。内伤的闭证多为气闭,属实证,是由于伤后气机不利,闭阻清窍所致,其临床表现主要为伤后立即出现昏迷,牙关紧闭,气粗痰鸣,四肢痉厥,脉弦劲有力。闭证的治疗,以开闭通窍为主,其一般急救措施如下:

1. 一般处理 患者应平卧,保持安静,避免过多搬动,注意保暖和防暑,维持正常体温。

2. 保持呼吸道通畅 通畅呼吸道是十分重要的急救措施之一,可保持充分的气体交换,有利于心脏搏血能力的恢复,也有利于闭证的恢复。

3. 开窍通关法 若伤员气闭昏迷不醒,可采用取嚏开窍、熏鼻开窍等方法,或灌服苏合香丸使之苏醒。

(1) 取嚏开窍法:此法是将通关散用管吹入伤员鼻孔,以致伤员频频喷嚏,内引五脏之气,使阳气回升,从而达到回苏之效。此法运用于实证,虚证忌用。头部内伤忌用,因取嚏开窍,则嚏而震激,会加重脑血内溢。若仍牙关紧闭,即用生姜煨热蜜糖在齿上擦,牙关即可自开。

(2) 熏鼻开窍法:用辛窜通窍药物或其他香料置于伤员鼻孔附近,待伤员嗅入药气后则可苏醒。此法适用于实证,虚证慎用。

4. 针灸疗法 体针选取涌泉、足三里、人中为主穴,内关、太冲、百会为配穴,昏迷加十宣,呼吸困难加素髎,心律不齐加内关。耳针可选取内分泌、皮质下、肾上腺、神门、肺、心、脑等。艾灸选取百会、关元、气海、神阙等。

5. 强心剂与兴奋剂的运用 伤员呼吸停止,必须立即给予静脉推注尼可刹米、洛贝林。如伤员心搏骤停,应立即静脉推注肾上腺素等。

6. 人工呼吸法 如伤员呼吸停止,应立即做仰卧按压人工呼吸或口对口人工呼吸等。

7. 闭胸心脏按压 如伤员心搏骤停,除立即静脉推注强心剂外,同时做闭胸心脏按压,直至心跳恢复。

8. 转运 伤员苏醒后,稍有好转,应马上送到医院做进一步检查。如伴有骨折与脱位者,应先做临时固定再转运,以免加重损伤而致虚脱。

(二) 脱证

脱证是内伤临床十分危重的一种病证,类似于西医学的休克,是由于机体遭受严重创伤后,出现的多种器官重要功能严重障碍的综合征。由于大量出血,剧烈疼痛,组织坏死,分解代谢产物的释放或吸收等有害因素,使神经、循环、内分泌、新陈代谢的正常生理功能紊乱而致脱证。脱证的临床特征为:面色苍白,四肢厥冷,额出冷汗,神态迟钝,短气懒言,心慌,口渴,呼吸急促,血压下降,脉微欲绝,甚至昏迷不醒。脱证临床可分为亡阳与亡阴。脱证的治疗以回阳固脱、救阴敛阳为主要法则。一般急救措施如下:

1. 一般处理 保持安静,避免过多的搬动,注意保温与防暑,维持正常体温。有开放创面者应给予简单的清洁包扎,以防再度污染,对骨折脱位者应进行初步固定,对局部损伤病灶需待脱证纠正后再做进一步的治疗。

2. 伤员的体位 让病员平卧,头部略微放低,以增加头部气血畅流的速度,使脑组织气血运行正常。但头部损伤引起的虚脱,伤员则应取头侧偏位,以防舌后坠或呕吐物阻塞呼吸道而致窒息。翻动体位时要轻且稳,绝对不能摇晃,以免加重伤情。

3. 保持呼吸道通畅 虚脱时,由于缺血缺氧、肺循环障碍等因素,可造成通气低下、呼吸困难的"休克肺",从而进一步加重缺氧、二氧化碳潴留和能量不足,使脱证恶化。因此,保持呼吸道通畅,并增加呼吸通气量,是脱证急救的必要措施之一。应鼓励患者咳痰,排出呼吸道的分泌物,口、鼻、咽部的异物及血块均应及时清除。再根据病情,置鼻咽管或气管插管吸氧,必要时做气管切开术。

4. 止血　内出血者,应立即采用有效的止血方法进行止血。

5. 止痛　适当给予止痛剂,对因剧烈疼痛引起的脱证是十分必要的。能口服者可给予七厘散、云南白药、田七末或西药的镇痛剂与镇静剂,排除合并颅脑、腹部、呼吸道损伤者,还可给予吗啡止痛。

6. 针灸疗法　针灸具有行气活血,镇痛解痉,回阳固脱,调和阴阳,调节机体的作用,从而建立新的平衡,以达到抗虚脱的目的。常用穴位可选择水沟、十宣、涌泉、百会、劳宫、中冲、内关、中脘、足三里、合谷,也可灸百会、关元、气海、神阙、足三里、中脘等穴。

7. 强心剂与兴奋剂的运用　呼吸停止或心跳停止者,可以立即给予静脉推注强心剂或呼吸兴奋剂。

8. 中药内治　气脱宜补气固脱,急用独参汤;血脱宜补血益气固脱,用当归补血汤或人参养荣汤加减;亡阴宜益气养阴,用生脉散合增液汤加减;亡阳宜回阳固脱,用参附汤加减。

9. 人工呼吸法　如伤员呼吸停止,可立即予以仰卧压胸人工呼吸或口对口人工呼吸。

10. 闭胸心脏按压　伤员心跳停止者,除立即静脉推注强心剂外,还必须做闭胸心脏按压术,直至心跳恢复。

11. 补充血容量　对因亡血引起的脱证,应及时、快速、足量补充有效循环血量。不仅要补充已丧失的血量,还要填补已开放的毛细血管床的需要量,只有这样才能纠正有效循环血量的不足。常用补充血容量的方法有输全血、红细胞、血浆、等渗盐水及平衡盐溶液等。

12. 纠正酸中毒　应根据血液二氧化碳结合力测定结果,计算选用 5% 碳酸氢钠或三羟甲基氨基甲烷等碱性缓冲液,先用所需量的一半,以后根据具体情况继续应用,注意严重酸中毒及有肝脏损害时不宜使用乳酸钠。

纠正酸中毒应首选碳酸氢钠,碱性缓冲液的使用剂量可用下列公式计算:所需碱性缓冲液(mmol)=[正常二氧化碳结合力(mmol/L)－测得二氧化碳结合力(mmol/L)]×0.3×体重(kg)。其中:①正常二氧化碳结合力一般以 27mmol/L 计算;②0.3×体重(kg),代表细胞外液量;③每克缓冲液所含毫摩尔(mmol)数值:碳酸氢钠 1g=12mmol。

13. 控制和预防感染　虚脱者往往抵抗力降低而合并感染,故应注意预防与控制,若有感染可辨证选用黄连解毒汤、龙胆泻肝汤、清瘟败毒饮、清营汤、紫雪丹或应用抗生素。还可配合使用维生素类药物和能量合剂,以增强抵抗力。

14. 血管活性药物的应用　血管活性药物能直接改变血管状态而影响血管阻力,从而改变血压,进而改善与恢复组织器官的血液灌注。但这类药物应在血容量补足之后休克状态仍不见改善时应用。

(1) 血管扩张剂:主要作用为解除小血管痉挛,改善组织灌注与缺氧状况,使休克好转。临床上常用的血管扩张剂有三类:①α 受体拮抗剂,如酚妥拉明等;②β 受体激动剂,包括异丙肾上腺素、多巴胺等;③抗胆碱药,如阿托品、山莨菪碱等。

(2) 血管收缩剂:具有收缩周围血管、增加外周阻力,从而升高血压的作用。如应用时间过长,则增加心脏负担,加重组织器官灌注不良与肾衰竭,因此只有在血容量已补足、各种措施效果不显著时,或在紧急情况下一时无全血及其代用品时,为保证心脑不缺氧,可短时间与小剂量使用,以维持血压在一定水平。常用的有去甲肾上腺素、间羟胺等。

15. 功能衰竭的防治　某些系统的功能衰竭常常是脱证的并发症,故在治疗脱证的同时,应及早考虑到某些功能衰竭的预防和治疗。如呼吸循环功能衰竭的防治与肾衰竭的防治等。

（1）肺功能的维护：①保持呼吸道通畅，清除分泌物；②给氧：若动脉血氧分压低于80mmHg，可通过鼻管或面罩给氧；③人工辅助呼吸：进行性低氧血症，临床表现呼吸急促、发绀、意识障碍，应及时使用呼吸机进行人工辅助呼吸；④呼吸兴奋剂应用：可选用尼可刹米、洛贝林、二甲弗林等。

（2）肾功能的维护与肾功能衰竭的治疗：①应插置导尿管，记录每小时尿量；②纠正低血容量及低血压，改善肾血流量；③若心排血量及血压正常而尿少，可使用利尿剂，如20%甘露醇溶液、呋塞米等；④根据伤情和二氧化碳结合力及电解质的测定结果，使用碳酸氢钠碱化尿液；⑤尽量少用使肾血管收缩的去甲肾上腺素和间羟胺等药物。若经上述处理仍不能增加排尿量，说明已发生肾实质性损害，应按肾衰竭处理，及早进行透析治疗。

总之，闭证、脱证均属危急重症，但因证候性质不同，所以临证时应予以区分。一般内伤闭证比较多见，脱证比较少见，但有时也可出现两者兼见的情况。对于闭证、脱证以及闭脱互见者，还要特别注意病情的发展与转归。闭证与脱证互见者，可因失治、误治，正不胜邪，而发展为脱证，使病情进一步加重；也可经过救治，正气渐复，使脱证的症状逐渐消失，病情有好转之机。在治疗上，闭证以通关开窍、祛邪治标为主；脱证以扶正固脱治本为主。因闭脱之证为危重症，多是各种疾病发展到严重阶段的一种表现，故必须及早确定闭脱之证的性质，积极治疗引起闭脱之证的基本疾病，才能收到良好的效果。

二、损伤内出血

损伤内出血是指损伤后血液流入体腔或颅腔内形成胸、腹腔及颅腔等积血，或流入组织间隙内形成血肿，而在身体表面未见出血。

内出血多伴有轻重不等的损伤，病理生理改变错综复杂，可表现为血液学、血流动力学和心、肾、内分泌及代谢等方面的改变，这些改变在少量出血时很轻微，在中量和大量出血时则很明显。严重内脏损伤或较大血管破裂，血液流入胸、腹腔等，往往会迅速危及生命。因此，损伤内出血必须明确判断出血的原因、部位，及时积极急救处理。

（一）中医处理

根据出血的性质、部位、损伤轻重进行辨证施治，如内脏轻度损伤或一般内出血可采用中医辨证论治。常用的中药有：云南白药、白及粉、十灰散、四生丸、黄土汤、犀角地黄汤、小蓟饮子等。如失血过多而致气血虚弱者可服人参养荣汤、八珍汤、十全大补汤；如失血过多气随血脱时，可急服独参汤、生脉饮、参附汤。失血过多经中医处理未得缓解，继续出血者，或内脏严重的破裂出血者，应请西医会诊配合治疗。

（二）西医处理

1. 加强护理，绝对卧床，尽量避免移动病员。

2. 为了预防休克，应注意保温，必要时给氧吸入。

3. 监测血压、脉搏和呼吸次数。

4. 为保持患者安静休息，减少紧张心理，酌情选用苯巴比妥钠、地西泮等镇静药物。

5. 止血药的应用　可选用酚磺乙胺、6-氨基己酸、氨甲苯酸、维生素K等肌内注射或静脉注射。

6. 输血　对中量或大量内出血，则须及时评估出血量，并予以输血，必要时采用加压输注法，以便在较短时间内恢复血容量，防止休克与脑、心、肾衰竭。

7. 手术探查　内出血伴有深度而持久休克者，虽给予大量输血（每半小时400ml），输血总量已达体重的5%，且已采用其他急救措施后仍未改善或怀疑有重要器官破裂者，应及早进行手术探查,在术中必要时行血管结扎、内脏修补或切除。

(李具宝 薛远亮)

复习思考题

1. 如何理解外因是造成内伤的主要因素?
2. 内伤与外伤在临床表现上有何异同?
3. 三期辨证治疗内伤的优势何在?
4. 举例说明内伤危重病证的急救。

第二章

头 部 内 伤

✏ **学习目标**

掌握颅脑损伤的临床表现、诊断与治疗。熟悉颅脑各层解剖结构;脑震荡的病因病机、诊断与治疗。了解辅助检查,如头部 CT 检查的意义。

第一节 概 述

头部内伤是头部损伤的总称,古称脑气震动、脑海震动、脑骨伤碎、脑骨伤破等,现代医学统称为颅脑损伤。颅脑损伤是外界各种创伤性因素作用于头部所引起的常见损伤,涉及头皮、颅骨及脑组织等颅腔内容物,包括头皮损伤、颅骨骨折、硬脑膜与静脉窦损伤、脑组织或脑神经损伤等,可以单独存在或同时存在,具有病情急、变化快、后遗症多、病死率高等特点。

《素问·脉要精微论》曰:"头者,精明之府。"明代李时珍首先注意到脑与神志活动的关系,认为"脑为元神之府"。清代王清任的《医林改错·脑髓说》对脑的功能做了较为详细的论述:"两耳通脑,所听之声归于脑……两目系如线,长与脑,所见之物归于脑……鼻通于脑,所闻香臭归于脑。"认识到脑与人的视、听、嗅等感觉器官是互相连属的,人对外界事物的印象,主要通过眼、耳、鼻等器官的感觉,集中地反映于脑。《医宗金鉴·正骨心法要旨》曰:"颠者,头顶也……位居至高,内涵脑髓如盖,以统全体者也。"综上可见,中医认为脑不仅是负责情志和思维活动的器官,而且还和全身各组织脏腑、器官保持着密切的联系,起着主宰全身功能活动的主要作用,这与现代医学对脑的认识十分相似。

颅内部由内向外,分软脑膜、蛛网膜和硬脑膜三层包裹头部内容物。软脑膜紧贴于脑表面且伸入脑沟内;蛛网膜覆盖于软脑膜表面,但不伸入脑沟内;硬脑膜为一层厚而坚韧的纤维膜,是保护脑组织、抵抗外来直接伤害的屏障。蛛网膜和软脑膜之间称蛛网膜下腔,腔内充满脑脊液。硬脑膜与蛛网膜之间为一潜在间隙,称硬脑膜下隙,硬脑膜下积液或血肿即位于此处。硬脑膜在颅腔内形成隔膜,将颅腔分为若干部分,如大脑镰将大脑分为左右半球,小脑幕将脑组织分为幕上部分和幕下部分。

头颅内部主要由三种内容物构成:即脑组织、脑脊液和血液。脑组织是中枢神经系统的主要组成部分。大脑可分为左、右两大脑半球,以大脑纵裂为分界,每一大脑半球分为额叶(主管情志)、颞叶(主管听觉、嗅觉和味觉)、顶叶(主管运动和感觉)和枕叶(主管视觉)。小脑由左右两小脑半球与中间的小脑蚓部所组成,主要具有调节和维持身体在各种姿势中的平衡作用。脑干是脑部所有重要神经传导束的共同通道,含有除嗅、视两脑神经以外的所有脑神经的核,是重要的中枢神经枢纽。它可以分为中脑、脑桥和延髓三部分,起支配呼吸、循环、心脏、胃肠道、吞咽、发音等功能的作用,是重要的生命中枢。

【病因病机】

(一)直接暴力

1. 加速性损伤　当棍棒、石块等击中头部,相对静止的头颅即按暴力作用方向快速运动,着力点的头皮产生挫伤或裂伤,颅骨凹陷甚至骨折,脑组织受压而产生冲击点损伤;当暴力作用终止时,着力点颅骨迅速回弹,在脑与颅骨内板间产生暂时性负压,再次使脑组织遭受损伤。快速运动的头颅,由于受到躯体的限制而骤然停止,脑组织因惯性作用冲击着力点对侧的颅腔内壁,可发生对冲性损伤。

2. 减速性损伤　跌倒或高处坠落时头部着地,运动着的头颅立即停止。一是着力点的头皮产生挫伤或裂伤,颅骨变形甚至骨折;同时整个颅骨由于重力与惯性作用变形,着力点对侧的颅骨突然下压后弹起,使其下方的脑组织受正压和负压损伤。二是脑组织由于惯性作用仍然按原方向在颅内大幅移位运动,与颅骨粗糙面发生摩擦,或冲撞于对侧硬脑膜或颅骨内侧面而受伤。三是由于外力轴心未通过头部重心,以及脑组织各种结构密度不一,在旋转力与离心力作用下,在不同结构的界面上产生剪应力,造成脑组织损伤。

3. 挤压性损伤　当头部被车轮等压迫或婴儿头部被产钳夹挤,除两着力部位的头皮挫伤和颅骨变形或骨折造成脑损伤外,脑干被挤压向下移位嵌于小脑幕裂孔和枕骨大孔发生损伤。

4. 锐器、严重钝器打击、火器损伤　刀斧、钢钎等锐器砍或刺伤头部,铁锤、石块等钝器严重打击头部,直接造成头皮裂伤或刺伤、颅骨骨折,造成硬脑膜及静脉窦、脑组织等开放性损伤。弹片、枪弹可穿透头皮、颅骨、硬脑膜和脑组织等;高速投射物穿行于颅腔时的超压作用在脑内形成暂时性空腔,冲击波使脑组织先承受高压影响后转为负压影响,在脑组织伤道外周造成脑挫裂伤和震荡。

(二)间接暴力

1. 传递性损伤　由高处坠落时足或臀部着地,外力经脊柱传递至颅底,导致颅底骨折和脑损伤,其机制类似减速性损伤。

2. 挥鞭式损伤　行车或运行的物体突然从后方冲撞人体时,头颈被动过度屈伸,类似挥鞭样运动,脑表面与颅骨内面、脑干与小脑幕裂孔及枕骨大孔摩擦产生损伤。

3. 胸部挤压性损伤　胸部受到猛烈挤压时,胸腔内压骤然升高,上腔静脉的血流逆行,造成头面、颈部皮肤黏膜以及脑组织毛细血管壁受损,发生弥散性点状出血。

中医认为,本病系头部遭受暴力,脑髓损伤,清窍阻闭。病理性质多为实证,伤势严重者也可出现脱证,后期有部分患者出现虚证。初期,脑部脉络破裂,血溢脉外,积而成瘀,瘀阻清窍则昏迷,瘀阻经络则偏瘫失语;如脑部血壅气滞,津液输布障碍,水湿停聚,闭阻清窍,亦可致昏迷或神志朦胧;脑髓损伤严重,元神失散,气无所主,成为脱证,从而出现神昏肢软,气弱脉绝之危候。恢复期,由于伤后昏迷,或虽已清醒但意识尚不完全正常,或由于头痛眩晕困扰,不能正常饮食,气血生化无源,脑髓失养,则为虚证;或积瘀较重,未能及早消散,瘀血停留,阻滞经脉,则遗留偏瘫失语;如水湿停聚日久,酿成痰浊,水停气阻而气郁痰蒙,则长期头昏呆滞。

【临床表现与诊断】

(一)分类

颅脑损伤分为闭合性和开放性两大类。

闭合性颅脑损伤中,头皮损伤有挫伤、血肿;颅骨骨折有线型、凹陷、粉碎骨折;脑损伤有脑震荡、脑挫裂伤、脑干损伤、脑弥漫性轴索损伤等;颅内血肿有硬脑膜外血肿、硬脑膜下血肿、脑内血肿等。

开放性颅脑损伤,又分为非火器性与火器性损伤。非火器性损伤,有头皮擦挫伤、裂伤、撕脱伤,开放性颅骨骨折,穿透性颅脑损伤。火器性损伤,有非穿透伤和穿透伤,后者分切线伤、非贯通伤和贯通伤等。

脑震荡、脑挫裂伤、脑弥漫性轴索损伤为原发性脑损伤。颅内血肿、脑水肿及脑肿胀为继发性脑损伤。脑干损伤则有原发性损伤和继发性损伤之分。

按中医伤科学分类,头皮损伤和颅骨骨折属于"外伤"范畴,脑损伤和颅内血肿归属于"内伤"范畴。

(二) 临床表现

1. 意识改变 轻微损伤如头皮血肿、头皮挫伤者,一般无意识改变。重型损伤者常有意识改变,严重者昏迷,时间长短不一,视损伤轻重而别:脑震荡患者昏迷时间一般不超过30分钟;脑挫裂伤者昏迷时间一般较长,可达数小时至数天;脑干损伤者一般为原发昏迷,时间较长,难以恢复;颅内血肿者常有中间清醒期。

2. 临床症状 轻型损伤者,头晕头痛不明显,经过适当休息和治疗后即可恢复。严重损伤者可出现剧烈头晕头痛、恶心呕吐、烦躁不安、失眠、记忆力下降、注意力不集中等,且持续时间长,甚至长期存在,不易恢复。

3. 局部损伤 头部外伤后一般可见局部损伤灶,闭合损伤者可见头皮血肿、皮下瘀斑等;开放性损伤者可见头皮破损、渗血渗液,有时合并脑脊液从鼻腔、外耳道渗漏,严重者可见颅骨外露、脑浆流出。

4. 生命体征 轻微损伤者,一般生命体征无改变。严重损伤者,视损伤程度及部位不同而异。脑挫裂伤者在受伤时可出现血压下降,呼吸缓慢,但一般恢复较快;脑干损伤者可出现血压持续降低,呼吸节奏紊乱,甚至呼吸骤停;颅内血肿或脑水肿者可引起颅内高压,出现血压升高,脉搏缓慢,呼吸深而缓慢等改变,需严密观察。

5. 神经系统 如损伤未涉及神经功能区皮质或神经传导束,一般无神经定位阳性体征;伤及神经功能区皮质或神经传导束,则可出现相应体征和变化,如偏瘫或单瘫、失语、视野缺损、感觉障碍等。此外,若损伤引起明显的蛛网膜下腔出血者,可出现畏光、颈抵抗阳性等脑膜刺激征象。

(三) 诊断原则

1. 临床检查 颅脑损伤患者往往伤情重,常因意识障碍不能配合检查,需要向有关知情人详细询问受伤原因及其经过;认真做好局部、全身和神经系统检查,通过床旁观察,视其对外界刺激的反应、客观存在的体征和反射做出比较正确的判断。

2. 辅助检查 根据病情、设备条件等选择辅助检查。出现呼吸困难或休克者,应先采取应急治疗,改善呼吸和循环后再做检查。CT检查可迅速得出各种颅脑损伤结果,可作为首选;MRI检查在CT检查未发现明显异常的颅内损伤或病变时,可发挥其特殊性能,对急性颅脑损伤不作为首选;X线头颅摄片能较好地显示颅骨骨折、骨折凹陷深度、有无异物及其数量,尤其是开放性颅脑损伤应常规检查;在无CT设备时,脑超声检查仍可选择,通过了解脑中线是否移位,间接判断幕上有无血肿;脑血管造影适用于可疑外伤性脑动脉瘤、海绵窦漏的患者。

3. 伤情判断 要明确颅脑损伤的部位、类型与轻重,有无颅内血肿等紧急手术指征,有无其他部位的合并伤、休克以及严重的周身器质性病变。

【辨证论治】

(一) 急救与转送

1. 急救 立即清除口、鼻腔分泌物,保持呼吸道通畅,必要时放置口咽通气管或气管插管或气管切开置管;辨明出血部位,及时给予临时止血及包扎,防治休克。

2. 转送 必须有病史及初步检查记录,在患者呼吸道通畅和休克得到纠正情况下转送;应备有必要的抢救器材及药品;运输要迅速平稳;保持侧卧位,避免气道阻塞。

(二) 分类处理

1. 根据不同伤情,分别紧急抢救、准备手术、住院观察、急诊室观察。

2. 对开放性颅脑损伤、颅内血肿等有手术指征者施行手术。

3. 全面的非手术治疗。包括保持呼吸道通畅,严密观察病情,防治脑水肿,镇静及抗癫痫,神经营养药的应用,营养支持,维持水、电解质及酸碱平衡,防治并发症等。

【预防与调护】

1. 加强安全意识,做好安全防范措施,避免头部遭受外界暴力等意外损伤。

2. 对意识清晰的患者,保证良好的休息和睡眠,保持环境安静,避免不良刺激。帮助患者树立信心,促进病情早期康复。

3. 对昏迷患者,要注意口、鼻腔清洁,及时吸痰,保持呼吸通畅;定时翻身拍背,预防坠积性肺炎和压疮;保持会阴部清洁和排尿通畅,预防泌尿系感染;适当予以活动四肢关节,防止关节僵硬。患者苏醒后,循序渐进地进行有关功能康复锻炼。

第二节 脑 震 荡

脑震荡是一种原发性脑损伤,属轻型脑损伤。一般是在头部遭受轻度暴力后,产生短暂意识丧失,随即清醒,伴有近事遗忘,无神经系统功能缺损表现。在肉眼下所见脑组织多无器质性损伤,但在显微镜下可见某些病理形态学的改变。

【病因病机】

中医认为本病是头部遭受暴力,脑髓震荡,统摄失司,气机逆乱,清窍闭阻。病理性质为实证,若素体虚弱则虚实夹杂。清窍闭阻,而不省人事或神志恍惚;神明被扰,则头痛、头昏;气机升降失司,则恶心、呕吐。

现代医学以往曾认为脑震荡仅仅是中枢神经系统的暂时性功能障碍,并无可见的器质性损害,可能与暴力所引起的脑细胞分子紊乱、神经传导阻滞、脑血循环调节障碍、中间神经元受损,以及中线脑室内脑脊液冲击波等因素有关。近年来根据神经系统电生理的研究,认为因脑干网状结构受损,影响上行性活化系统的功能才是引起脑震荡意识障碍的重要因素。近来的研究还发现,遭受暴力部位的神经元有线粒体的肿胀、神经轴突的损伤。总之,目前的学说还不能满意地解释脑震荡的所有现象。

【临床表现与诊断】

(一) 临床表现

1. 意识障碍 轻者神志恍惚,重者意识丧失,受伤后即刻发生,时间短暂,一般不超过30分钟。偶有患者表现为瞬间意识混乱,并无昏迷。

2. 近事遗忘 清醒后不能回忆受伤经过,有明显的近事遗忘。

3. 头昏头痛、恶心呕吐 清醒后常见这些症状。有的患者还有耳鸣、失眠、烦躁、注意力不集中、记忆力下降等症状。一般经数周或数月逐渐消失,但也有部分患者长期存在上述症状。

4. 一般体征 伤后短时间内可出现面色苍白、出汗、血压下降、心动徐缓、呼吸浅慢、肌张力降低等表现,但患者到达医院就诊时大多已恢复正常。

笔记栏

5. 神经系统体征　神经系统检查一般无阳性异常体征。

(二) 影像学与实验室检查

1. 颅脑 CT 检查　一般无异常征象。

2. 腰椎穿刺　脑脊液压力正常;脑脊液成分检查正常。

(三) 诊断与鉴别诊断

1. 诊断要点

(1) 有头部遭受暴力受伤史。

(2) 伤后短暂性意识障碍,近事遗忘。

(3) 神经系统检查无阳性异常体征。

(4) 颅脑 CT 检查无异常征象。

(5) 腰椎穿刺检查脑脊液正常。

2. 鉴别诊断

(1) 脑挫裂伤:患者昏迷较重,大多半小时以上,脑功能区损伤者可有相应的局灶征象,脑膜刺激征可呈阳性,腰椎穿刺检查脑脊液多呈血性,CT 检查显示有脑挫裂伤灶。脑震荡则意识障碍较轻,大多数不超过半小时,无上述脑挫裂伤的表现。临床上,脑震荡与轻度脑挫伤很难鉴别,必须依靠 CT 检查进行鉴别。

(2) 排尿性晕厥:排尿时突然晕倒,既往可有类似病史,头部无损伤或轻微损伤,多迅速恢复正常,无头痛、恶心、呕吐。脑震荡则有明确的头部受伤史,清醒后大多有明显的头痛、恶心或呕吐。

【辨证论治】

一般卧床休息 5~7 天。头痛者可予布洛芬等镇痛药;恶心、呕吐者给予止吐药;焦虑失眠者可给予抗焦虑药地西泮等。

(一) 内治法

1. 清窍闭阻　伤后短时间不省人事,或神志恍惚,呕吐。苏醒后头痛,头昏,恶心或呕吐,舌质淡红,脉弦或滑。治宜理气化痰开窍,方用复苏汤加减。

2. 肾精不足　头痛,头昏,健忘,注意力不集中,耳鸣,腰膝酸软,舌质淡红,脉细、尺脉无力。治宜补肾益气填髓,方用杞菊地黄丸或左归丸、右归丸加减。

(二) 外治法

可进行针灸治疗。

眩晕:选用内关、百会、足三里、风池、三阴交等穴位;

偏头痛:选用太阳、外关、风池、四渎等穴位;

前头痛:选用印堂、合谷、列缺等穴位;

后头痛:选用哑门、后溪、昆仑、风池等穴位;

头顶痛:选用涌泉、太冲、百会等穴位;

全头痛:选用印堂、哑门、足三里、合谷、四渎等穴位;

呕吐:选用内关、足三里、天突等穴位;

呃逆:选用天突、内关、中脘等穴位;

失眠:选用足三里、哑门或神门、内关、三阴交等穴位。

【预防与调护】

注意安全防范,避免头部遭受暴力损伤。保证良好的卧床休息,环境要安静,避免外界不良刺激,同时帮助患者树立信心,促使患者早日康复。

第三节 颅 脑 损 伤

颅脑损伤亦称脑海损伤、脑髓损伤,是头部内伤的重证,它包括现代医学所称的脑挫裂伤、颅内血肿、脑干损伤等。

脑挫裂伤包括脑的挫伤和裂伤,这两种病理类型常同时存在,有时轻重不一。它是颅脑损伤中最常见的一种原发性脑损伤,可多发或伴有其他类型的颅脑损伤。

颅内血肿是颅脑损伤的继发性病变,为出血积聚于颅腔内某部位,达到一定的体积,形成局限性占位病变,对脑组织产生压迫和造成颅内压增高。血肿位于颅骨内板与硬脑膜之间称硬脑膜外血肿,位于硬脑膜与蛛网膜之间称硬脑膜下血肿,位于脑实质内称脑内血肿。伤后3小时内出现血肿症状者为特急性血肿,3日内者为急性血肿,3日以上至3周以内者为亚急性血肿,3周以上者为慢性血肿。颅内血肿在颅脑损伤中约占10%,在重型颅脑损伤中约占40%~50%。

脑干损伤是指中脑、脑桥和延髓的损伤,是一种严重的脑损伤。脑干损伤包括原发性损伤和继发性损伤两种。原发性脑干损伤,为外界暴力作用下造成的损伤。约有10%~20%的重型颅脑损伤伴有脑干损伤;单纯的脑干损伤少见。继发性脑干损伤主要是由于颅内血肿或脑水肿所产生的脑疝对脑干产生压迫而引起的损伤。脑干损伤多数病情严重,病死率高。

【病因病理】

(一)病因病机

1. 直接暴力 头部遭受拳头、石块、木棒等钝器打击,或头部剧烈碰撞坚硬物体,或子弹、骨折片的直接作用所致。

2. 间接暴力 身体其他部位遭受冲击,如高处坠下,足部、臀部着地,力量经脊柱传至颅底,或行驶中的车辆突然急刹车,脑受惯性的冲力而受伤,使脑组织在一定范围内发生出血和破坏。

脑部脉络破损,血溢脉外,积而成瘀。扰及神明,则头昏头痛、烦躁不宁;阻遏气机,升降失司,则恶心呕吐;瘀阻清窍则嗜睡昏迷,瘀阻经络则偏瘫失语;瘀血攻心,元神失散,气无所主,成为脱证,出现口开手撒、呼吸微弱、脉微欲绝之候。恢复期,神疲纳呆,气血生化无源,则脑髓失养;或积瘀较重,未能及早消散,瘀血停留,郁阻经脉,则遗留偏瘫失语;水湿停聚日久,酿成痰浊,水停气阻而气郁痰蒙,则长期头昏呆滞。

(二)病理

1. 脑挫裂伤 通常靠近体表的脑挫裂伤多位于着力部位和对冲部位,深部的脑挫裂伤往往在不同介质的结构之间。以枕部着力时,产生对侧额、颞叶的前端与底部的广泛性损伤为多。其病理改变,轻者可见脑表面淤血、水肿,有点片状出血灶;重者脑实质挫碎、破裂,局部出血、水肿,甚至形成血肿;脑脊液呈血性。受损脑组织缺血坏死。显微镜下可见神经元胞质空泡形成,尼氏体消失,胞核碎裂、溶解,神经轴突肿胀。

脑挫裂伤后,随之发生脑水肿,早期影响的范围限于局部,随着病情发展而扩展,3~7日内发展到高峰。由于脑水肿使脑的体积增大,导致颅内压增高或脑疝。度过高峰期后,脑水肿可逐渐消退。被损坏的脑组织最终由胶质细胞将其清除并修复。局部坏死、液化区域吸收囊变,附近脑组织萎缩,严重者脑室相应扩大。局部脑胶质细胞增生,与脑膜纤维细胞融合可形成脑膜瘢痕,引发癫痫。

2. 颅内血肿 颅骨骨折易导致颅骨板障静脉损伤,以及骨折线经过硬脑膜血管和静脉窦使之破裂,发生出血而形成硬脑膜外血肿。脑挫裂伤或脑穿通伤发生脑血管破裂,浅部血管破裂出血常形成硬脑膜下血肿,深部血管破裂出血则形成脑内血肿。头部遭受暴力猛烈晃动,脑组织因惯性作用与头颅运动不一致,造成脑表面与硬脑膜静脉窦之间联系的桥静脉断裂,出血形成硬脑膜下血肿。

血肿在颅腔内占据一定容积,可使颅内压增高、脑组织受压,甚至发生脑疝。当颅内血肿体积较小或逐渐增大的早期,机体借助于颅内血管反射性收缩,使颅内血容量减少并将一部分颅内脑脊液挤压至椎管内,以及脑脊液分泌减少和吸收速度加快,蛛网膜下腔和脑室变小甚至闭塞,以此代偿缓冲颅内压增高。当血肿增大及颅内压继续增高,颅内静脉系统受压,则使脑静脉血液回流迟缓,脑脊液吸收减少和循环受阻,脑组织水肿,进而又使颅内压再度增高,如此形成恶性循环,最后发生脑疝直至患者死亡。

3. 脑干损伤　当外力作用于头部时,引起脑组织的移动和冲撞,脑干除了可直接撞碰坚硬的颅底斜坡外,还受到大脑和小脑的牵拉、扭转、挤压、冲击等致伤力的作用,尤以挥鞭样、旋转性或枕后暴力对脑干的损害最大。此外,当头部受力引起颅骨严重变形,通过脑室内脑脊液冲击波亦可造成中脑导水管周围或第四脑室底的损伤。

原发性脑干损伤的病理改变通常为灶性出血和水肿,多见于中脑被盖区,脑桥及延髓被盖区次之。继发性脑干损伤为脑干受压移位、变形使血管断裂,引起出血和软化等继发病变。

【临床表现】

(一) 脑挫裂伤

1. 意识障碍　伤后即出现意识障碍,昏迷时间由数分钟至数小时、数日、数月不等,甚至持续昏迷至死亡。亦有轻者可没有原发性意识障碍。一般以伤后昏迷超过 30 分钟为判定脑挫裂伤的参考时间。

2. 局灶性征象　脑皮质功能区损伤者,伤后即出现相应的局灶征象,如偏瘫或单瘫、失语、视野缺损、感觉障碍、局灶性癫痫等。

3. 一般症状　伤后常有呕吐,清醒后才能陈述头痛、头昏、恶心等症状。

4. 生命体征改变　受伤当时可有脉搏细速、血压下降和呼吸缓慢等表现,多数迅速恢复,就诊时多已正常。如伴脑干损伤可出现血压持续降低。脑水肿引起颅内压增高时,可出现血压升高,脉搏慢而有力,呼吸深而缓慢。体温可中度升高。

5. 脑膜刺激征　伴有明显的蛛网膜下腔出血者可出现畏光、颈强直等脑膜刺激征。

6. 辅助检查　颅脑 CT 检查(图 2-1)可见脑挫裂伤区域的点、片状高密度出血灶,或混杂密度影,以及低密度的脑水肿区。MRI 检查一般较少用于急性颅脑损伤的诊断,但对于亚急性、慢性血肿和脑水肿的显示优于 CT 检查。腰椎穿刺脑脊液呈血性,脑脊液压力可有不同程度升高。

(二) 颅内血肿

1. 颅内压增高征象

(1) 头痛、恶心、呕吐:受伤后无原发

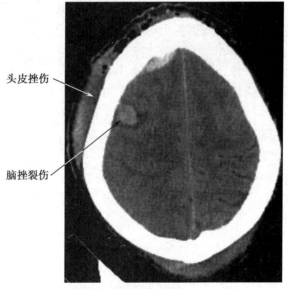

头皮挫伤

脑挫裂伤

图 2-1 脑挫裂伤 CT

昏迷或有短暂意识障碍而后清醒者,随着血肿形成和增大,可出现头痛、恶心、呕吐,或这些症状进行性加重。

(2)躁动:可在颅内血肿增大导致颅内压急剧增高时或脑疝发生前出现。

(3)昏迷:由于原发脑损伤意识障碍轻重和颅内血肿形成速度的不同,颅内血肿导致的昏迷可有以下三种情形:一是受伤后无明显意识障碍,血肿形成和增大后才陷入昏迷;二是受伤后即有意识障碍,经过一段时间后清醒(称为"中间清醒期")或意识障碍好转(称为"中间好转期"),血肿形成和增大后再昏迷;三是受伤当时即昏迷,血肿形成和增大后昏迷加重。

(4)生命体征变化:以急性颅内血肿的生命体征变化比较显著,表现为血压升高,脉搏慢而有力,呼吸深而缓慢。脑疝晚期则血压下降,脉搏及呼吸加快,甚至呼吸、心跳停止。

(5)眼底视盘水肿:多见于慢性血肿患者。

2. 脑受压局灶征象　随着血肿形成和增大,血肿位于脑功能区,或压迫脑功能区,可出现相应的局灶表现,或原有的局灶性表现加重,如一侧肢体无力或偏瘫,失语,局灶性癫痫,偏身感觉障碍等。

3. 脑疝征象　随着血肿持续增大,可发生脑疝,昏迷加重。发生颞叶钩回疝时,患侧的瞳孔先轻度缩小,对光反射迟钝,进而迅速扩大,对光反射消失,甚至双侧瞳孔散大、固定;对侧肢体瘫痪和腱反射亢进,病理反射阳性。发生小脑扁桃体疝时,可较早出现呼吸和脉搏减慢的变化,突然发生昏迷及心跳、呼吸停止。

4. 辅助检查

(1)颅脑 CT 检查:硬脑膜外血肿,在脑表面呈现"双凸透镜"形(图 2-2);硬脑膜下血肿,在脑表面呈现新月形;脑内血肿,在脑内可呈现圆形或椭圆形或不规则形。急性或亚急性血肿,表现为高密度或稍高密度影;慢性血肿,表现为等密度或稍低密度影。

(2)颅脑 MRI 检查:各种血肿呈现的形态与 CT 检查相同。急性血肿早期在 T_1 及 T_2 加权图像上均呈等信号强度,但亚急性、慢性血肿在 T_1 加权图像上均呈高信号,慢性血肿在 T_2 加权图像上可见低信号边缘,血肿中心呈高信号。

(3)脑血管造影:于血肿部位呈现无血管区,周围的血管受到血肿的挤压而发生变形和移位。

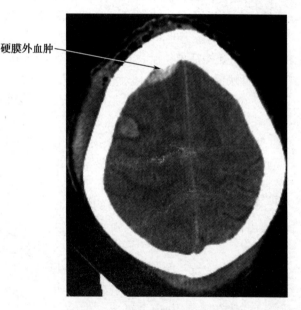

硬膜外血肿

图 2-2　硬脑膜外血肿 CT

(4)颅脑超声检查:可显示血肿波和中线波移位情况。

(5)头颅 X 线片检查:可显示颅骨骨折的部位和类型,对估计可能发生血肿及部位有帮助。

知识链接

颅内血肿颅脑 CT 征象

硬脑膜外血肿,多为直接暴力致伤,局部多有头皮损伤或颅骨骨折,意识障碍演变过程可有"中间清醒期"或"中间好转期",CT 检查显示脑表面的"双凸透镜"形高密度影。

急性或亚急性硬脑膜下血肿,多发生于额、颞、顶叶对冲性脑挫裂伤,多有明显的脑挫裂伤征象,原发昏迷较重,并进行性加重,多数没有"中间清醒期"或"中间好转期",CT 检查显示脑表面的新月形高密度或稍高密度影。慢性硬脑膜下血肿,多为较轻的头部受伤史,伤后数周甚至更长时间逐渐出现症状,以颅内压增高表现为主,一部分患者精神症状较突出,头昏、记忆力和理解力减退,精神淡漠,轻偏瘫、失语等,CT 检查显示脑表面的新月形等密度或低密度影。

脑内血肿,多发生于额、颞、顶叶对冲性脑挫裂伤,可有较明显的脑挫裂伤征象,原发昏迷较重,并进行性加重,多数没有明显的"中间清醒期"或"中间好转期",CT 检查显示脑内的圆形、椭圆形或不规则形高密度影。

(三) 脑干损伤

1. **意识障碍** 伤后即刻出现严重意识障碍,轻者对疼痛刺激可有反应;重者对疼痛刺激等均无反应,一切反射消失。昏迷持续时间长,恢复慢,甚至终身昏迷不醒。中脑或脑桥损伤,意识障碍比较突出或持久。

2. **生命体征变化** 多在伤后早期发生变化,呼吸节律紊乱,心跳及血压明显波动。严重者急性呼吸衰竭,伤后立即呼吸停止,或呼吸先浅而快,后深而慢,且不规则,直至完全停止。同时出现循环衰竭表现,但呼吸停止后,心跳有的尚可维持一段时间,可达数小时或数日。脑桥损伤,主要呈现呼吸节律不整、陈-施呼吸或抽泣样呼吸。延髓损伤,主要呈现呼吸缓慢、间断,短时间内呼吸停止,脉搏快弱、血压下降。

3. **去大脑强直** 是中脑损伤的重要表现之一。临床症见肌张力增高,两上肢过伸和内旋,下肢过度伸直,头部后仰呈现角弓反张。损伤轻者可为阵发性发作,重者则持续发作。

4. **眼球活动和瞳孔变化** 损伤严重者,眼球固定,双侧瞳孔散大,对光反射消失。中脑损伤时,可出现两侧瞳孔大小不等、时大时小或双侧瞳孔散大。脑桥损伤时,瞳孔极度缩小,对光反射消失,两眼球同向偏斜或分离。

5. **锥体束征** 可出现肢体瘫痪、肌张力增高、腱反射亢进及病理反射阳性。伤后多数患者立即出现双侧肢体病理反射。但严重损伤处于急性休克时可全部反射消失,病情稳定后才出现病理反射。

继发性脑干损伤临床表现,多有一个逐渐演变的过程,先出现血压升高,脉搏慢而有力,呼吸深而缓慢。继而一侧瞳孔先轻度缩小,对光反射迟钝,进而迅速扩大,对光反射消失,甚至双侧瞳孔散大、固定;对侧肢体瘫痪和腱反射亢进,病理神经反射阳性。晚期则血压下降,脉搏及呼吸加快,甚至呼吸、心跳停止。

6. **辅助检查** 颅脑 CT、MRI 检查可显示脑干损伤灶的点片状出血和密度的改变,脑干肿大,环池消失(图 2-3)。同时可显示脑挫裂伤、脑水肿和颅内血肿情况。脑干听觉诱发电位检查通常在听觉通路病灶以下的各波正常,病灶水平及其上的各波则显示异常或消失,以此反映脑干损伤的平面和程度。

【诊断与鉴别诊断】

（一）脑挫裂伤

1. 诊断要点

（1）有头部遭受暴力创伤病史。

（2）伤后立即意识障碍，时间多在半小时以上。

（3）脑功能区损伤者有相应的局灶性征象。

（4）颅脑CT检查显示有脑挫裂伤灶。

（5）腰椎穿刺脑脊液呈血性。

2. 鉴别诊断

（1）脑震荡：一般意识障碍较轻，大多数不超过半小时，无神经系统的异常体征，腰椎穿刺检查脑脊液正常，CT检查无异常征象。脑挫裂伤则昏迷较重，大多在半小时以上，脑功能区损伤者可有相

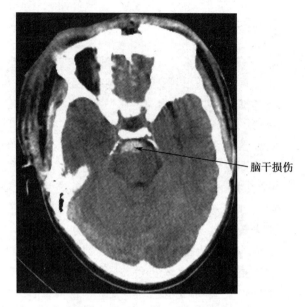

脑干损伤

图2-3 脑干损伤CT

应的局灶征象，脑膜刺激征可呈阳性，腰椎穿刺检查脑脊液多呈血性，CT检查显示有脑挫裂伤灶。

（2）颅内血肿：与脑挫裂伤脑水肿相似，均可在伤后一段时间出现颅内压增高甚或脑疝征象。但颅内血肿与脑挫裂伤程度可以不一致，即使脑挫裂伤不严重，仍然可以因颅内血肿出现严重颅内压增高甚或脑疝征象；其表现的高峰期时间不确定。脑水肿则与脑挫裂伤程度一致，即脑挫裂伤愈严重，脑水肿所致的征象就愈严重；有关征象在伤后3~7天最明显。如颅内血肿发生在脑水肿高峰期，两者鉴别困难，须做CT检查等检查方能明确诊断。

（二）颅内血肿

1. 诊断要点

（1）有头部遭受暴力创伤病史。

（2）有继发的颅内压增高征象。

（3）有继发的脑受压局灶征象，甚至脑疝征象。

（4）颅脑CT检查等显示颅内血肿的具体部位和征象。硬脑膜外血肿，CT检查显示脑表面的"双凸透镜"形高密度影。急性或亚急性硬脑膜下血肿，CT检查显示脑表面的新月形等密度或低密度影。脑内血肿，CT检查显示脑内的圆形、椭圆形或不规则形高密度影。

2. 鉴别诊断

（1）脑挫裂伤脑水肿：与颅内血肿类似，均可在伤后一段时间出现颅内压增高甚或脑疝征象。但一般来说，脑水肿与脑挫裂伤程度一致，即脑挫裂伤愈严重，脑水肿所致的征象就愈严重；在伤后3~7天的高峰期，颅内压增高征象最明显。颅内血肿则与脑挫裂伤程度可以不一致，即使脑挫裂伤较轻，仍然可以因颅内血肿而出现严重颅内压增高甚或脑疝征象；症状出现的高峰期可以在伤后一段时间的任何时候。如在脑水肿高峰期发生颅内血肿，两者鉴别困难，须做CT检查等方能明确诊断。

（2）脑脂肪栓塞：有四肢长骨骨折的相应征象，伤后患者情况良好，数小时或数日后出现头痛、躁动、两手拍击性震颤、意识障碍等，全身皮肤可有散在出血点，尿、脑脊液内可检出大量脂肪颗粒，CT检查可见脑梗死灶的低密度改变。外伤性颅内血肿，一般不出现皮肤出血点和尿、脑脊液含大量脂肪颗粒的情况，CT检查显示颅内血肿占位征象。

（3）颅内肿瘤出血：可以因肿瘤出血发病时跌倒而头部受伤，但在肿瘤出血发病前，患者多已有颅内压增高和脑受压的局灶征象，CT检查可见血肿旁有肿瘤病灶。外伤性颅内血肿，则在头部受伤前没有颅内压增高和脑受压的局灶征象。

（4）脑血管意外：发病时患者突然头痛、头昏，然后意识丧失而昏倒。如自发性蛛网膜下腔出血患者，既往可有类似的出血史，或有轻偏瘫、失语、同向偏盲、癫痫、动眼神经瘫痪等征象，脑血管造影可显示脑血管动脉瘤或脑血管畸形；如高血压脑出血患者，既往有长期高血压史，多在活动或过度兴奋时发病，偏瘫、失语多较严重，CT检查可见脑内血肿。外伤性颅内血肿，则在伤后逐渐出现有关征象，CT检查显示硬脑膜外血肿或硬脑膜下血肿的相应征象。如为脑内血肿，其周边有脑挫裂伤征象。

（三）脑干损伤

1. 诊断要点

（1）有头部遭受暴力创伤病史。

（2）伤后立即深度昏迷并进行性加重。

（3）较早出现呼吸循环功能紊乱。

（4）去大脑强直，双侧病理征阳性。

（5）较早出现瞳孔大小不等和多变。

（6）CT或MRI检查显示脑干损伤灶。

继发性脑干损伤则于伤后一段时间发生脑疝，出现相应的表现。

2. 鉴别诊断 原发性脑干损伤与脑挫裂伤或颅内出血有时同时存在，其临床表现可能互相叠加，仅凭临床表现难以辨明孰轻孰重、何者为主。因此，除少数早期患者、伤后即出现脑干损伤表现但尚无颅内压增高者可资鉴别外，其余大部分患者均需借助CT或MRI检查才能明确诊断。

【辨证论治】

（一）急救措施

病情较轻者，一般需卧床1~2周，头痛者可予布洛芬等镇痛药；恶心、呕吐者给予止吐药；焦虑失眠者可给予抗焦虑药地西泮等。病情较重者，应密切观察神志、瞳孔和生命体征变化，同时进行以下治疗：

1. 一般治疗

（1）抬高床头，取头高15°~30°位。

（2）保持呼吸道通畅和吸氧。昏迷患者如呼吸道分泌物多，或估计昏迷时间较长者，应及早行气管切开置管。昏迷呕吐患者宜侧卧位。

（3）维持营养、水、电解质及酸碱平衡。清醒患者可进低盐、易消化的饮食或半流食。意识未完全清醒者由静脉输液，总量每日2 000~2 500ml。患者于2~3天后仍不能进食时，可放置鼻饲管，给予流质饮食。

2. 防治脑水肿 应用甘露醇、甘油果糖、呋塞米等脱水利尿药物，以及人血白蛋白等；适当应用自由基清除剂、钙通道拮抗剂；必要时可用冬眠低温疗法、过度换气疗法等。

3. 排出血性脑脊液 对蛛网膜下腔出血严重者，可腰椎穿刺排放血性脑脊液。

4. 对症治疗 如出现躁动或癫痫发作，给予镇静及抗癫痫治疗。

5. 应用促进脑与神经功能恢复药物 可选用胞磷胆碱、三磷酸腺苷、辅酶A、神经节苷脂等。

6. 应用止血药 对血肿小（小脑幕上血肿小于30ml，小脑幕下血肿小于10ml），无明显脑受压和颅内压增高表现者，防止血肿增大；对清除血肿术后患者，防止再出血。可应用氨甲苯酸或酚磺乙胺等。

7. **手术治疗** 如脑挫裂伤严重,或合并脑内血肿,颅内压增高明显或有脑疝征象,非手术治疗效果差者,可开颅清除挫裂伤灶内失活的脑组织与血肿,必要时可去除骨瓣减压。

手术指征:一般小脑幕上血肿超过 30ml,或小脑幕下血肿超过 10ml,产生颅内压增高和脑受压症状与体征,即有手术指征。急性硬脑膜外血肿,原则上一经确诊即应施行手术;急性硬脑膜下血肿,CT 检查显示厚度超过 5mm,占位效应和中线移位明显,需急诊手术;慢性硬脑膜下血肿,一旦出现颅内压增高症状,即应施行手术;脑内血肿,有意识障碍加重、局灶性症状,CT 检查显示中线移位超过 10mm,应急诊手术。

(二) 昏迷期的治疗

1. **取嚏开窍法** 将通关散用管吹入伤员鼻孔,以招致伤员频频喷嚏,内引五脏之气,使阳气回升,从而达到回苏之效。本法忌用于脱证及颅内出血者。若仍牙关紧闭,即用生姜煨热蜜糖在齿上擦,牙关即可自开。

2. **熏鼻开窍法** 用辛窜通窍药物或其他香料置于伤员鼻孔附近,待伤员嗅入药气后则可苏醒。本法脱证慎用。

3. **辛香开窍法** 适用于气闭昏厥,两手固握,牙关紧闭,苔白,脉沉迟的血瘀气闭患者,用苏合香丸、黎洞丸磨汁灌服。

4. **清心开窍法** 适用于高热,神昏窍闭,抽搐等症者,用安宫牛黄丸口服,醒脑静静脉滴注或肌内注射。

5. **清热豁痰开窍法** 适用于昏迷痰热阻窍者,选用至宝丹。

6. **清热镇痉开窍法** 适用于高热昏迷痉厥者,选用紫雪丹。

7. **益气固脱法** 昏愦不醒,目合口张,瞳孔散大,气短息微,身冷汗出,撒手遗尿,舌淡,脉细微弱。治宜益气固脱,方用独参汤、参附汤。可配合使用参麦注射液等静脉滴注。

昏迷期伤员可配合针灸治疗。昏迷者,选用人中、十宣、涌泉等穴位;呃逆或呕吐者,选用内关、足三里、天突等穴位。

(三) 苏醒期的治疗

1. **湿蒙清窍** 神志朦胧,或呕吐,口多痰涎,舌苔厚腻,脉濡或缓。治宜利水化湿开窍,方用温胆汤合二陈汤。可配合使用清开灵注射液静脉滴注。

2. **瘀阻脑络** 头痛头昏,痛处固定,痛如锥刺,或失语,或偏瘫,或耳目失聪,舌质紫暗有瘀点,脉弦。治宜祛瘀通络,方用血府逐瘀汤加减。

3. **痰浊上蒙** 头痛头重,健忘,反应迟钝,胸脘痞闷,恶心呕吐,舌胖,苔白腻或黄腻,脉濡滑。治宜化痰宣窍,方用涤痰汤加减。

4. **肝阳上亢** 眩晕头痛,烦躁恼怒,面色潮红,耳鸣耳聋,多梦不寐,泛泛欲吐,口干苦,小便黄,苔黄,脉弦数。治宜平肝潜阳,清热息风,方用镇肝熄风汤加减。

(四) 恢复期的治疗

1. **心脾两虚** 眩晕倦怠,怔忡惊悸,心神不安,面色萎黄,唇甲无华,舌淡,脉细弦。治宜益气健脾,补血养心,方用归脾汤。

2. **肾精不足** 眩晕健忘,耳鸣耳聋,视物模糊,神疲乏力,腰膝酸软,舌淡少苔,脉沉细。治宜补肾益精,方用杞菊地黄丸。

【预防与调护】

加强安全意识,做好安全防范,避免头部遭受暴力等意外损伤。对昏迷患者,要注意口、鼻腔清洁,及时吸痰,保持呼吸通畅;适当翻身拍背,预防坠积性肺炎和压疮;保持会阴部清洁和排尿管道通畅,预防泌尿系感染。适当给予活动四肢关节,防止关节僵硬。患者清醒后,循序渐进地进行有关功能锻炼。

病案分析
答案

病案分析

李某,男,44岁。1小时前醉酒后从2m高楼梯跌落,后枕部着地,当即昏迷,呼之不应,不能活动,四肢抽搐,约20分钟后出现躁动,神志变模糊,偶尔呼叫能睁眼,反应淡漠,不能应答,多次呕吐胃内容物。查体:心率60次/min,呼吸18次/min,血压190/110mmHg,神志昏迷,疼痛刺激迟钝,间断躁动。左侧颞枕部交界区可扪及一大小为4cm×5cm×2cm头皮下血肿。双侧瞳孔不等大,左侧瞳孔对光反射迟钝,右侧对光反射消失。口、鼻、外耳道未见明显渗漏。颈稍硬有抵抗,右侧肢体痛刺激能够定位,左侧肢体痛刺激可见屈曲反应,左侧肢体肌张力升高,腱反射亢进,巴宾斯基征阳性,右侧肢体无明显异常体征。头部CT检查示:双侧额颞叶广泛脑挫裂伤并出血,以右侧为主,右侧额颞交界区脑血肿,脑疝形成;广泛脑肿胀,双侧额颞部硬膜下血肿;广泛蛛网膜下腔出血。左侧颞枕部头皮下血肿。

请作出初步诊断,并阐述理由,制订治疗方案。

(郑福增)

复习思考题

1. 脑震荡与脑挫裂伤的鉴别要点是什么?
2. 试述颅内血肿变化导致的神志改变及其分类。
3. 原发性脑干损伤的临床表现有哪些特点?
4. 颅内常见血肿有何CT影像学特点?

知识链接

树立战胜疾病信心,积极配合回归社会

颅脑损伤后很多患者都会出现一定的心理障碍,可能与原有的脑结构发生改变或脑功能受损有关。会出现抑郁、悲伤,如情绪低落,行为迟缓,意志活动减退;自控能力差,可表现为不自主的言语活动过多,易受激惹而发怒、攻击行为;焦虑与恐惧,可出现自主神经功能紊乱(类似神经症),以及痛觉过敏;长期受人照顾,产生依赖情绪,社会交往能力下降等。

脑外伤后的心理行为问题常常影响患者的日常生活,使其不能重返工作岗位,还会带来自杀、离婚、失业、经济拮据、酒瘾等后果。因此,这类问题应引起医者的高度重视,帮助患者树立战胜疾病的信心,耐心指导患者进行康复训练,给予心理疏导,让患者积极配合治疗,早日回归生活、回归社会,为家庭幸福做出努力。

◆◆◆ **第三章** ◆◆◆

胸 部 内 伤

◣ **学习目标**

掌握气胸、血胸、胸部陈伤等常见胸部内伤的病因病机、诊断要点及其中医治法。熟悉大量气胸、血胸的急救和处理办法。

第一节 概 述

胸是指身前缺盆以下，腹部以上，有肋骨之处；内有心、肺两个阳脏，是清阳汇聚之处，故又称清旷之区；胸为肺之分野，除肺经与心经外，肝经之脉由下而上布胸胁，胆经之脉由上而下循胸胁。胸部内伤是指整个胸廓及其内脏受到外力打击或用力屏气而致内部气血、经络或内脏损伤。胸廓受伤属于轻伤，内脏受伤属于重伤。胸部内伤往往引起气血失和，而致胸胁疼痛、胀满、咳逆甚而咯血等证。《医宗金鉴·正骨心法要旨》云："伤损胁肋胀痛之证……若胸腹胀痛，大便不通，喘咳吐血者，乃瘀血停滞也。"以上说明胸部伤损有轻重之别，轻则气血内损，导致气滞血瘀，引起胸胁胀痛，甚则脉络破损，血蕴于肺，引起咯血气逆；重则脏器破裂流血不止，甚者可出现气随血脱而亡。

【病因病机】

《杂病源流犀烛》载："虽受跌仆闪挫为一身之皮肉筋骨，而气既滞，血既瘀，其损伤之患必由外侵内，而经络脏腑并与俱伤。"筋骨皮肉或其他软组织遭受损伤，通过气血、经络等的传输，可以影响有关脏腑的精气，导致脏腑功能失调。中医有"筋伤内动于肝""骨伤内动于肾"之说，都明确地指出因外伤筋骨皮肉，影响脏腑气血而成内伤。

胸部损伤多由间接外力引起。因过度屏气用力而引起的损伤，称为屏伤；在用力时体位不正，动作不协调而突然闪挫或强力扭捩所引起的损伤，则称为闪伤或扭伤。上述诸伤均以伤气为主，可引起气机不利，气失调达，由于气滞而血瘀，故可产生气滞血瘀之症。

胸部损伤亦可由直接暴力引起，如跌打、碰撞、堕坠、打击、压轧、刀刃、爆炸气浪的冲击以及各种机械的冲撞等，以伤血为主。轻则脉络破损，营血溢于胸壁肌肤之间，或阻于经隧内外，出现肿胀疼痛；重则肺部震荡而产生气机闭塞，关窍不通，导致昏迷不省人事，更严重的是肺实质破裂出血，引起气贯胸膈或血溢胸膈，形成气胸或血胸等。

【临床表现与诊断】

1. 气血损伤 胸部气血损伤在临床上极为常见。单纯伤气者，其主要症状以胸胁疼痛、闷胀、痛点走窜而不固定为特征，伴有深呼吸、说话或咳嗽时牵掣作痛，甚至不能平卧，气急；严重时可出现昏厥。

笔记栏

单纯伤血者,其主要症状以胸胁肿胀、疼痛、痛点固定不移为其特征,伴有不思饮食、大便秘结,甚则胸满气促,咳血吐血;严重时可出现神志昏迷,汗出肢冷,四肢厥逆,口唇发青等凶险证候。

2. 脏器损伤 胸部脏器损伤在临床上较少见,一旦出现,则可对生命造成严重的威胁。例如心包络破损,可使伤员立即出现昏厥,面色苍白,心胸紧痛,胁下痛满,咳呛气促,咯血口渴等危重证候;又如心包破裂,心血迅速耗尽,致使伤员立即死亡,来不及急救;再如肺叶破损,即可产生气胸或血胸等凶险之症。

【辨证论治】

胸部内伤的治疗,应以辨证论治为基础,贯彻局部与整体兼顾、内治与外治结合、医疗措施与患者的主观能动性密切配合等治疗原则。内伤的治疗须以调理气血为主,气运血活,有利于损伤的修复,更应区分所伤处经穴部位及有关脏腑、气分血分,按病情的轻重缓急,孰标孰本,寒热虚实,表里阴阳,进行辨证论治。《杂病源流犀烛·跌仆闪挫源流》曾指出:"故跌仆闪挫,方书谓之伤科,俗谓之内伤,其言内而不言外者,明乎伤在外,而病必其内,其治之之法,亦必于经络脏腑间求之,而为之行气,为之行血,不得徒从外涂抹之已也。"《普济方·折伤门》亦指出:"凡从高处坠下,伤损肿痛,轻者在外,涂敷可已;重者在内,当导瘀血,养肌肉,宜察浅深以治之。"

若为脏腑气机受损而致功能失调,根据受伤的部位及涉及的脏腑,进行辨证论治,以调理气血为基本方法,配合脏腑引经药;脏腑器质性损伤则是危重症,应当迅速查明病情,及时救治,严重者应和有关专科共同诊治。

(一) 内治法

《正体类要·正体主治大法》认为:"跳跃捶胸闪挫,举重劳役恚怒,而胸腹痛闷,喜手摸者,肝火伤脾也,用四君、柴胡、山栀。畏手摸者,肝经血滞也,用四物、柴胡、山栀、桃仁、红花。若胸胁作痛,饮食少思,肝脾气伤也,用四君、芎、归。若胸腹不利,食少无寐,脾气郁结也,用加味归脾汤。若痰气不利,脾肺气滞也,用二陈、白术、芎、归、栀子、青皮。若咬牙发搐,肝旺脾虚也,用小柴胡汤、川芎、山栀、天麻、钩藤……若胸胁作痛,发热晡热,肝经血伤也,用加味逍遥散。"胸胁为肝胆二经循行之路,虽胸部除肝经外尚有肺经与心经等经脉,然胸胁损伤之症,恶血留内,则不分何经,皆以肝为主,因肝主血,故败血凝滞,从其所属,必归于肝。其治疗原则应以疏肝理气、活血化瘀为主。

1. 伤气 依据"滞者导之""闭者启之""结者散之""虚者补而养之""浮越者镇坠之"等立法原则,胸部伤气治法有启闭通窍法、调气散郁法、下气降逆法、破气散滞法、补气益损法与益气摄血法等。

(1) 通窍法:胸部伤后气道闭塞,关窍不通,以致昏厥欲绝者,治宜启闭其气,使之通关开窍而醒神。临床常用的方剂有苏合香丸、至宝丹等。

(2) 理气法:华岫云评《临证指南医案》对气郁的治法:"不重在攻补,而在乎用苦泻热而不损胃,用辛理气而不破气,用润滑濡燥涩而不滋腻气机,用宣通而不揠苗助长,庶几或有幸成。"胸胁伤后气聚不得发越,气化失调,以致情志不舒或出现厥逆之证,治宜调气散郁,疏发其气。临床常用的方剂有柴胡疏肝散等。

(3) 降气法:胸部内伤后气机逆乱,上行而不顺,升降失宜,气上奔急,多为喘咳。气机升降失和,有升无降,宜降其升腾之气。临床上常用的方剂有苏子降气汤、乌药顺气散等。

(4) 破气法:胸部内伤后气机壅聚不散,胸胁满闷胀痛而属实证者;气机壅塞不宣,证属新伤,气滞较重,患者体质壮实,可用破气法。治宜破气散滞,临床上常用的方剂有复元通气散、和营通气散等。

（5）补气法：胸部内伤后期，正气虚弱不能运行，致病邪滞着经络、脏腑，留而难去，用补气法即能行滞活络，宜补益其气。临床常用的方剂有四君子汤、补中益气汤等。

2. 伤血 《玉机微义》认为"损伤一症，专从血论……皮不破而内损者，必有瘀血"，故活血法是治内伤的主要方法，有"结者散之"之意。依据《黄帝内经》"留者攻之""结者散之""甚者从之""燥者濡之"等立法原则，胸部伤血治法有攻下逐瘀法、活血消瘀法、凉血止血法、和营止痛法与补血益损法等。《医宗金鉴·正骨心法要旨》曰："《内经》云：肝藏血，脾统血，盖肝属木，木胜侮土，其脾气必虚，宜先清肝养血，则瘀血不致凝滞，次壮脾胃，则气血充盛。若行克伐，则虚者益虚，滞者益滞，祸不旋踵矣。"

（1）攻下逐瘀法：《素问·缪刺论》载："人有所堕坠，恶血留内，腹中满胀，不得前后，先饮利药。"胸部内伤早期蓄瘀，若患者身体壮实，瘀血积滞较为严重，肿痛加剧，胸腹胀痛，大便不通，舌红苔黄，脉数的体实患者，宜及时应用攻下逐瘀法。此法具有逐瘀泻热，通便止痛的作用。临床常用的方剂有清上瘀血汤、活血舒肝汤或大成汤加减等。

此法常用苦寒泻下药品，破血逐瘀之功相当峻猛，故年老体衰、气血虚弱、内伤重症、失血过多、慢性劳损，以及妇女妊娠、月经期间、产后荣血不足者均应忌用。

（2）活血消瘀法：若久经不愈，非一般活血法所能取效者，患者体无虚象，可用攻下逐瘀法，有"留者攻之"之意。胸部内伤之后，气滞血瘀，局部肿胀疼痛而无里热实证者，或宿伤瘀血内结，或有某种禁忌而不能猛攻急下者，则宜用活血消瘀之法，使之渐消缓散，以达到治疗目的。临床常用的方剂有复元活血汤、活血止痛汤、橘术四物汤、膈下逐瘀汤等。活血消瘀方剂一般并不峻猛，如需逐瘀，可与攻下配合。

禀赋虚弱或妊娠、月经期间不能使用破散者，可参照王好古的"虚人不宜下者，宜四物汤加山甲"之意而用之。但这种方法仍需用之得当，如辨证不明而属实证时应用，则会留邪损正，贻害不小。

（3）凉血止血法：《张氏医通》云："盖缘人之禀赋不无偏胜，劳役不无偏伤，其血则从偏衰偏伤之处而渗漏焉。"胸部内伤出血不止，或伤后血热错经妄行者，宜急用凉血止血之法，使之达到止血的目的。本法是以凉血药品与止血药品合而用之，具有清热凉血与止血之功，临床常用的方剂以清热凉血为主的有犀角地黄汤、神犀丹；以止血为主的有十灰散、四生丸；以凉血止血并重的有止血宁痛汤。

应用本法应注意防止寒凉太过，因血喜温而恶寒，寒则气血凝滞不行，故在治疗一般出血不多的损伤时常与消瘀和营之药同用。若出血太多，则需辅以补气摄血之法，以防气随血脱。

（4）和营止痛法：胸部内伤之后，虽经消下等法治疗而气滞、血瘀未尽者，因再用攻下之法又恐伤正气，故使用和营止痛之法。本法是以活血祛瘀与和营生新之品合用，具有活血止痛、祛瘀生新之功。临床上常用的方剂有和营止痛汤、橘术四物汤、定痛和血汤等。

（5）补血益损法：内伤伤血各证均可导致血虚，故有"阴血者，难成易亏"之说。虚者补之，常用的补血药有当归、熟地黄、白芍、阿胶、紫河车等。临床上常用的方剂有当归补血汤、四物汤、人参养荣汤等。

（二）外治法

1. 外用药物 胸部内伤而局部出现瘀血肿痛者，宜消瘀退肿，行气止痛，常用药膏有活血止痛膏、消瘀止痛药膏等。如局部出现红肿热痛者，宜消瘀清热、解毒退肿，可敷四黄散、清营退肿膏等。陈伤隐痛及风寒痹痛者，可用蒸热的药物在患处腾烫，有温经散寒、祛风止痛的作用，常用方如腾药、熨风散等。

2. 推拿按摩 胸部气血或经络损伤，可酌情选用各种手法进行按摩推拿。若胸胁内伤

笔记栏

而产生气闭欲绝者,可急用手法开锁通关,以使伤员迅速复苏。中医认为,人体中有八锁把关,把关之处均为阳气运行之门户。由于胸部为清阳汇聚之所,故开锁通关能使阳气散布全身,从而达到回阳之效。人体中的八锁是指金、银、铜、铁各两把,左右对称(表3-1)。所谓开锁就是用手指强力拿捏锁部(筋络),使之开锁行气,通关回阳。应用此法常可达到立竿见影之效。

表3-1 伤科"八把锁"

名称	部位	附注
金锁	左、右锁骨上部之大筋各为一把锁	相当于肩井穴
银锁	左、右锁骨前下方大筋各为一把锁	相当于肩前穴
铜锁	左、右腰眼部之大筋各为一把锁	相当于带脉穴
铁锁	左、右腹股沟间处之大筋各为一把锁	相当于髀关穴内下方

3. 针灸疗法 胸部内伤可用针刺治疗,取阿是穴或循经取穴,一般以泻法为主,留针5~10分钟,有行气止痛的作用。

(三)手术治疗

胸部开放性损伤或内脏破裂,或较大血管出血不止者,则应根据损伤的情况而选用各种不同的手术进行治疗。

【预防与调护】

饮食有节,运动有常,避免寒凉、劳努伤挫;伤后多卧床休息,静息调养,不可心烦动怒;多饮水排尿,适度功能锻炼,鼓励咳嗽排痰。

第二节 胸部扭挫伤

胸部扭挫伤在临床上是一种常见病,多发生于体力劳动者,搬运工人则更为多见。当胸部突然闪扭或因暴力跌仆撞击而致胸部气血或经络损伤者,称为胸部扭伤或挫伤。此外,持重屏气或强力任重而引起胸部气血或经络损伤者,则称为胸部屏伤或努伤。此症亦多见于搬运工人或举重运动员。无论扭挫伤或屏伤皆以伤气血为主,故在本节合而述之。

胸部扭挫伤是以胸壁软组织损伤为主的一种疾患。胸壁软组织包括胸固有肌(肋间外肌、肋间内肌、肋间最内肌、胸横肌),肋间神经、血管、淋巴等组织。此外,在胸壁前后,还有作用于肩关节及肩胛骨的肌肉。肋间外肌由后上向前下斜行,均止于相邻的下一肋间的上缘,有提肋而助吸气的作用。在肋软骨至胸骨侧缘部,该部无肋间外肌而由肋间外韧带所替代。肋间内肌的纤维恰与肋间外肌相反,是由后下方向前上方或由上方斜行,均止于相邻的上一肋骨的内侧面和外下缘,有降肋而助呼气的作用。胸膜肌贴于前壁的内面,起于胸骨,止于肋骨,有降肋而助呼气的作用。因此,上述肌群的损伤,对胸部呼吸功能可有不同程度的障碍。肋间神经、血管,在胸后壁一同位于肋骨下沟内,至前壁它们分开,且分别行于肋骨上、下缘,故伤后有时疼痛可沿着神经走向放射。

【病因病机】

胸部扭挫伤多为气血损伤之症。如《杂病源流犀烛·跌仆闪挫源流》曾指出:"跌仆闪挫,卒然身受,由外及内,气血俱伤病也。"一般胸部闪扭致伤者,多以伤气为主,导致气机阻滞,运化失职,经络阻塞不通,不通则痛。胸部暴力致伤者则以伤血为主,多因络脉破损,血溢于络脉之外，以致瘀血停积于胸胁而出现肿胀。因为气血是相辅相成、互相联系和互相影响的，故胸部扭挫伤在临床上往往以气血两伤并见为多。但有时气先伤而后及于血，或血先伤而后及于气。如《难经·二十二难》所载："气留而不行者，为气先病也，血壅而不濡者，为血后病也。"因此，胸部扭挫伤可引起气滞血瘀、气血失和，以致瘀血乘肺而出现喘咳等症，如《素问·脉要精微论》载："当病坠若搏，因血在胁下，令人喘逆。"

胸部屏伤一般以伤气为主，但亦有伤血者。由于持重屏气或强力任重，引起胸腔内压突然骤增，因而呼吸道内的气体压迫其内在的薄弱环节之处，以致呼吸系统某一部位的损伤。因此，胸部屏伤亦可导致气滞血瘀之证。关于胸部屏伤，清代尤怡在《金匮翼》一书中曾载有："劳伤吐血者，经所谓用力太过，则络脉伤是也，盖络脉之血，随经上下，往来不休，若络脉有伤损之处，其血因得渗漏而出矣。"这就说明了胸部屏伤可造成阳络破裂或肺络破损出血，以致产生咳血、咯血之症。《正体类要》指出："伤经络则为吐血、衄血、便血、尿血……此脏腑亏损，经隧失职。"

胸部屏伤多为用力过度屏气而引起胸腔内压骤然增高，高压之气压迫气道，致使其薄弱部位损伤出血，败血离经，瘀积气道。或因负重超过了本身的负担极限，强力忍受，导致气机不利，络脉损伤，因而产生气滞血瘀之证。《血证论》曾指出："盖人身气道，不可有塞滞。内有瘀血，则阻碍气道，不得升降，是以壅而为咳……须知痰水之壅，由瘀血使然，但去瘀血，则痰水自消。"因此，气道本身气滞血瘀，则可阻碍气机出入，以致壅而为咳为喘。肺为娇脏，伤后败血乘肺可引起肺失清肃下降之令，使浊邪之气上逆，以致出现胸闷气促、咳嗽气逆、咳痰咯血等症。此外，伤后败血归肝，肝火侮肺，肺火甚则蒸熬水液为痰，水液伤则肺不能濡润下垂，以致肝肾之气上熏，导致肺叶焦举而不能制节，故气逆为咳。

【临床表现与诊断】

胸部扭挫伤必有闪扭或胸部遭受暴力打击的外伤史，而胸部屏伤则必有持重屏气或超重而强力任重的损伤史。无论胸部扭挫伤或屏伤，均能导致气血损伤。因此在临床上可分为伤气型、伤血型与气血两伤型三种。

1. **伤气型** 胸部闪挫伤所导致的伤气，有岔气与气滞两种。岔气与气滞两者之间是有所区别的。岔气是指离经之气未入经道而入于岔道者，气滞是指气机壅聚经道而引起经络滞涩不通者。

（1）岔气：本病是旋转或呼吸运动过程中动作不协调所致。症见患者突然发生胸部疼痛，痛无定处，或走窜于胸胁背部之间，深呼吸或咳嗽均可使疼痛加剧，动作不利，辗转作痛，甚者腰伛偻而不敢直。但外无肿胀，亦无固定压痛点。脉多弦。

（2）气滞：本病多为扭捩或跌仆碰撞所致。症见伤后胸胁痞闷，短气不利，时缓时急，遇劳加重，甚则胸痛彻背，背痛彻心，痛无休止，不能安卧。重则心胸痞结，此乃阴伏阳蓄，气血不运所致。脉多沉涩或弦紧。若为强力任重屏气而致者，则症见伤后胸胁闷胀疼痛，心中烦躁，时有干咳，咳嗽震痛，每当干咳之后，虽胸闷暂时缓解，但胸痛却反而加剧。严重者胸胁胀痛难忍，辗转不宁，动辄作痛。其外无明显之肿胀，亦无固定之压痛点。脉多弦缓或沉紧。

2. **伤血型** 胸部闪挫而导致伤血之症在临床上可分为瘀留胸膈、瘀留肌腠、阳络破损、肺络破损与经穴损伤等五种。

（1）瘀留胸膈：多为跌仆、碰撞等直接暴力所致。症见伤后局部微肿，胸内沉闷或微痛，痛处固定，面积较小，压痛局限。轻者动作因痛受阻，不耐劳作，咳嗽震痛，甚则痛如刀刺，昼轻夜重，重则腰伛偻而不敢直，或有咳血、吐血，日晡发热，不思饮食，咳嗽气喘。脉多涩。部分伤员在刚受伤后疼痛不重，隔1~2日或数日后疼痛则始趋明显。

（2）瘀留肌腠：多为钝性暴力直接作用于胸部所致。若瘀血留于肌肉，因肌肉为阳明所主,故瘀积易被阳明之燥气蒸郁,郁而发热,因此在伤后可出现胸部刺痛、全身发热、心烦口渴、舌红苔黄、脉数,或潮热盗汗等症。诚如《血证论》所云:"瘀血在肌肉,则翕翕发热,证象白虎,口渴心烦,肢体刺痛。"《重订通俗伤寒论》亦指出:"瘀在肌肉,则潮热盗汗。"若瘀留腠理,因腠理为气血往来之路,故瘀留腠理可引起营卫不贯,气血不和。况腠理在半表半里之间,以致伤后出现胸胁疼痛,寒热往来而犹如疟疾之患,正如《重订通俗伤寒论》所载:"瘀在腠理,则乍寒乍热。"

(3)阳络破损:症见伤后伤处疼痛,辄见咯血,喉痒作咳,痰中带血,仅有淡红血丝隐约可见。若咯血不多,脉细涩有神,二便自调,并无泛恶等症,预后多属良好。若呕血盈碗,脉象细芤或沉微欲绝,泛恶作呕,黑便如泥,均属危兆。

(4)肺络破损:症见伤后患侧胸部疼痛,逐渐加重,咳呛震痛,胸闷气急,痰中带血,不思饮食,神疲身软,面色无华,或潮热盗汗,或沿肺经通路发生散痛,上肢无力伸举,脉多涩。此外,患者不能平卧,多喜侧卧位,若将其翻身则可加重咳喘。

(5)经穴损伤:所谓经穴损伤是指某一经络之个别腧穴受伤,伤后其瘀循经疼痛,如肺经之中府穴,伤后出现胸痛隐约,且病痛越云门、天府、尺泽而至拇指侧末。又如心包络之天池穴受伤,伤后除胸痛之外,其痛可循天泉、曲泽而至中指末。故以上两者亦可分别列为肺经和心包经之损伤。

3. 气血两伤　临床上伤气与伤血两种症状并见者,较单纯之伤血为重。伤后胸胁常有较剧烈的疼痛,心中烦闷,呼吸急促,喉痒作咳,欲咳不能,咳痰稠厚,脉象沉紧。其特征为伤处虽有隆起之肿胀,局部有明显之压痛,而其疼痛面积远较压痛之处为大,且常有走窜移动,甚则窜至背部,身微热,胃纳呆,夜寐不宁,苔多垢腻。此外,当强烈暴力急剧地挤压胸部时,可逼使血液自心脏和胸腔内静脉逆行涌入头部、颈部、上胸部组织内,引起广泛散在性毛细血管破裂。这些部位皮肤呈赭红色,鼻腔出血,结膜下充血,或存在鲜红色大块瘀斑,甚至还可引起暂时性知觉丧失、听力减退、视力模糊。眼眶深部出血时,还可能有眼球突出。这些看起来似乎很严重,实则胸壁和胸内并无重要损伤的现象,亦属气血两伤。

【辨证论治】

(一)内治法

1. 伤气型

(1)岔气:治疗原则为引气归经。体实者,以利气为主,方用复元通气散或乌药顺气散;体虚者,则以调气为主,方用补中益气汤加延胡索。

(2)气滞:治宜行气散滞,活络止痛,方用理气止痛汤或和营通气散。若胸胁胀痛难忍,辗转不宁而动辄作痛者,方用舒肝汤。若心胸痞结,可服加味陷胸汤。日后宜四君子汤或补中益气汤调理。

2. 伤血型

(1)瘀留胸膈:初服清上瘀血汤加五灵脂、蒲黄、延胡索。若刺痛止,则瘀血已去,可内服橘术四物汤养肝和血。若仍有发热及唾咳引痛者,宜小柴胡汤加减以疏肝活血。当诸症悉退,方用八珍汤加栀子、柴胡等,以补气血而清余热。

(2)瘀留肌腠:治宜活血化瘀,理气止痛,方用和营止痛汤或定痛和血汤。当诸症悉退后,可服丹栀逍遥散以养肝和血,日后宜八珍汤等调理。

(3)阳络破损:治宜清热凉血,兼活血化瘀,方用止血宁痛汤冲服云南白药。若血仍不止,可加鲜茅根、旱莲草等。若兼喘咳而血不止,此气虚而血乘于肺,可服二味参苏饮加三七。当血止后,若有瘀血之症,用橘术四物汤加穿山甲;若瘀血已尽,可用养肝血、清肺热之剂,方用丹栀逍遥散加川贝母等。

(4) 肺络破损：治宜清热凉血，兼活血化瘀，方用加味犀角地黄汤冲服十灰散或三七粉。血止后，则宜清金保肺，活血化瘀，方用当归补血汤合二味参苏饮。若胸痛而兼见咳衄喘逆，此为血蕴于气分之中，可服十味参苏饮以疏发其气，气散则血散。兼见日晡发热、喘咳气急痰多，乃因痰火凝结于肺，可服用丹栀逍遥散合三子养亲汤加减以清热利痰。日后宜沙参麦冬汤调理。

(5) 经穴损伤：治宜通经散结，祛瘀止痛，方用补阳和伤汤。瘀去后，宜八珍汤调理。

3. 气血两伤型 以治伤气伤血之法合用，一般以复元活血汤、活血止痛汤、柴胡疏肝散三方加减或冲服黎洞丸。

(二) 外治法

1. 外用药物 局部肿痛者，可在损伤部位外敷消瘀止痛膏，或外贴活血止痛膏。若咳呛震痛剧烈者，可用布条扎紧胸廓或肋骨固定带固定，以减少震动，减轻疼痛。经穴损伤者，可用茅膏菜珠(落地珍珠)1~2粒研末撒于活血止痛膏上，贴于伤处 2~3 小时，可迅速达到活血止痛的目的。但需注意不宜超过 3 小时，以免局部皮肤过敏溃破。

2. 推拿按摩 先在损伤局部用轻度按摩手法进行抚摩，再改用揉法，力量由轻至重，但要适中，以患者尚能忍受为度。继之施术于损伤部位及期门、膻中、中脘、气海等穴，往返3~5 遍。最后拿按阳陵泉、足三里，并令患者大声咳嗽数声以配合之。若背部损伤，还可酌情加用拿捏法与击打法。

3. 针灸疗法 胸胁疼痛针刺膻中、支沟，配期门、外关透内关；咳血、咯血针刺尺泽、孔最，配肺俞、鱼际；咳逆气喘针刺肺俞、定喘，配天突、丰隆；咳嗽痰多针刺孔最、丰隆，配人迎、天突；潮热盗汗针刺太溪、复溜，配间使、阴郄。

【预防与调护】

因胸部扭挫伤是以胸壁软组织损伤为主的一种疾患，其预防主要是避免持重屏气或强力任重；调护主要以卧床休息、适当功能锻炼为主。

第三节 肺部震荡

肺部震荡又称为"胸部震荡"或"肺爆震伤"。肺部震荡在临床上较少见，一旦出现，则会产生凶险之症，若救治不及时，即可危及伤员的生命。因此，肺部震荡是以伤气为主的凶险症。

【病因病机】

肺部震荡是由于暴力骤然猛烈震荡胸部造成的。如爆炸气浪冲击或拳打脚踢，暴力直接作用于心、肺附近的胸部，伤后当即可引起气闭欲绝。因为肺部震荡在伤后的当时虽属气闭之实证(以气闭为主，血瘀次之)，但如果不予以及时救治，很快就会转为虚证，且由虚证迅速转为死证。因此，有些伤员可出现当场昏厥，而致死亡。

中医学对肺部震荡早就有较明确的认识，如《救伤秘旨》载："心口下一寸五分为巨阙穴，为心募，打重者，人事不省。当用打法，向右边肺底穴下半分劈拳一梛即醒。"指出了近心、肺附近的胸部受直接暴力作用之后可导致严重伤气，因而产生气闭欲绝之症。同时还指出了此症必须及时进行抢救，才能转危为安。

肺部震荡是由胸部骤然遭受爆炸气浪或暴力的猛烈冲击所致。如人体突然受到高压空气的侵袭，在爆炸点的周围随之又出现高度负压的气浪，冲击肺和胸壁，或拳打脚踢等直接暴力作用于心、肺附近的胸壁而伤及于肺。内伤及肺，轻则导致肺失清肃，出现咳呛、气急、

笔记栏

胸闷、咯血等症,重则导致肺气抑闭,阳气闭锁,而关窍不通,以致出现伤后当即昏厥之证。《杂病源流犀烛·跌仆闪挫源流》指出:"气运乎血,血本随气以周流,气凝则血亦凝矣。气凝在何处,则血亦凝在何处矣。"而肺部震荡之症,由于肺部气滞血瘀,而肺脏、心脏又同居于清旷之区,故败血在内,容易造成瘀血攻心。《血证论》指出:"血攻心者,心痛欲死,或心烦乱,或昏迷不省人事。"由此可知,伤后当即昏厥者,是由于气机闭塞,关窍不通所造成的。若昏迷进一步加深或清醒后再度进入昏迷者,均为瘀血攻心所致。气闭昏厥或瘀血攻心均属危重之症,其变症多端,每可危及患者的生命。如《杂病源流犀烛》曾指出:"虽受跌受闪挫者……而气既滞,血既瘀,其损伤之患,必由外侵内,而经络脏腑并与俱伤,其为病,有不可胜言,无从逆料者矣。"

【临床表现与诊断】

肺部震荡,胸部必有爆炸气浪或暴力的猛烈冲击史。患者伤后立即出现昏厥,牙关紧闭,面颧红赤,双手握固,胸闷泛恶,呼吸气短,甚则四肢筋肉拘挛抽搐。进而昏迷加深,面色苍白,四肢厥冷,手撒口张,呼吸微弱,唇色发绀,脉微欲绝,血压下降。检查胸部和内脏找不到明显损伤的迹象。有的伤员可出现当场昏厥而致死亡。

肺部震荡与重型脑震荡在伤后的当时往往难以鉴别,因为它们在伤后均立即出现昏迷不醒的症状,然而两者却有根本的区别。在病因方面,前者必有胸部遭受爆炸气浪或暴力的猛烈冲击史,尤其是近心胸的部位,而后者则是由头部直接遭受外力所引起;又如在体征方面,前者有生命体征(如呼吸、脉搏、血压等)的变化,后者常可查到头部着力点的皮肤损伤、瘀肿或眼眶青紫等。

【辨证论治】

(一)内治法

昏迷不醒者,急灌服苏合香丸、夺命丹、黎洞丸或逐瘀护心散。患者清醒后治宜行气活血,宣肺利湿,方用复元活血汤去大黄,加川贝母、桔梗、萹蓄、瞿麦、木通、车前子等。若咳嗽咯血,可内服止血宁痛汤或十味参苏饮。血止后,继服橘术四物汤以养肝和血。若出现肺热喘咳不止者,可内服清肺饮。日后宜益气养荣汤调理。

(二)外治法

1. 推拿按摩 伤员昏迷不醒者,可急用手法启开金、银锁,使之通关开窍。必要时,可八锁齐开。

2. 针灸疗法 昏迷不醒者,可针刺人中、十宣、涌泉、百会、劳宫、中冲、内关、足三里、合谷等穴。也可灸百会、关元、神阙、足三里、中脘、气海等穴。

3. 其他疗法

(1)取嚏开窍:伤员昏迷不醒者,可将通关散用管吹入伤员鼻孔,以使频频喷嚏,内引五脏之气,使阳气回升而复苏。

(2)人工呼吸:如伤员呼吸停止,应立即行人工心肺复苏。

(3)强心剂与兴奋剂的运用:如伤员呼吸停止,依据病情立即给予肌内或静脉注射中枢兴奋药,如尼可刹米、洛贝林、二甲弗林、安钠咖等。如伤员心跳停止,应立即在心内注射肾上腺素。

注意应尽量避免静脉内输液或输血,以免加重脑水肿。

【预防与调护】

胸壁内有肺、心脏、胃、肝脏等人体重要脏器,且有许多重要的血管、神经通过,胸壁对其起到重要的保护作用。当胸部受到较重的损伤时,应注意预防重要的脏器进一步受损。

课堂互动

孙某,男,45岁。半小时前被平移的重物撞击胸背部,当即昏迷不醒约5分钟,醒后感胸痛气急,咳嗽痰中带血,无呕吐。查体:痛苦面容,呼吸气短,胸廓对称无畸形,胸背可见重物撞击印痕,皮肤完整,脊柱无明显畸形,心率90次/min,心脏未闻及病理性杂音,两肺未闻及干湿啰音。腹平软无压痛,肝脾未触及肿大。双下肢感觉、运动正常,神经生理反射正常,病理反射未引出。

讨论问题:

1. 目前初步诊断如何?

2. 患者入院需要进行哪些检查?

3. 若患者在检查时再次昏迷,应如何进行救治?

4. 若患者检查排除生命危险,试述本病的中医治则、治法及代表方剂。

5. 若患者头部CT检查发现轻微颅内水肿,在治疗过程中应注意哪些事项?

6. 待患者生命体征平稳后,应如何进行中医及康复锻炼来进行肺功能的恢复?

第四节　气　胸

气胸指胸膜腔积有游离气体,常因胸部外伤或肺部疾病而使空气经胸部伤口或肺、气管的破裂口进入胸膜腔所致。因为进入胸膜腔的气体不是体内的清阳之气,故谓之"邪气"或"浊气"。明代李梴《医学入门》中有"隔膜在心肺之下……如幕不漏,以遮蔽浊气,使之不上熏于心肺"的记载。胸膜腔是两层胸膜之间的潜在腔隙,气体进入后,胸膜腔内的负压即行减少或消失,使伤侧的肺脏萎缩,出现气机不利征象,引起胸胁疼痛、咳喘气逆等症;尤其是气胸之重症,往往导致呼吸短促、鼻翼煽动,甚至口鼻不得出入而死。《血证论》所云:"肺叶痿而不下垂,故气不得降,喘息鼻张,甚则鼻敞若无关阑,乃肺萎之重证也。"

【病因病理】

胸部受伤后,如刀刃、弹片等刺伤胸壁及胸膜,或肋骨断端刺破肺组织,或气管、食管破裂等,均可使空气进入胸膜腔而形成气胸。临床上根据损伤性质和气胸内压的不同,将气胸分为闭合性气胸、开放性气胸和张力性气胸三类。

胸膜腔内的压力为负压,低于大气压有利于呼吸运动;当负压减少、消失或变为正压时,严重影响人体的呼吸、循环功能,甚至导致呼吸、循环衰竭。

1. 闭合性气胸　多来自肺组织损伤的破裂口,空气进入胸膜后,伤口迅速闭合,空气不再迅速进入胸膜腔,则称为闭合性气胸。胸膜穿破口虽已闭合,但进入的气体破坏了胸膜腔内的正常负压,挤压肺组织,使伤侧的肺萎缩,并迫使纵隔偏移,健侧的肺也受到不同程度的压迫,影响正常呼吸功能和血液循环,产生不同程度的缺氧;但轻度的闭合性气胸,通过呼吸和循环系统的适应性反应,可无明显的缺氧现象。

2. 开放性气胸　胸壁有较大的伤口,多由刀刃锐器或弹片火器刺伤胸壁及胸膜形成,胸膜腔与外界相通,空气随呼吸自由出入胸膜腔,称为开放性气胸,常严重影响呼吸功能。①伤侧胸膜腔负压消失,肺被压缩萎陷,纵隔被推向健侧,健侧肺扩张因而受限。②吸气时,健侧胸膜腔负压加大,与伤侧压力差增大,纵隔进一步向健侧移位;呼气时,两侧胸膜腔压力差减小,纵隔移回伤侧,这种反常运动称为纵隔扑动(图3-1)。此外,吸气时健侧肺扩张,吸入的气体不仅有外界的空气,还有伤侧肺内的氧含量低的气体;呼气时健侧肺呼出的气体不仅从上呼吸道排出,同时也有部分进入伤侧肺。这样纵隔随着呼吸而来回移动,增加静脉回流阻力,造成缺氧,严重者可导致呼吸循环衰竭。

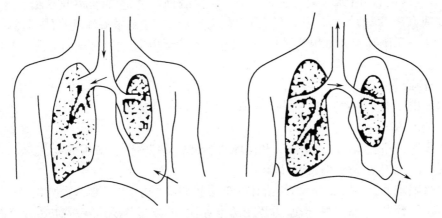

图 3-1 开放性气胸的病理变化

3. 张力性气胸 又称为高压性气胸或活瓣性气胸,多见于胸壁有窄长的伤口或肺、支气管破裂,伤口与胸膜腔呈活瓣状相通,吸气时空气进入胸膜腔,呼气时活瓣闭合则空气不能排出,于是胸膜腔内压力不断增高,形成张力性气胸;这样伤侧肺被显著压缩,纵隔被推向健侧,明显移位,使健侧的肺受压缩,造成比开放性气胸更严重的呼吸循环障碍,发生缺氧、窒息和休克(图3-2)。

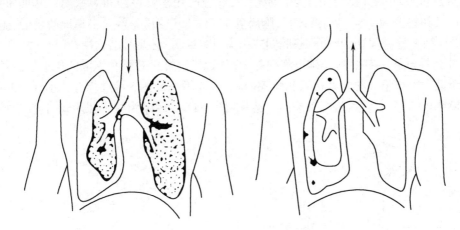

图 3-2 张力性气胸的病理变化

【临床表现与诊断】

1. 闭合性气胸 临床症状与胸膜腔积气量的多少有关,少量气胸,肺萎陷在30%以下,对呼吸和循环功能影响小,可无明显症状。大量气胸,患者表现为胸闷、胸痛、气促不适、咳嗽,舌质红苔黄,脉弦。查体见伤侧呼吸运动减弱,叩诊呈鼓音,呼吸音减弱或消失。胸部X线检查可见不同程度的肺萎陷和胸膜腔积气。

2. 开放性气胸 患者出现气促、呼吸困难、面色苍白或口唇发青、血压下降,甚则神志昏迷,脉弦细而数。胸壁有开放性伤口,并随空气进出而听到响声。查体除伤侧叩诊呈鼓音、呼吸音减弱或消失外,尚可发现气管和纵隔移向健侧。X线检查除肺有压缩、气胸外,尚有气管、纵隔移位等。

3. 张力性气胸　表现为患者进行性呼吸困难,出气短促,端坐呼吸;缺氧严重者,患者烦躁不安、气闷欲死,口唇发青,甚则昏迷。有时气体由胸膜腔挤入纵隔和皮下组织,在头、颈、上肢、胸部等处出现广泛皮下气肿。查体可见伤侧胸部饱胀,肋间隙增宽,呼吸幅度减低;叩诊呈高度鼓音;听诊呼吸音消失。胸膜腔穿刺抽出大量气体后,胸膜腔内压力很快又增高变成高压,即抽气后症状好转,但不久又见加重,这是张力性气胸的明显体征。胸部 X 线检查显示胸膜腔大量积气,肺可完全萎陷,气管和纵隔明显被推向健侧,有时尚有纵隔气肿。

【辨证论治】

若胸腔积气较少,一般不需要特殊处理,可嘱患者卧床休息。

(一) 内治法

给予吸氧、补液等治疗,纠正呼吸和循环功能紊乱,以防休克;应用抗炎、化痰等药物,防止肺部感染;并肌内注射破伤风抗毒素。

若呼吸困难、面色苍白、唇绀者,治宜扶正祛邪平喘,方用二味参苏饮加减;若气促兼有发热、苔黄、脉数者,则宜宣肺清热,方用十味参苏饮、千金苇茎汤加减;若咳嗽痰涎壅盛者,宜祛痰平喘,方用三子养亲汤加减。

(二) 外治法

治疗本病的关键是将胸膜腔内异常的正压转化为正常的负压,使肺迅速膨胀。

1. 闭合性气胸　少量气胸者,一般不需特殊处理,1~2 周内可自行吸收。如积气较多,为了减轻气体对肺和纵隔的压迫,可在胸前锁骨中线第 2 肋间处,进行胸膜腔穿刺或闭式引流术,将气体排出,促使肺及早膨胀。

2. 开放性气胸　首要的任务是封闭伤口,急救时用消毒厚纱布填塞伤口并加压包扎,将开放性气胸转变为闭合性气胸,然后胸膜腔穿刺、抽气减压。待全身情况改善后,施行清创术,去除异物、修补损伤,并做胸膜腔闭式引流(图 3-3)。必要时剖胸探查。

3. 张力性气胸　首要的是排出胸膜腔内高压空气,解除对肺和纵隔的压迫。急救时用粗针头于锁骨中线第 2 肋间处插入胸膜腔内减压,或用一带孔的橡胶指套扎于针头的尾端,作为活瓣或单向排气装置,进行穿刺排气减压(图 3-4),然后改为胸膜腔闭式引流,连接水封

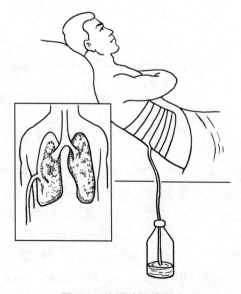

图 3-3　胸膜腔闭式引流

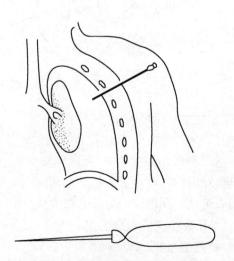

图 3-4　张力性气胸的紧急处理

瓶,一般肺裂口可在3~7天内闭合。若是长期漏气或者经胸膜腔闭式引流,漏气仍严重,患者呼吸困难未见好转,可能提示肺、支气管的裂伤较大或断裂,应及早剖胸探查,修补裂口,或做肺段、肺叶切除术。

📖 **知识链接**

胸膜腔闭式引流术

1. **适应证** 气胸、血胸或脓胸需要持续排气、排血、排脓者;切开胸腔者(即剖胸术后)。

2. **方法** 根据体征、胸部 X 线、CT 等检查或者彩超定位,明确胸腔内积气、积液的部位,选定穿刺的肋间隙。气体多在上,以在前胸膜腔上部引流为宜,常选锁骨中线第2肋间;液体处于低位者,一般选在腋中线和腋后线之间的第6~8肋间插管引流。

患者半卧位,局麻后,沿肋间走行切开皮肤 2cm,沿肋骨上缘伸入血管钳,分开肋间肌肉各层直至胸膜腔;见有气体或液体涌出时立即置入引流管。引流管伸入胸膜腔深度不宜超过 4~5cm,以中号丝线缝合胸壁皮肤切口,并结扎固定引流管,敷盖无菌纱布。引流管末端连接于消毒长橡皮管至水封瓶。

3. **拔引流管指征** 胸膜腔引流后,若 24 小时内水柱停止波动,且不再有气体或液体排出,经胸部 X 线检查或 CT 证实肺膨胀良好,即可拔出引流管。拔管方法:消毒后拆除固定缝线,嘱患者深吸气后屏气,迅速拔除,立即用 12~16 层纱布及 2 层凡士林纱布覆盖引流口处,并用面积超过纱布的大块胶布封贴在胸壁。

【预防与调护】

严密观察病情变化,每隔 5~10 分钟测量血压、呼吸、脉搏。合并休克者,采用综合性抗休克治疗。注意保持呼吸道通畅,去除口腔及呼吸道的分泌物,呼吸困难者予吸氧,必要时行气管切开。定时超声雾化,经常叩拍患者背部,自下而上进行;鼓励患者咳嗽、深呼吸,促进排痰和肺膨胀。

🩺 **病案分析**

患者,男,65 岁,退休干部。右侧自发性气胸病史 3 年,现突发胸闷加重,复查胸部CT 提示右侧胸腔及斜裂不规则气胸,胸膜粘连,右肺叶组织被压缩约30%,气体增多,双肺上叶陈旧病灶,左肺上叶毁损,含气不良;慢性支气管炎、重度肺气肿;双侧胸膜增厚。行床旁右侧胸腔闭式引流术,术后大量气泡溢出,引流管畅通。术后 10 天水封瓶内仍有大量气泡溢出,不排除开放式气胸,叩诊右肺呈鼓音,听诊双肺呼吸音低,可闻及哮鸣音。患者以胸部满闷症状为主,其他生命体征正常。

请作出初步诊断,提供治疗思路,以及拟订中药治疗方案。

病案分析
答案

第五节 血 胸

胸部脏器损伤出血或血管破裂,血液流积于胸膜腔者称为血胸,有时可与气胸同时存在。瘀血壅滞于胸膜腔,危害甚广,可谓"诸变百出"。胸为阳脏之区,内有心肺二脏,故瘀血在内,往往引起瘀血内攻而出现凶险之症。《血证论》有云:"跌打最危险者,则有血攻心肺之症。血攻心者,心痛欲死,或心烦乱,或昏迷不省人事……血攻肺者,面黑胸胀,发喘作渴。"若损伤出血不止,则可导致气随血脱而亡。《血证论》所载:"如流血不止者,恐其血泻尽,则气散而亡;去血过多,心神不附,则烦躁而死。"

【病因病理】

本病多为刃器、火器或肋骨骨折断端直接刺伤胸内脏器和血管所致,几乎每个胸膜和肺损伤的患者都有血胸存在。血胸的出血来源有三:一是肺损伤,由于肺循环血压低,出血慢,多可自行停止;二是胸壁血管损伤,如肋间动、静脉和胸廓内动、静脉破裂出血等,因这些血管属于体循环,血压较高,一般不易自止;三是心脏或胸内大血管的损伤,出血凶猛,伤员常因来不及救治而死亡。

根据胸膜腔内积血量分为以下几种:少量血胸者,积血量一般不超过500ml,积血仅限于肋膈角;中等量血胸者,积血量为500~1 000ml;大量血胸者,积血量在1 000ml以上。血胸发生后,不仅因为内出血出现血容量不足征象,并且随着胸膜腔内血液的积聚和压力增高,可压迫伤侧肺使之萎缩,并将纵隔推向健侧,从而影响呼吸和循环功能。

血胸形成后,如果破裂的血管被血块阻塞,出血停止,称为非进行性血胸;如果破裂的血管继续出血,症状逐渐加重,称为进行性血胸。胸膜腔内的积血,因心脏、肺和膈肌的活动而有去纤维蛋白的作用,不易凝固。时间稍久,有纤维素覆盖于胸膜腔的表面,呼吸运动减弱,则又失掉去纤维蛋白的作用,而形成凝固性血胸。此后覆盖于胸膜的纤维素和血块,逐渐形成增厚的纤维层,称为机化性血胸;如胸膜腔完全为纤维组织所充填,即形成纤维胸。血液是细菌极好的培养基,尤其是开放性血胸,污染重或胸内有异物存留时,易继发感染,并发脓胸。

【临床表现与诊断】

胸部有明显的外伤史。血胸的临床表现与出血量有关,少量血胸可无明显的症状。大量血胸者,可出现面色苍白、胸闷气促,甚至发绀、血压下降、脉细数等低血容量休克的症状。如果肺和纵隔被积血压迫,可出现呼吸困难、发绀等征象。胸部检查时,有胸膜腔积液的体征,如积血量较多,可见肋间隙饱满、气管移向健侧,伤侧叩诊呈浊音,听诊时呼吸音减弱或消失。合并气胸者,则上胸部叩诊为鼓音,下胸部为浊音。胸膜腔穿刺抽血是诊断血胸简单而有效的方法。胸部X线检查:少量积血仅有肋膈角消失,下胸部不清晰。较大量血胸则伤侧肺为液体阴影所掩盖,并见纵隔被推向健侧。有气胸同时存在时可见液平面。

早期胸部损伤发现有血胸,还应进一步判断是否继续出血,有下列表现者,表示有活动性出血,为进行性血胸:①脉搏逐渐加快、血压持续下降。②经输血、补液等抗休克治疗之后,病情暂时好转,但很快又恶化,血压不升或升高后又迅速下降,患者烦躁,出现休克者。③在穿刺抽出大量积血后,短期内又出现大量积血者;复查胸部X线片显示胸膜腔阴影继续增大。

【辨证论治】

(一) 内治法

给予吸氧、补液,必要时输血,预防休克;应用抗生素防治感染。

1. 对于大量出血而气随血脱者,急投独参汤或参附汤以固气救脱,并内服十灰散、云南白药止血。

2. 出血不止者,宜凉血止血,方用犀角地黄汤加减。

3. 阴虚内热者,宜滋阴降火祛瘀,方用沙参麦冬汤加减。

4. 血瘀化热者,宜清热凉血化瘀,方用活血散瘀汤或五神汤。

5. 后期宜补气养血,方用八珍汤或益气养荣汤。

(二) 外治法

1. 非进行性血胸 少量血胸,一般能自行吸收,不需穿刺抽吸。若积血较多,应尽早在腋中线和腋后线之间的第6~8肋间进行胸膜腔穿刺或闭式引流术,可有效地排净胸膜腔内积血,使肺充分膨胀,改善呼吸功能。为防休克发生,一般每次引流不超过1 000ml。

2. 进行性血胸 首先输入足量的液体和血液,积极防治低血容量性休克。及时剖胸探查,寻找出血部位,妥善处理出血点,有效地控制出血。对破裂的血管进行结扎、破裂的脏器进行修复。

3. 凝固性血胸 最好在出血停止数日内剖胸,清除瘀血,防止感染或机化,并做胸膜腔引流。

4. 机化性血胸 一般在血胸形成3~5周内行纤维组织剥离术,术后应放置胸膜腔引流;合并感染,应按脓胸处理。

【预防与调护】

急救时严密观察病情变化,预防出血性休克发生;适当补充营养,增加高蛋白、高维生素及富铁食物。早期适当休息,中后期鼓励患者深呼吸和主动咳嗽,促进排痰和肺膨胀。

第六节 胸部陈伤

胸部内伤超过1个月以上,仍遗留胸胁疼痛等后遗症,称为胸部陈伤,或称胸部宿伤或老伤。由于离经之血久停胸部,聚而不散,又被寒热所搏,以致凝结成块,甚则顽结不化。《血证论》指出:"跌打损伤,既愈之后,有遇节候,或逢阴雨,或逢湿热,伤处每作疼痛,甚则作寒作热,此乃瘀血着而未去,留伏经络之间,不遇天气节候,其身中运行之气,习惯而不相惊,一遇天气节候蒸动,则不能安然内伏,故作痛也。"以上阐明了陈伤的病因和诱发因素,即在清明、冬至、夏至、立春、立秋等几个主要节气前后,受过伤而瘀血未尽者,此时可引起宿伤复发而出现局部疼痛等症状。

【病因病机】

胸胁挫伤、震荡后,未能及时治疗,或虽治未能根除,以致结病不化,或瘀血散而未尽,日久变为干血粘连,阻滞经络,使气血运行不畅,不通则痛,形成陈伤宿疾;也可由于久伤致虚,风、寒、湿等外邪乘虚而入,外邪与瘀血互结,经络不通,疾病缠绵难愈。

【临床表现与诊断】

胸部陈伤在临床上可分为瘀宿经络、瘀宿肺络、瘀宿肋膜及瘀邪互结四种类型。兹分述如下:

1. 瘀宿经络 症见胸胁隐痛,并随经络走行压痛,经久不愈,时轻时重,劳累尤甚,遇阴天加剧,食欲不振,四肢倦怠,但外无肿胀,亦无固定压痛点。舌质淡红,苔薄白,脉细涩。

2. 瘀宿肺络 症见胸部疼痛,彻背连胛,胁下胀满,咳嗽气喘,干咳无痰,咯血吐血,潮热盗汗,夜寐不安,舌干红无苔,脉细涩。

3. 瘀宿肋膜　指瘀血留滞于胸内筋膜或肋骨骨膜所致。症见局部隐痛,微肿或高突,痛处拒按,咳嗽震痛,屏气持重则疼痛加重,甚则刺痛难忍,辗转作痛。脉多沉涩或弦。

4. 瘀邪互结　症见胸胁痞满疼痛,昼轻夜重,痛处拒按,饮食不思,大便秘结,口干唇燥,苔黄,脉沉涩。

【辨证论治】

(一) 内治法

1. 瘀宿经络　体实者治宜温经通络、活血化瘀,方用三棱和伤汤。体虚者治宜补而行之,方用补中益气汤加瓜蒌仁、延胡索、三七。当诸症悉退后,内服香砂六君子汤以调理,使气壮而血自活。

2. 瘀宿肺络　治宜养阴清热、活血祛瘀,方用清燥救肺汤加茜草、三七。若日晡发热、骨蒸汗出,内服地骨皮散加川贝母、柴胡。若发热骨蒸已退,唯仍咳嗽、胸痛,此为瘀血未尽,内服丹栀逍遥散加苏木、杏仁,冲服七厘散。瘀去之后,各症悉退,气血虚者,可服益气养荣汤或天王补心丹调理。

3. 瘀宿肋膜　治宜疏肝理气、活血祛瘀,方用复元活血汤加乳香、没药。肿痛消失后,宜丹栀逍遥散和之。日后可服八珍汤调理。

4. 瘀邪互结　治宜活血散结、温经活络,方用麻桂温经汤。若心胸痞结,可投小陷胸汤合四物汤加丹皮,继以逍遥散和之。

(二) 外治法

1. 外用药物　可在疼痛局部外贴狗皮膏、万应膏,亦可外敷温经通络膏。

2. 推拿按摩　可酌情运用理伤手法进行治疗,以促进气血流动,减轻或消除疼痛。

3. 针灸疗法　瘀宿经络者,可按经络途径选穴针刺或艾灸。瘀宿肺络者,针刺肺俞、膏肓、中府、定喘、大椎、足三里等穴,咳血加尺泽、孔最,食欲不振加脾俞。瘀宿肋膜者,针刺支沟、阳陵泉、照海、外关、阿是穴等。瘀邪互结者,可取阿是穴进行针刺或艾灸。胸部痞结者,可进行刺络拔罐,在局部用七星针叩打至渗血,再拔火罐,留罐10~15分钟,此法可促进瘀块消失。

4. 热熨疗法　胸部陈伤可采用药物在局部进行热熨(如坎离砂),可温经祛寒、行气活血止痛。

【预防与调护】

劳逸结合,避免胸部外伤;注意保暖,避免寒凉;饮食有节,适度功能锻炼,强健身体;静息调养,不可心烦动怒。

(彭 锐 李远峰)

复习思考题

1. 胸部扭挫伤最常见的合并症有哪些?具体治疗方案是什么?

2. 为什么说肺部震荡是临床上的凶险之证?

3. 何种情况下的气血胸需考虑胸膜腔闭式引流?

4. 简述气胸的发病机制和处理措施。

第四章

腹 部 内 伤

> **学习目标**
>
> 　掌握腹部挫伤、屏伤、挤压伤、腹部内脏破裂伤及腹部陈伤的定义、病因病机、临床表现及诊断、治疗方法。熟悉腹部内伤的现代医学治疗原则及方法、预防与调护。了解腹部内伤的中医历史沿革及现代医学进展。

第一节 概 述

　腹部内伤是指腹壁、腹腔及盆腔脏器的闭合性损伤。腹部体表面积较大,缺乏骨性结构保护,腹内脏器易受损伤,尤其是肝、脾两脏较脆弱,容易因外伤而发生破裂。腹部内伤约占日常损伤的 0.4%~1.8%。近年来随着工矿事故和车祸的骤增,腹部内伤发生率逐年增高。

　腹部前壁上界为剑突、肋弓、第 11 及 12 肋游离缘;下界为耻骨联合、腹股沟韧带、髂嵴。腹腔的上壁为向上隆起的膈肌;后壁为腰椎和肌肉(躯干伸肌、腰方肌和髂腰肌);前壁主要是腹肌(腹直肌、腹外斜肌、腹内斜肌及腹横肌);下界为小骨盆腔。由于膈肌的左右侧可分别达到第 4、第 5 肋间水平,小肠等腹内脏器也常位于小骨盆腔内,因此腹腔的实际范围远较腹前壁的界限为大。胸下部的外伤,除损伤胸部器官外,腹上部的器官可同时遭受损伤;反之,腹上部的外伤亦有引起胸下部器官损伤的可能。因此,对胸下部及腹上部的外伤,应考虑胸腹联合伤的可能。

　整个前侧腹壁,可用二条横线和二条垂直线分为九个区。第一条横线为经过两侧肋弓下缘(相当于第 10 肋缘)的连线,第二条横线为经过两侧髂嵴最高点的连线;两条垂直线分别为左右锁骨中点与腹股沟韧带中点的连线。上述诸线将腹部分为三区九部:腹上区为中间的腹上部和左、右季肋部;腹中区为中间的脐部和左、右腰部;腹下区为中间的腹下部和左、右腹股沟部。

　腹部内伤,根据病因分类,可分为挫伤、屏伤、挤压伤、打击伤、冲击伤、爆震伤;根据有无腹腔内脏损伤分类,可分为单纯腹壁伤、腹膜后血肿、腹腔内脏损伤;根据腹腔内脏的特点分类,可分为实质性脏器损伤与空腔脏器损伤;根据腹腔内脏损伤的多少分类,可分为单脏器伤与多脏器伤;根据有无合并其他部位损伤分类,可分为腹部伤和腹部合并伤。

【病因病机】

(一) 病因

　腹部内伤常因撞击、挤压等直接外力或由冲击作用等间接外力所致。在饱食、膀胱胀满、腹肌松弛未作防御性收缩以及腹腔脏器原有病变(如肝、脾大)等情况下,腹部内伤更易发生。

　1. 直接外力　拳打脚踢、棍击、车祸、挤压、高处坠落等。

2. 间接外力　劳动或体育运动时,骤然用力过猛可致屏伤;高处坠地时冲击作用或爆炸物引起的空气或水的冲击波,均可引起腹部脏器损伤,后者又称为爆震伤。

（二）病机

腹部遭受外力后,内部气血、经络、脏腑受伤。轻则气行阻滞,络脉破损,营血溢于肌肤之间,如宋代《圣济总录》所云:"伤折腹中瘀血者,因高坠下,倒仆颠扑,气血离经,不得流散。"重则内动脏腑,甚至内脏破裂,危及生命。如元代危亦林《世医得效方》所说:"肚上被伤,肚皮俱破,肠出在外,只肠全断难医。伤破而不断者,皆可治疗。"腹腔实质性脏器(如肝、脾、胰)破裂后,往往造成凶险的内出血或腹膜后血肿,临床表现以血脱(出血性休克)为主;空腔脏器(如胃、肠、胆囊、膀胱等)破裂后,其内容物流入腹腔,造成腹膜腔污染,表现以腹膜炎与厥证(中毒性休克)为主。

【临床表现与诊断】

（一）临床表现

1. 全身情况

（1）神志:腹部损伤后,患者常处于精神紧张状态,但一般无意识障碍。严重者,伴有神志淡漠,紧张,惊恐,烦躁不安等。

（2）面色:多有面色苍白,出冷汗,口渴。

（3）呼吸:呼吸多浅表而急促,且以胸式呼吸为主,腹式呼吸减弱或消失(系腹膜受刺激所致)。呼吸困难多见于合并胸部损伤者。

（4）脉搏与血压:若无内脏损伤,早期由于剧烈疼痛刺激可出现脉搏加快、血压升高,但经休息后可逐渐恢复正常;若伴有肝脾等实质脏器破裂出血,随着出血量的增加,脉搏逐渐加快、变弱,血压也逐渐下降,最后发生休克。胃、肠等空腔脏器破裂,由于腹膜受到强烈刺激,早期出现脉搏快、血压下降、全身出汗等休克表现,但短时间内可暂时好转,随后因细菌性腹膜炎而再度恶化,导致中毒性休克。

（5）休克:无论空腔脏器损伤还是实质脏器损伤,均可能出现休克。

2. 局部症状

（1）腹痛:腹痛是腹部内伤的首要表现。疼痛的部位、性质与受伤部位、作用力大小和伤情有关。最先疼痛的部位常是损伤组织、脏器所在部位。腹壁损伤,仅在受伤部位有疼痛、压痛及肌紧张,且症状逐渐减轻、局限或消失;空腔脏器破裂,由于胆汁、胃肠道内容物等对腹膜的刺激,常腹痛剧烈,并遍及全腹;实质性脏器破裂,常有腹胀,而腹痛相对较轻,甚者以失血性休克为主要表现。

（2）恶心、呕吐:腹部损伤后,因腹膜受刺激,引起反射性恶心、呕吐。外来暴力作用于腹部时,偶尔可使胃肠道变位、扭转而引起肠梗阻,或使膈肌破裂引起膈疝,从而引起剧烈呕吐,吐出物多为胃内容物及胆汁。空腔脏器破裂引起细菌性腹膜炎时,因肠麻痹而频发呕吐。

（3）腹胀:常在腹部损伤后期出现,多因腹膜感染引起肠麻痹所致。腹腔内出血或腹膜后出血,亦可引起腹胀。

（4）胃肠道出血:呕血常见于胃、十二指肠损伤,往往伤后即出现。便血新鲜,说明结肠或直肠损伤;伤后数小时排出柏油样血便,说明出血位于上消化道。伴随右上腹疼痛而出现呕血或便血,说明可能是肝、胆管损伤。

（5）血尿:系因泌尿系(肾、输尿管、膀胱、尿道)损伤所致。如腹部创伤后经过一段时间观察仍无尿,膀胱区叩诊无实音区,可能为膀胱破裂。

（6）肩部疼痛:肝、脾破裂后,刺激膈肌可发生放射性疼痛。左肩疼痛表示可能脾脏损伤;右肩疼痛表示可能肝脏损伤。

(7) 右侧大腿放射性疼痛:腹膜后十二指肠损伤,十二指肠液流入腹膜后间隙,刺激右侧腰神经,可引起右侧大腿放射性疼痛。

3. 体征

(1) 腹膜刺激征:表现为腹肌紧张、压痛及反跳痛,是腹腔脏器伤的重要体征。腹膜刺激征在腹内出血时亦可出现,但较轻。压痛最明显的部位是受伤脏器所在部位。

(2) 肝浊音界缩小或消失:胃肠道破裂后,消化道内气体进入腹腔,游移于膈下,可造成肝浊音界缩小或消失,X线透视可见膈下游离气体。

(3) 移动性浊音征:若腹膜内出血、渗液量超过1 000ml,当患者体位由平卧位转为侧卧位时,可在腹部查出移动性浊音征。

(4) 肠鸣音减弱或消失:因腹腔脏器破裂,腹膜受刺激所致。后期则由于腹膜炎造成肠麻痹所致。

(二) 诊断要点

1. 详细询问病史 凡遇腹部损伤的患者,应问清受伤时间、部位,致伤物的种类及暴力大小,伤后病情变化,有无腹痛、恶心、呕吐、便血、血尿等。

2. 体格检查 患者就医时,医者应认真细致地对其进行全面的体格检查。首先必须测量体温、脉搏、呼吸、血压,同时注意腹部情况,了解有无腹肌紧张、压痛及反跳痛,肝浊音界是否消失、移动性浊音征是否阳性等,以便判明受伤脏器的部位以及损伤的性质、程度等。此外,还必须注意有无合并其他部位损伤,如脑外伤、胸外伤、肋骨、骨盆、脊柱及四肢骨折等。

3. 诊断性腹腔穿刺检查 凡腹部内伤者,依靠病史、症状、体征等资料尚不能确定诊断,同时高度怀疑有腹内脏器伤时,应进行腹腔穿刺术,以便明确诊断。

4. 诊断性腹腔灌洗 凡腹部内伤,高度怀疑有腹内脏器伤,腹腔穿刺结果阴性者,考虑行诊断性腹腔灌洗,以进一步明确诊断。

5. 辅助检查 ①X线检查:伤情允许的情况下,有选择的X线检查有助于胃肠道破裂、肝破裂、脾破裂、膈疝等的诊断;②超声检查:主要用于肝、脾、胰、肾等实质脏器的诊断,有安全、简便、无创、可重复等优点;③CT检查:CT检查具有高度敏感性、特异性和准确性,比超声检查更精确,仅适用于病情稳定而又需要进一步明确诊断的腹部内伤患者。

📖 **知识链接**

诊断性腹腔穿刺

诊断性腹腔穿刺由Mikulicz首先应用于临床,本法简便安全,阳性率可达90%以上,对腹内脏器的损伤有很大帮助。

1. 穿刺部位 ①上腹在肋弓下腹直肌外缘;②下腹在脐与左髂前上棘连线的中、外1/3交界处(即反麦氏点);③侧腹在脐水平线与腋前线交叉处。

2. 穿刺方法 穿刺针应选用较粗、较钝的针头(如8~9号注射针头、16~20号腰穿针、腹腔穿刺针等),先排空膀胱,患者仰卧或略侧卧,选好穿刺点,在局部麻醉下,与腹壁呈垂直方向穿刺。当针头穿过腹膜进入腹腔时有落空感。进入腹腔后再徐徐推进少许并抽吸,如腹内液体较多,即可获得阳性结果。在液体较少时,一次抽吸不一定有阳性结果,这时应活动穿刺针,改变抽吸方向或穿刺部位。

3. 注意事项 ①穿刺前应排尿,以免刺伤膀胱;②安置好体位,尽量使腹腔内液体向穿刺处聚积;③避免在腹腔血肿、手术瘢痕、搏动性包块处穿刺;④腹胀严重者应尽量避免穿刺;⑤上腹穿刺时,必须确定无明显肝、脾大;⑥如为孕妇,应远离子宫穿刺。

【辨证论治】

(一) 一般紧急处理

腹部内伤常合并其他部位的损伤,因此紧急处理时既要全面,又要有重点。

1. 首先迅速处理威胁生命的紧急情况,如开放性气胸、颅内血肿、明显的外出血等。

2. 维持呼吸道通畅,清除呼吸道内异物,防止气道受阻。

3. 立即用粗针头做静脉穿刺或静脉切开,以保证静脉输液通畅,同时查血型做输血准备。

4. 四肢骨折应做初步固定。

5. 腹部脏器损伤未排除前不能使用哌替啶等止痛药物,同时禁食水。

6. 严密观察病情变化,患者情况初步改善后,进一步行全面体格检查并做必要的辅助检查,以期尽早作出明确诊断,采取相应措施。

(二) 休克的处理

腹部损伤早期,休克主要表现为创伤性休克及失血性休克,晚期则可能是感染引起的中毒性休克。处理休克时应根据不同类型采取适当的处理措施。治疗的重点是恢复灌注和为组织提供足够的氧。

1. 一般处理 早期予以鼻管或面罩吸氧。注意保温。患者平卧位,下肢抬高 30°,或头部和躯干抬高 30°,下肢抬高 15°~20°,以增加回心血量。对烦躁不安的患者可适当给予镇静剂,一般给予苯巴比妥 0.1g 肌内注射或 10% 水合氯醛 15ml 灌肠。伴有骨折等合并伤,疼痛剧烈者可考虑给予吗啡等止痛剂,但腹部内伤疑有内脏破裂者忌用。

2. 补充血容量 休克无论原因如何,其共同特征是有效循环血量急剧下降。因此,补充血容量是纠正休克引起的低灌注和缺氧的关键。出血性休克者还应输入一定量的血液制品。

3. 安放胃管及留置导尿 腹腔内脏损伤未排除前应插入鼻胃管,持续胃肠减压,同时留置导尿管,记录每小时尿量。

4. 中药治疗 失血性休克可煎服参附汤或当归补血汤;创伤性休克可煎服独参汤或参芪汤;中毒性休克可煎服生脉散。

5. 针灸治疗 常用穴位有内关、涌泉、合谷、足三里、人中、中冲、素髎等;耳针可取穴升压点、肾上腺、皮质下、心、内分泌、神门。必要时可配合艾灸百会、神阙、气海、关元等,不计壮数,至脉回汗止为度。

(三) 内治法

适用于无胃肠道严重损伤者,应根据病情辨证施治。

1. 伤气型 伤后脘腹胀满,疼痛范围大,走窜不定,但腹部柔软、喜按,无固定性压痛点,脉浮弦。治宜行气散滞,方用复元通气散、乌药顺气散、理气止痛汤或和营通气散等。

2. 伤血型 伤处肿胀,可见青紫瘀斑,脘腹胀满,痛有定处,腹肌坚硬而拒按,伴发热、大便秘结或有便血尿血,脉沉涩。治宜破血行瘀,方用膈下逐瘀汤、复元活血汤、消下破血汤、活血止痛汤、橘术四物汤或少腹逐瘀汤等。

3. 气血两伤型 兼有伤气、伤血两种证候。腹中气血阻滞成块,按之则痛,腹胀不舒,小便不利,大便秘结,脉多细涩。治宜行气化瘀,方用行气活血汤或当归导滞散等。

孕妇腹部受伤时,不可妄用祛瘀攻下之法,以防堕胎,治宜在安胎和营汤中稍加祛瘀生新之品,调和气血。

(四) 手术治疗

有以下指征者,应考虑手术治疗:

1. 明显内出血者,应在积极纠正出血性休克的同时,及时手术止血。

2. 有明显内脏损伤征象者,应立即剖腹探查。

3. 在非手术治疗过程中,原有病情加重,有继续出血倾向,或有腹膜炎扩散趋势者,亦应手术探查。

【预防与调护】

腹壁损伤病情较轻者,一般采用保守疗法。腹腔内脏损伤者,诊断一经确定,应立即进行手术治疗,以免发生休克或弥漫性腹膜炎。空腔脏器破裂者,无论术前或术后,患者应取半卧位,禁食,必要时予以胃肠减压。凡腹部内伤者,应密切注意其腹部体征及体温、脉搏、舌象、血压、血常规等变化,随时调整用药与其他治疗措施。

第二节　腹部挫伤

腹壁遭受撞、挫、击等外力作用,出现瘀肿疼痛证候,而腹部皮肤仍完整无缺者,称为腹部挫伤。腹壁对腹内脏器有包裹和保护作用。腹前壁由浅入深分为皮肤、皮下组织、肌层、腹横筋膜、腹膜外脂肪及腹膜壁层。临床上单纯性腹壁挫伤较多见。

【病因病机】

(一)病因

1. **直接暴力**　如拳打、脚踢、棍棒打伤、物体撞击、车祸、塌方等,腹壁受到机械性、钝性暴力的打击、压迫或碾压。

2. **间接暴力**　气浪、水浪等冲击波损伤腹壁。

(二)病机

腹壁挫伤后,各层组织解剖连续性仍然完整,整个腹腔仍处于一个完整的封闭状态。腹壁软组织除挫伤外,可能发生腹直肌断裂、腹直肌或腹直肌鞘血肿等病理变化。

腹壁挫伤与外力轻重有关,轻则气行阻滞,壅聚络道,不通则痛;甚则络脉破损,营血离经,溢于肌肤之间,出现瘀肿;重则气滞血瘀,肿痛并见,且范围较广。

【临床表现与诊断】

腹壁钝痛,腹壁局部皮肤瘀血或皮下血肿。受伤部位有压痛,有时可扪及血肿或腹部包块。单纯腹壁挫伤,一般症状较轻,无发热、内出血等全身症状。腹痛、肌紧张、压痛常局限于受伤部位,且随时间推移而逐渐缓解。患者一般无恶心、呕吐等消化道症状和腹膜刺激征,体温、脉搏、呼吸、血压常维持在正常范围,生理功能无异常变化。

根据其临床表现,分为以下三型:

1. **伤气型**　腹部胀闷,疼痛走窜,腹部喜按,嗳气或矢气痛减,脉浮弦。

2. **伤血型**　腹壁刺痛,瘀肿拒按,重者腹壁坚硬,辗转不安,行动牵掣,日晡发热,脉多沉涩。

3. **陈伤型**　多因病程迁延或处理不当,气血凝滞,经络壅闭不通所致。多属虚证,症见形羸消瘦,面色无华,纳呆腹胀,舌淡苔白腻,脉弦紧或濡细。

【辨证论治】

(一)内治法

1. **伤气型**　宜理气活络,佐以活血止痛。方用四物汤加人参、黄芪、白术,或理气止痛汤、和营通气散等加减。

2. **伤血型**　宜活血化瘀,佐以润肠通便。方用加味承气汤、膈下逐瘀汤、云南白药等加减。

笔记栏

3. 陈伤型 虚证者宜攻补兼施,用益气养血、化瘀生新法,方用八珍汤、十全大补汤、理气补血汤、参附汤等加减。实证者宜破瘀散结,润肠通腑,方用三棱和伤汤、腹部逐瘀汤或黎洞丸等加减。

(二)外治法

腹壁挫伤出现血肿者,早期宜冰敷,后期湿热敷并加压包扎。较大的血肿应穿刺抽吸后加压包扎。伤气型可用跌打油、红花油外搽或定痛膏外贴;伤血型可用消瘀止痛膏、三色敷药、紫荆皮散等外敷;陈伤型可用狗皮膏、宝珍膏等温贴患处。

(三)手术治疗

腹壁巨大血肿,经非手术治疗无效者,需切开清除血肿,结扎出血的血管,缝合断裂的肌肉。

【预防与调护】

腹部挫伤者应取半卧位,以减轻腹部肌肉张力,从而利于血肿吸收、组织修复。早期应密切监测血压、脉搏、体温、呼吸等生命体征的变化。可给予高热量、高蛋白质、高维生素的流质饮食。

病案分析答案

🩺 病案分析

郑某,男,31 岁。1 天前被人踢伤腹部,致上腹部刺痛不适,辗转不安,行动牵掣,但无恶心、呕吐。查体:神清,表情痛苦,生命体征平稳,腹部平坦,上腹部肿胀,可见皮下瘀紫,腹肌较紧张,压痛(+),压痛局限于上腹部,肝脾未触及肿大,移动性浊音(-),肠鸣音正常。

请作出初步诊断;为进一步明确诊断,还应进行哪些辅助检查;如何与胃损伤相鉴别;请写出辨证治疗方案。

第三节 腹部屏伤

因用力过猛,腹压骤然增加而引起的腹部损伤,称为腹部屏伤。

【病因病机】

(一)病因

1. 内因 身体健壮,腹壁肌肉发达,可承受较大的压力而不致受伤。素体虚弱、肥胖、先天性腹壁组织缺损及手术瘢痕等因素存在时,腹壁组织薄弱,易遭受外力作用而受伤;腹壁炎症、感染等导致腹直肌变性,在轻微的暴力作用下,可造成腹直肌断裂。肝、脾大,质地脆弱,在腹压骤然增加时,可被挤压而破裂。

2. 外因 以间接暴力为主。剧烈咳嗽、喷嚏、呕吐、便秘或妇女分娩时,腹压骤然增加,可使腹壁受伤;搬运重物、举重或体操运动,用力过度,导致腹部屏伤。

(二)病机

腹直肌在一定的生理限度内可以伸缩,一般不致使血管受到过度牵拉而撕裂出血。手术、感染造成腹直肌与血管瘢痕性粘连,血管由于粘连不能随腹直肌的突然舒缩而伸缩,当用力过猛时,血管过度牵拉,撕裂出血,形成腹直肌鞘血肿。某些传染病(如伤寒)或局部炎症感染,使腹直肌变性,当腹压骤然增加时,可造成腹直肌断裂。因先天性腹壁缺损或手术瘢痕存在,当腹部用力过猛时,发生腹壁皮下全层破裂,内脏经腹壁皮下破裂部位突出,可形成创伤性腹壁疝,临床上以白线疝较为常见。

【临床表现与诊断】

患者有腹部骤然用力史。伤后出现腹痛、包块,局部压痛明显,咳嗽或用力增加腹压时症状加剧。

1. 腹直肌鞘血肿　腹部屏伤后立即出现疼痛性、非搏动性腹部包块,包块不随呼吸上下移动,多发生于右下腹。由于血肿刺激腹直肌产生痉挛,故患者出现腹痛症状。半环线以下腹直肌鞘血肿,因血肿刺激腹膜可引起腹胀、恶心、呕吐,甚至出现麻痹性肠梗阻症状。血肿向下延伸,可引起膀胱、直肠压迫症状。

2. 腹直肌断裂　主要表现为急性腹痛、腹部压痛性包块和腹直肌缺损。严重者可出现发热、恶心、呕吐和腹膜刺激征,少数患者可由于腹壁血管断裂产生出血性休克。

3. 创伤性腹壁疝　腹壁出现半圆形或椭圆形肿块,质地较柔软。手扪在肿块上,让患者咳嗽,有膨胀性冲击感。直立、行走或用力增加腹压时比较明显,平卧休息后可自行消退。肿块回纳后,可扪到腹壁缺损。严重者,有腹部隐痛或下坠感,可伴有消化不良或便秘症状。

根据其临床表现,分为三型:①伤气型:腹痛走窜不定,腹软喜按;②伤血型:腹痛拒按,位置固定,可出现青紫瘀斑;③气血两伤型:腹中气血阻滞成块,按之则痛。

【辨证论治】

(一) 内治法

1. 伤气型　治宜疏肝理气,方用天台乌药散加减。年老体弱者,宜补气升提,用补中益气汤加减。

2. 伤血型　治宜活血化瘀,方用膈下逐瘀汤、橘术四物汤加减。

3. 气血两伤型　治宜行气化瘀,方用行气活血汤、当归导滞散加减。

(二) 外治法

腹直肌断裂和腹直肌鞘血肿处理方法大致相同。半环线以上腹直肌鞘血肿,随着鞘内压力增高,出血多能自行停止,一般采用早期冰敷、后期湿热敷等方法,血肿多能自行消失。血肿较大者,可穿刺抽吸后加压包扎。创伤性腹壁疝的早期,由于炎症水肿,组织脆弱,手术治疗不易成功,故宜采用保守治疗。将其疝块回纳后,在腹壁缺损处加压包扎,或用弹性护腹暂时维持腹壁功能。3~6 个月后,组织炎症水肿消退,粘连松弛,则宜行手术治疗。

伤后局部出血瘀肿者,可用消瘀止痛膏、三色敷药、紫荆皮散等外敷。

(三) 手术治疗

半环线以下腹直肌鞘血肿,出血不能自行停止宜手术治疗,半环线以上腹直肌鞘血肿经保守治疗无效者亦应手术治疗。可采用血肿切开,清除腹直肌鞘内积血和血块,结扎出血血管或缝扎断裂肌肉等方法。创伤性腹壁疝,若组织缺损不多,按腹壁解剖层次游离松动,然后分层对位缝合修复。若组织缺损过多,分层解剖对位缝合张力过大时,可采用游离筋膜片移植或带蒂筋膜、肌肉瓣转移等方法治疗。腹腔内脏破裂,除少数裂口小或包膜下血肿外,原则上应及早手术治疗。

【预防与调护】

注意高危因素,减少增加腹压的姿态(如下蹲、屏气),避免咳嗽、便秘、排尿困难等使腹内压增高的因素。

笔记栏

课堂互动
答案

课堂互动

李某,男,21 岁。1 小时前,在健身房用力举杠铃时,突然出现右下腹剧痛,休息后,腹痛未见减轻,咳嗽或用力吸气时腹痛加剧,患者为行进一步诊治而来我院,门诊以"腹痛待查"为诊断收入院。入院症见:患者精神可,纳眠可,二便调。既往体健。

体格检查:T 36.4℃,P 67 次 /min,R 20 次 /min,BP 115/75mmHg。

发育正常,形体偏瘦,神志清楚,自动体位,查体合作。全身淋巴结未扪及肿大,巩膜无黄染,双侧瞳孔等大等圆,直径约 2.5mm,对光反射灵敏。颈部外观对称,无强直。颈静脉无充盈、怒张。肝 - 颈静脉回流征(−)。颈动脉无异常搏动。气管居中。胸廓对称,无畸形,呼吸节律整齐,无胸膜摩擦感、皮下捻发感。双肺叩诊呈清音,听诊双肺呼吸音清,强度正常,未闻及干湿性啰音。心前区无异常隆起,心前区无震颤,无心包摩擦感,心脏各瓣膜区未闻及病理性杂音。腹肌紧张,右腹部压痛(+),可触及非搏动性包块,无液波震颤,未触及肿块,肝脾肋下未及,胆囊区无压痛,Murphy 征(−)。双肾区无叩击痛。肠鸣音 4 次 /min。肛门及外生殖器未见异常。脊柱活动正常,无畸形,无压痛、叩击痛。舌紫暗,脉沉涩。

病史资料展示后,由学生扮演接诊医生,教师扮演患者,引导学生围绕病例结合预设问题,收集资料、做出诊断、拟定初步治疗方案等,帮助学生更好地理解、掌握学习内容。拟结合以下问题展开互动环节:

1. 如您是该患者首诊医生,请根据目前情况,结合既往所学知识,收集临床资料,做出初步诊断。

2. 患者还应做哪些辅助检查?

3. 试分析本病的病因病机、中医分型及治则方药。

互动环节结束后由教师对总体情况做点评。并提供答案要点。

第四节　腹部挤压伤

腹部遭受重物压迫或挤压后造成的严重创伤,称为腹部挤压伤。多由交通或工伤事故所致,尤以车祸、塌方及搬运重物时压伤为多见。

【病因病理】

腹部挤压伤的受伤方式与病理机制有以下几种情况:

1. 挤压暴力直接作用于前腹壁,将腹内脏器急剧挤迫向脊柱,若胃肠道充盈,可在挤压最强烈的部位破裂;若胃肠道空虚,易引起胃肠道挫伤或肠系膜撕裂伤;若暴力作用于腹上部,胰腺可能受到挤压伤;若暴力作用于左右腰部,则易发肾挤压伤。暴力猛烈时,被挤压的内脏向四周冲击,膈肌可被冲破,腹腔内脏从破裂处进入胸腔,造成创伤性膈疝。因右侧膈肌受肝脏保护不易破裂,故创伤性膈疝好发于左侧。

2. 两侧季肋区受到挤压暴力,下部肋骨和肋弓可能骨折,肝脾因失去胸廓的保护受到挤压而破裂,或因骨折端穿入而发生损伤。当挤压暴力较均匀时,富有弹性的肋弓与下部肋骨可随暴力内陷,当暴力作用消失后又恢复原状,但肝脾等脏器仍可受到挤压损伤。

3. 腹下区受到挤压暴力,可引起膀胱、直肠或后尿道损伤,常合并骨盆骨折。

【临床表现与诊断】

1. 腹腔内脏挤压伤　轻者可引起内脏挫伤或包膜下血肿,患者感到患处疼痛,有时可发生肩胛区放射痛,十二指肠损伤多放射到右肩胛区,脾、胰、胃损伤多放射到左肩胛区,泌尿道(肾、输尿管、膀胱、尿道)挫伤可发生血尿。内脏挫伤疼痛一般较局限,无明显腹膜刺激症状与体征,且随着时间推移症状逐渐减轻或消失。严重挤压伤则发生腹腔内脏破裂。

2. 创伤性膈疝　由于膈肌破裂,胸腔负压促使腹内脏器进入胸腔,使患侧胸腔内压骤升,心肺受压,引起纵隔移位,导致呼吸、循环障碍。患者诉说伤部剧痛、呼吸困难,体检可发现口唇发绀,伤侧胸部膨隆,无呼吸音,叩诊呈鼓音,可闻及肠鸣音。若膈肌裂口窄小或胃肠扭转,可致胃肠梗阻,临床表现为胸骨后和腹部疼痛,伴恶心、呕吐。胸痛在卧位时加重,腹痛在进食后加重,疼痛可向肩背部放射。腹部检查可见舟状腹与肠梗阻征(肠型、肠蠕动波、高亢肠蠕动音)。X线检查示:伤侧膈肌明显升高或固定,胸腔内出现密度增高的块状影、不正常的空泡影、血气胸影、下叶肺不张以及纵隔移位等。

3. 合并肋骨或骨盆骨折　左右季肋区挤压伤常合并肋骨骨折或肋弓断裂,患者除腹部脏器挤压伤的症状外,肋骨骨折处疼痛、肿胀,有血肿或瘀斑,压痛明显,有时可触及骨擦音,胸廓挤压征阳性,多根肋骨双处骨折时,胸壁下陷,可出现反常呼吸。骨折端穿破胸膜和肺部,可产生气胸、血胸,患者胸闷、气急,并有相应体征出现。下腹部挤压伤常合并骨盆骨折,伤处剧痛,明显肿胀,出现瘀斑,骨盆挤压与分离试验阳性,因出血多,常并发失血性休克。

【辨证论治】

(一) 内治法

1. 腹腔脏器挫伤　治宜行气逐瘀,方用膈下逐瘀汤、少腹逐瘀汤、橘术四物汤、行气活血汤、当归导滞散或腹部逐瘀汤等。

2. 创伤性膈疝　根据病情可行气止痛、活血散瘀,方用复元通气散、理气止痛汤、复元活血汤、血府逐瘀汤等。

3. 合并肋骨或骨盆骨折　治宜活血化瘀、续骨和伤,方用新伤续断汤、续骨活血汤、生血补髓汤等。

(二) 外治法

1. 腹腔脏器挫伤　可外用消瘀止痛膏、三色敷药或紫荆皮散等。

2. 合并肋骨或骨盆骨折　可外用消瘀止痛膏、接骨续筋药膏等。

(三) 手术治疗

腹腔内脏破裂或创伤性膈疝,一经确诊均应及时手术治疗。

【预防与调护】

腹部挤压伤者应尽快解除挤压因素,局部可适当冷敷,禁做按摩及热敷,应密切监测血压、脉搏、体温、呼吸等生命体征的变化。加强与患者的交流,解除患者焦虑、恐惧心理,稳定患者情绪。对确定或疑有腹内脏器损伤者,应禁食和持续胃肠减压,同时应输液,维持营养和水、电解质平衡。

第五节　腹部内脏破裂伤

一、肝破裂

肝脏位于右季肋部,前有胸廓和膈肌保护,通常不易损伤,但当肝脏遭受强大暴力或肝脏发生病变肿大时,则容易因外力而破裂。

【病因病理】

(一) 病因

1. 直接暴力 多为钝器或拳脚直接打击或重物压轧右季肋部,使右季肋部内陷或肋骨骨折端直接刺破肝脏而发生肝损伤。

2. 间接暴力 多为高处坠落,肝脏受到对冲伤而破裂。

(二) 病理

肝破裂主要病理改变是出血、胆汁外溢和肝细胞坏死。按照肝脏损伤程度不同,可分为三种病理类型:

1. 中央型肝裂伤 肝脏实质中央破裂,肝包膜完整,肝脏内部血肿可压迫肝细胞而造成坏死,并易继发感染。

2. 包膜下血肿 肝实质浅表裂伤但包膜完整,包膜下形成血肿。

3. 真性裂伤 肝实质及包膜均裂伤,有大量血液与胆汁流入腹腔引起腹膜炎,是临床最常见的类型。

【临床表现与诊断】

肝破裂的临床表现取决于损伤的程度与病理类型。大多数肝破裂为真性破裂,主要表现是腹腔内出血和腹膜刺激征,出血量较多时可引起失血性休克。临床表现为面色苍白、出冷汗、口渴、烦躁、呼吸困难、血压下降、脉搏加快。腹部剧痛,呃逆和右肩部放射性疼痛。腹部检查有明显压痛、反跳痛、腹肌紧张、移动性浊音征,直肠指检在直肠膀胱陷凹(女性为直肠子宫陷凹)内有饱满隆起感觉。

中央型肝裂伤与包膜下血肿可无腹膜刺激症状,仅有右季肋部疼痛与压痛。严重中央型肝裂伤可因肝细胞坏死出现肝细胞性黄疸、创伤性胆道出血或继发感染形成脓肿。

肝真性破裂,有内出血症状及腹膜刺激征,腹腔穿刺呈阳性,诊断一般不难。对于中央型肝裂伤和包膜下血肿,需反复查血红细胞及血红蛋白,如有进行性贫血,表示内出血不止,肝细胞破坏后 ALT(谷丙转氨酶)、AST(谷草转氨酶)大量释放,血清 ALT、AST 在创伤后几小时则可升高。腹部 B 超及 CT 检查均有助于明确诊断。

【辨证论治】

(一) 内治法

中央型肝裂伤、包膜下血肿,初期宜疏肝活血,方用复元活血汤、膈下逐瘀汤;中期宜养肝活血,方用橘术四物汤;后期宜疏肝理气、健脾活血,方用四君子汤加柴胡、栀子、桃仁、红花、三七等。可配合外敷消瘀止痛膏、紫荆皮散等。

肝真性破裂,患者晕厥、气闭者,急灌服苏合香丸、夺命丹或黎洞丸;血脱者,急服参附汤或当归补血汤;气脱者急服独参汤;呕血严重者,予大剂独参汤并冲服十灰散。同时根据病情给予输血、补液。上述措施不能改善病情者,应尽早手术治疗以抢救生命。

(二) 手术治疗

肝破裂手术治疗的基本要求是彻底清创、确切止血、消除胆汁溢漏和建立通畅引流。首先吸净腹腔内积血和胆汁,然后探查肝脏破裂口,进行间断缝合修补,可使用大网膜或吸收性明胶海绵等填入创面,以促进止血。严重破裂而不能缝合修补时,可施行肝脏部分切除术。术毕,放置引流管,使渗出的血液或胆汁排出。

【预防与调护】

受伤后可采用右侧卧位,以暂时性压迫止血,有肋骨骨折时应慎重,以防加重损伤。术后多取半坐卧位,减轻腹部压力,利于引流,注意观察引流液的性质和量。监测肝脏功能变化。并鼓励患者早期下床活动,预防肠粘连。术后患者肠蠕动恢复前,通过静脉补充营养,待肠蠕动功能恢复后选择高蛋白、高维生素、低脂饮食,从流质逐步过渡到普食,从少量多餐过渡到正常饮食。安慰鼓励患者,消除其紧张、恐惧心理,增强信心,配合治疗。

二、脾破裂

脾脏位于左季肋部,因其组织比较脆弱,遭受暴力时容易破裂,是腹部内脏最容易受损的器官,在腹部闭合性损伤中,脾破裂占 20%~40%。容易导致大量内出血和休克,甚至危及生命。

【病因病理】

（一）病因

1. 直接暴力 多因车祸、拳脚或器物直接打击所致。

2. 间接暴力 多见于高处坠落伤,脾脏遭受严重对冲力而损伤。

3. 脾大 因血吸虫病、疟疾、伤寒、黑热病等疾病,脾脏肿大,被膜薄弱且髓质较脆,容易在外力作用下破裂。

（二）病理

1. 中央型脾破裂 较少见,脾脏实质内形成血肿。出血可因脾实质压迫而自然停止,血肿机化。亦可能血肿不断增大扩展至被膜下。

2. 包膜下血肿 脾实质表面破裂,包膜完整,血液积聚于包膜下形成血肿。较小的血肿可被吸收形成囊肿或纤维化肿块。较大的血肿可因血肿内张力逐渐增大或剧烈活动使被膜破裂,发生腹腔内大出血。

3. 真性破裂 脾实质及包膜均破裂,可发生大出血导致失血性休克。

【临床表现与诊断】

脾破裂多见于中青年男性,主要表现为腹痛、内出血及休克。因病理类型及出血量的不同,临床表现亦有所不同。

1. 轻症 对于较小的包膜下血肿或中央型脾破裂,主要表现为左季肋部疼痛,无腹膜刺激征及腹腔内出血现象。有的患者仍能正常工作,但若血肿逐渐增多或剧烈活动致包膜破裂,可出现失血性休克。

2. 重症 持续性剧烈腹痛,尤以左上腹为著。因血液刺激膈肌而有左肩部放射痛。患者伤后短时间内即出现明显内出血症状,如面色苍白、眩晕、口渴、心悸、四肢无力、出冷汗,重则烦躁不安、呼吸急促、四肢冰冷、血压下降、脉细数。腹膜刺激征阳性,脾区叩诊实音区扩大。出血量较多时,移动性浊音征阳性,肠鸣音减弱,左下腹膜腔穿刺可抽出新鲜不凝固血液。

血常规检查提示红细胞和血红蛋白进行性下降,白细胞增高。腹部 B 超和 CT 检查有助于明确诊断。

【辨证论治】

（一）内治法

初期治宜活血逐瘀、理气止痛,方用膈下逐瘀汤;中期治宜养肝活血、祛瘀生新,方用橘术四物汤、和营通气散;后期治宜健脾补血,方用归脾汤、八珍汤加减。同时采取输血、补液等抗休克措施,准备紧急手术治疗。

（二）手术治疗

尽快剖腹探查止血,在"抢救生命第一,保留脾第二"的原则下,进行脾切除或部分切除。术中注意处理好脾蒂,先结扎脾动脉,后结扎脾静脉,同时须检查有无合并其他脏器损伤。

【预防与调护】

受伤后注意卧床制动,以防加重出血。密切观察病情变化,做好术前准备。术后半坐卧位,注意观察引流情况。早期下床活动,预防肠粘连。平时加强锻炼,增强免疫力。预防各种感染。避免风寒侵袭及不洁饮食等。

三、胃损伤

胃壁较厚,由于受肋弓保护且有一定活动度,所以闭合性胃损伤较少见。上腹部或下胸部穿透伤则常导致胃损伤。

【病因病理】

(一) 病因

1. 钝性打击　在胃膨胀时遭受钝性打击造成胃损伤。
2. 胃内创伤　胃内有锐利异物或插入胃镜、胃管时引起胃壁损伤。
3. 胃内张力过大　胃过度饱胀或洗胃时液体容量和压力过大,均可导致胃破裂。但大多数发生在已有病变(如溃疡等)的胃。

(二) 病理

1. 胃壁部分损伤　如黏膜下血肿、浆膜层撕裂、黏膜或浆肌层破裂等,可引起胃内或腹腔内出血。
2. 完全性胃破裂　胃壁全层破裂,胃内容物大量流入腹腔,造成严重的腹膜炎。

【临床表现与诊断】

胃损伤的临床表现与损伤的性质、范围、程度有关。

胃壁部分损伤后,除上腹部疼痛、不适、胀满及纳差外,无其他严重症状出现。

完全性胃破裂可出现明显的腹膜刺激症状,剧烈腹痛,呕吐,呕吐物可含有血液。体检可见腹膜刺激征、肝浊音界消失、肠鸣音减弱或消失。严重者,由于出血、大量酸性胃内容物刺激腹膜和腹水大量渗出引起休克。

腹部 X 线检查可见膈下游离气体。

【辨证论治】

(一) 内治法

适用于胃壁部分损伤者。伤气者,治宜理气化瘀,健胃和中,方用复元通气散或理气止痛汤;伤血者,治宜活血化瘀,辅以健脾和营,方用膈下逐瘀汤、橘术四物汤等。并发胃内出血者,可用大剂独参汤冲服十灰散或黄土汤水煎取汁,阿胶烊化冲服。

(二) 手术治疗

胃破裂经确诊后,应及时手术探查修补。广泛损伤者,宜行部分切除术。术前禁食,插入胃管,吸出胃内容物。术后禁食输液,胃肠减压,肠鸣恢复并从肛门排气后即可进流质饮食。

【预防与调护】

伤后应取半卧位,禁食,必要时胃肠减压。术后避免暴饮暴食,避免过度烟、酒、茶,以及油腻、粗糙、刺激性食物。饮食有节,起居有常,调畅情志。

四、胰腺损伤

胰腺位于腹膜后间隙,横跨第 1~2 腰椎前方,起于十二指肠曲凹面,左侧达脾门处,是一质地柔软的狭长腺体,具有内、外分泌功能。由于胰液具有较强的侵蚀性,又影响消化功能,故胰腺损伤的病死率达 20% 左右。

【病因病理】

由于胰腺移动性小,上腹部受到暴力撞击或挤压,使胰腺挤压于作用力与坚硬的脊柱之间而损伤。胰腺损伤后的病理变化根据其损伤程度可分为四种类型:

1. 轻度挫伤 胰腺充血、水肿、渗血、有少量腺泡和小导管破裂,包膜尚完整,可形成包膜下血肿。

2. 严重挫伤 胰组织大片破坏,胰管撕裂,胰酶外溢而引起自身消化,及周围组织腐蚀,血管破裂出血,并发出血性胰腺炎。

3. 部分胰腺破裂 胰管分支创伤,胰液缓慢溢出形成胰腺假性囊肿,巨大囊肿可压迫邻近器官或自发破裂造成腹内感染。

4. 胰腺完全断裂 断裂部位一般位于脊柱之前,肠系膜血管之左侧。胰管断裂越靠近主胰管的近端,胰液溢出越多。胰液刺激腹膜及大量体液丢失,可发生腹膜炎及休克。

【临床表现与诊断】

轻度挫伤,伤后可无任何症状,有的病例在胰腺完全断裂数天后才逐渐出现症状。有的病例形成假性囊肿,经数周至数十年后因上腹部出现包块而来就医。有的病例上腹部外伤后遗留长期不适、低烧、肩背放射痛及全身感染中毒症状,此是胰腺创伤后期并发症,如慢性胰腺炎、胰腺脓肿、胰腺纤维化等引起的临床表现。

较重的胰腺创伤胰液外溢至腹腔,引起上腹部剧烈疼痛,疼痛可向肩背部放射,伴有恶心、呕吐、腹胀,甚至因疼痛与大量体液丢失而出现休克。体格检查可见上腹部压痛、反跳痛、腹肌紧张,肠鸣音减弱或消失。上腹部有时可触及进行性增大的包块。

实验室检查:血白细胞升高,红细胞和血红蛋白下降,血清淀粉酶剧增。

【辨证论治】

(一) 内治法

适用于轻度挫伤者。治宜活血化瘀,方用膈下逐瘀汤、消下破血汤、橘术四物汤等。伴有呃逆或腹胀者,治宜行气降逆,方用复元通气散、乌药顺气散、和营通气散等。

较重的患者应禁食、胃肠减压、补液、备血及应用抗生素。

(二) 手术治疗

如出现明显腹膜炎体征、低血容量症状(面色苍白、四肢冰冷、脉细数、血压下降、血红蛋白减少等)、血清淀粉酶升高及炎症感染征象(发热、白细胞升高等)时,应施行剖腹探查术、修补术、部分切除术、外引流或内引流术。

【预防与调护】

损伤后应禁食、必要时胃肠减压,密切观察腹部体征及全身生命体征变化。术后勿暴饮暴食,忌饮酒及膏粱厚味,调畅情志,劳作有度。

五、胆道损伤

胆囊和胆管位于腹腔深处,前有肝和其他内脏保护,故不易受到伤害。因此,闭合性胆道损伤常伴有肝脏和其他内脏损伤。胆道损伤后,胆汁外流形成胆汁性腹膜炎,如不及时治疗,病情可迅速恶化。

【病因病理】

多为车撞、碾压、坠落、跌伤、砸伤等直接暴力所致,致伤物直接作用于右季肋部胆道位置;亦可作用于右下胸部肋骨,造成肋骨骨折,骨折端刺破胆道而发病。当胆道发生病变时更易发生损伤。

胆囊破裂多发生在底部。胆管损伤很少见,可分为胆管撕裂伤和胆管完全断裂。伤后早期主要的病理变化是胆汁性腹膜炎、出血、休克及黄疸。胆道破裂后胆汁流入腹腔,胆盐强烈刺激腹膜,产生严重胆汁性腹膜炎。胆道创伤出血与大量液体渗出,可发生低血容量性休克,且因胆汁刺激腹腔神经丛,产生胆汁性休克反射,使血压下降。胆汁积存于腹腔,腹膜大量吸收胆色素,可引起黄疸。

胆道损伤后期病理变化主要是胆管狭窄所引起的一系列病变,包括阻塞性黄疸、化脓性胆管炎、胆道性肝硬化、门静脉高压症等。

【临床表现与诊断】

伤后右上腹剧烈持续性疼痛,逐渐遍及全腹。早期可有不同程度的创伤性或失血性休克,表现为面色苍白、大汗淋漓、四肢厥冷、脉细数、血压下降等,一般伤后 3~4 天发生程度不同的黄疸。重者皮肤巩膜明显黄染,粪便灰白,尿如深茶色。患者多有恶心、呕吐、发热、虚弱、进行性胆汁性腹水等表现。若病情继续发展,患者可再度休克,出现持续高热、脉细数、血压下降等循环衰竭表现。胆道损伤典型的病理经过是:最初休克期,继之恢复,经数日至数周的静止期后,出现阻塞性黄疸,进行性腹水,再度休克。

体格检查:早期腹平坦,以后逐渐膨隆,腹式呼吸消失,右上腹或全腹有不同程度压痛、肌紧张和反跳痛,可有移动性浊音征,肠鸣音减弱或消失。腹腔穿刺可抽出胆汁、胆汁性腹水或同时混有血液。

实验室检查:白细胞计数及中性粒细胞数升高,红细胞、血红蛋白、血浆蛋白逐渐降低,凝血酶原时间延长,血胆红素升高。肝功能检查一般多属正常。

【辨证论治】

(一) 内治法

轻症伤血者,治宜活血逐瘀,方用膈下逐瘀汤或复元活血汤。伤气者,治宜疏肝理气,方用柴胡疏肝散或丹栀逍遥散加茵陈、厚朴。重症需采取输血、输液等抗休克措施。

(二) 手术治疗

胆囊穿孔可予以修补或胆囊切除术。胆总管破裂可施行修补或对端吻合术并放置 T 形管引流。

【预防与调护】

术后注意引流情况及肝脏功能变化。忌食高胆固醇及辛辣刺激食物,严禁烟酒及暴饮暴食,调畅情志。

六、肠损伤

肠损伤在临床中较常见,尤其是小肠,因其占据腹腔的大部分,故受伤机会较多。肠破裂的主要症状是腹膜刺激和炎症表现。

【病因病理】

(一) 病因

1. 直接暴力　多为暴力作用于腹部将肠管挤压在脊椎或骶岬上,直接损伤肠管或使肠管内压力剧增而爆裂。也有锐器直接损伤肠管者。

2. 间接暴力　多发生于高处坠落或乘车快速行进中突然骤停,充盈的肠管由于惯性作用造成肠管或系膜撕裂,这种损伤在饱餐后更易发生。

3. 肌肉强力收缩　用力屏气举重、搬运重物或身体突然后伸时,可因腹肌强力收缩使充盈的肠管骤然受挤压而爆裂。

4. 吞服异物　吞服锐利异物可自内向外穿破肠管。

5. 医源性损伤 有时乙状结肠镜检查、息肉电灼或灌肠时,可能引起结肠或直肠损伤。

(二)病理

1. 十二指肠损伤 十二指肠腹膜腔内的部分断裂,则大量胆汁、胰液和十二指肠液流入腹腔内,可引起剧烈的腹膜刺激和炎症,甚至脂肪坏死;十二指肠腹膜后部分断裂,早期缺乏急性弥漫性腹膜炎的征象,十二指肠内容物向腹膜后间隙渗出与扩散,疼痛可向肩胛、会阴及大腿内侧放射。

2. 小肠损伤 肠壁破裂,有时因为肠系膜血管损伤而发生肠壁缺血性坏死穿孔,肠内容物外溢至腹腔,造成急性弥漫性腹膜炎。肠系膜血管断裂时可致内出血。

3. 结肠损伤 不完全破裂通常是浆膜层或浆肌层裂伤,不会立即出现腹膜炎征象。完全破裂者,有大量粪便流进腹腔而引起弥漫性腹膜炎,若破裂位于腹膜外部分,可引起严重的腹膜后感染,且容易扩散。结肠壁较薄,血液供应较差,愈合能力不如小肠。同时结肠存在较高浓度的胶原酶,结肠损伤后此酶对肠壁吻合口溶解胶原作用加强。创伤愈合有赖于胶原代谢,胶原溶解增加使结肠壁不易愈合。

4. 直肠损伤 腹膜内直肠损伤可引起腹膜炎征象,腹膜外直肠损伤症状一般较轻,但可引起严重直肠周围感染,易向下腹部腹膜外组织伸展,肠道粪便可不断加重感染。

【临床表现与诊断】

1. 十二指肠破裂 十二指肠腹腔内破裂可引起剧烈的腹膜刺激症状。患者表现为右上腹剧烈刀割样疼痛,伴恶心、呕吐,上腹或全腹部压痛、反跳痛、腹肌紧张,呈"板状腹",肝浊音界消失,肠鸣音减弱或消失。X线检查可见膈下游离气体。

腹膜后十二指肠破裂主要表现为上腹和右腰部疼痛进行性加重,可出现恶心、呕吐,呕吐物有时含有血液。十二指肠内容物向腹膜后间隙扩散,疼痛可向肩胛、会阴及大腿内侧放射。检查可发现右上腹和腰背部压痛,早期腹膜刺激征可能不明显,当十二指肠内容物进入腹膜腔后会出现典型的腹膜刺激征。

2. 小肠破裂 主要表现为腹痛、腹胀、恶心、呕吐、腹膜刺激征、肠鸣音减弱或消失、移动性浊音征阳性、肝浊音界缩小或消失。腹腔穿刺可抽出肠内容物。出血过多者会出现休克。

3. 结肠损伤 肠内容物进入腹膜腔会出现腹膜刺激征,常有便血。随着病情进展会导致腹膜腔感染甚至败血症等。腹腔穿刺可抽出结肠内容物或血液。血白细胞升高。

4. 直肠损伤 腹膜内直肠损伤常伴有腹膜炎,疼痛较剧,肛门流血,有腹膜刺激征。严重直肠损伤肛管内可有大网膜或小肠脱出。肛门指检指套染血,直肠下端损伤可触及损伤部位。直肠镜检可明确诊断。

【辨证论治】

(一)内治法

轻症肠损伤,无明显腹膜炎者,治宜活血祛瘀,行气止痛,方用膈下逐瘀汤、消下破血汤等。若腹胀不思饮食,为瘀血凝滞,治宜破血通经,体实者方用当归导滞散,体虚者方用通肠活血汤。腹腔感染者,方用大柴胡汤加金银花、连翘等清热解毒、理气攻下。腹胀不舒者加川楝子、延胡索、木香;便秘重者加芒硝;瘀血重者加桃仁、红花、赤芍;气滞重者加郁金、香附。

(二)外治法

可用消瘀止痛膏、三色敷药、紫荆皮散等外敷伤处。

(三)手术治疗

肠破裂早期一经确诊或高度怀疑时即应手术治疗。

十二指肠破裂裂口较小时可行单纯修补术;损伤严重,无法做断端吻合时,可将断端闭

67

合同时做胃空肠吻合术。小肠损伤以简单修补为主,损伤严重时可做部分肠段切除吻合术。结肠损伤除少数裂口小、污染轻、全身状况良好者,可考虑一期修补或一期切除吻合,大部分患者均需采用肠造口术或肠外置术,3~4个月后病情好转时再关闭瘘口。直肠上段损伤时可行修补或端端吻合,腹、盆腔污染严重或直肠下段损伤时,应施行乙状结肠造口术。

【预防与调护】

术后鼓励患者早期下床活动,预防肠粘连。患者肠蠕动恢复前,通过静脉补充营养,待肠蠕动功能恢复后选择高蛋白、高维生素、低脂易消化饮食,忌暴饮暴食。保持大便通畅,预防便秘。

七、膀胱损伤

膀胱为腹膜外器官,空虚时位于骨盆深处,除骨盆骨折外一般不易损伤,但当膀胱充盈超出耻骨联合至下腹部时则易受损伤。

【病因病理】

(一) 病因

1. 外来暴力　膀胱膨胀时下腹部受到直接暴力作用,极易发生膀胱破裂。骨盆骨折时,骨折断端亦可刺破膀胱。

2. 内在因素　任何引起尿潴留的疾病(如尿道狭窄、前列腺肥大等)、膀胱过度膨胀以及膀胱病变(如结核、肿瘤等)均易发生膀胱破裂。分娩时膀胱压迫时间过长可造成膀胱基底部坏死,易形成膀胱阴道瘘。

3. 医源性创伤　膀胱镜、尿道探子、导尿管等器械操作不当亦能造成破裂。

(二) 病理

1. 膀胱挫伤　膀胱壁各层可有损伤,但未发生破裂,故无尿外渗。

2. 膀胱破裂　①腹膜外破裂:裂口与腹膜腔不通,尿液渗入膀胱周围组织,引起腹膜外盆腔蜂窝织炎。②腹膜内破裂:当膀胱顶部和后壁破裂,尿液进入腹膜腔引起腹膜炎。③膀胱阴道瘘或膀胱直肠瘘:泌尿系常发生继发感染。

【临床表现与诊断】

早期表现为下腹部疼痛、排尿困难和血尿。后期主要是膀胱瘘症状,尿液自伤口、阴道或直肠漏出。并发泌尿系感染时出现尿痛、血尿、脓尿等症状。

膀胱腹膜外破裂时会自觉下腹痛并放射至会阴部,下腹部膨隆、压痛、肌紧张,叩之浊音,如继发盆腔蜂窝织炎可出现脓毒血症症状。

膀胱腹膜内破裂时,可出现腹膜刺激征、肠鸣音减弱、移动性浊音征阳性等。腹腔穿刺可抽出尿液。继发感染时引起急性弥漫性腹膜炎甚至脓毒血症。尿液通过腹膜吸收入血可引起氮质血症。

导尿可见血尿,膀胱造影及膀胱镜检有助于明确诊断。

【辨证论治】

(一) 内治法

膀胱挫伤者,治宜凉血止血、利尿通经,方用小蓟饮子冲服云南白药。若少腹胀痛,小便不利,治宜逐瘀利尿,方用吉利散或少腹逐瘀汤加瞿麦、萹蓄、萆薢、车前子等。若下腹痛并放射至会阴部,伴有发热,为瘀血凝滞、肝经郁火,治宜疏肝清热,方用小柴胡汤加大黄、黄连、栀子等。

(二) 手术治疗

手术处理的原则是完全的尿流改道,充分引流外渗的尿液,闭合膀胱壁缺损。

【预防与调护】

术后鼓励患者多饮水,以清洁膀胱,促进损伤愈合。必要时冲洗膀胱,预防尿道感染。指导括约肌功能锻炼,恢复排尿功能。

第六节 腹 部 陈 伤

腹部内伤超过2周以上,仍遗留腹痛不适等后遗症者,称为腹部陈伤,也称腹部宿伤。多因新伤未经治疗或未彻底治疗,日久不愈,反复发作。

【病因病机】

(一)病因

1. 外因 ①严重损伤:强大的外来暴力或强力负重使腹部重要部位或脏腑遭受严重损伤,大量营血从血脉溢出,气机不调,病情严重,恢复困难,故病情缠绵,酿成陈伤。②治疗不当:伤后未经治疗、治疗失误或治疗不彻底,病情长期未见改善,甚至恶化。

2. 内因 ①年老体衰:年老体弱患者,气血虚衰,内伤难以痊愈。②解剖因素:某些脏器损伤后愈合困难,如结肠血液供应较差,损伤后愈合比较慢。胰腺位于腹膜后,损伤容易误诊,胰液对周围组织损伤较大,并发症多,故病程迁延,转为宿伤。

(二)病机

腹部陈伤的主要病理变化是瘀血积聚不散,停积腹中,久则内结,或散而未净,或结而不化,因而病程迁延。

腹中瘀血久停经络脏腑之间,内结为癥瘕。癥者常聚不散,此为血多气少,气不胜血,故按之有痞块,且固定不移。瘕者或聚或散,若气为血滞则聚而成形,若血随气散则隐而不见。

【临床表现与诊断】

根据病理变化,临床可分为以下几种类型:

1. 瘀血停积 因气血凝滞日久,不仅失去正常血液濡养作用,而且反过来影响全身与局部的气血运行,故临床上多表现为气血虚的证候。患者形羸消瘦,面色无华,纳呆腹胀,劳累或外感风寒则胀痛明显,轻按则舒,重按则痛,乍轻乍重,舌淡苔白腻,脉弦紧或濡细。少数体格壮实者,因积聚化热,可表现为实证。患者发热烦躁,面色潮红,腹胀便秘,腹痛拒按,呼吸粗大,舌红苔黄,脉实有力。

2. 腹部癥结 腹部受伤之处常隐隐作痛,痛点固定,可触及硬块瘀结,推之不移,拒按。纳差食少,大便秘结,小便短赤,妇女闭经。舌青紫,苔黄,脉沉涩或弦紧。

3. 腹部瘕证 腹部受伤之处胀痛不舒,忽聚忽散,肠鸣辘辘,轻按则舒,重按则痛。患者形体消瘦,面色无华,神疲体倦,纳差或纳呆,肛门排便后腹胀痛可缓解。舌淡红,苔白腻,脉濡细。

【辨证论治】

(一)内治法

1. 瘀血停积 虚证治宜益气活血,散瘀和伤,方用三棱和伤汤、旧伤跌打汤或宿伤祛瘀汤;实证治宜活血祛瘀,方用腹部逐瘀汤、复元活血汤或消下破血汤。瘀痛减轻后宜补养气血、和营生新,方用八珍汤、十全大补汤或理气补血汤。

2. 腹部癥结 实证者,治宜破血行气,逐瘀破癥,中焦蓄瘀用桃仁承气汤,下腹癥结用抵当汤,并结合内服黎洞丸。虚证者,治宜攻补兼施,方用膈下逐瘀汤加八珍汤。癥结消失后,内服逍遥散以疏肝解郁、调和气血。后期服理气补血汤或八珍汤以补养气血。

3. 腹部瘕证　治宜活血解郁,行气止痛,方用复元通气散,亦可用九气丸加减。上腹加厚朴、枳壳、防己、白芍、甘草;下腹加橘核、小茴香、荔枝核、槟榔、川楝子、五灵脂。若瘕已散,内服逍遥散加丹皮、香附以调和气血,或归脾汤加柴胡、郁金以疏肝解郁。后期服理气补血汤或八珍汤补养气血。

（二）外治法

1. 外用药　瘀血停积者,可配合消瘀止痛膏、三色敷药、紫荆皮散外敷,或狗皮膏、万应膏、温经通络膏烊化后温贴患处。腹部瘕证者,可用驱风油、风油精或松节油热敷患处或脐部,每次 10~15 分钟,每天 2~3 次。

2. 针灸疗法　腹部瘕证者,可配合针灸治疗。取中脘、天枢、足三里、内庭为主穴。呕吐重者加上脘;腹胀重者加次髎、大肠俞;发热者加曲池;上腹痛加内关、章门;小腹痛加气海、关元。用重刺手法或电刺激,留针时间为 30~60 分钟。

3. 其他疗法　腹部癥结者,可用针刺拔吸法治疗。在癥结局部用 75% 酒精消毒后,用梅花针叩刺或中号银针在伤处刺 6~7 个针孔,然后采用常规拔罐疗法,留罐 10~15 分钟,取罐时针孔有少量瘀血流出,用消毒棉球擦去,可贴上膏药。

【预防与调护】

劳作有度,积极治疗,适当锻炼。

病案分析
答案

病案分析

吴某,男,46 岁。1 年前车祸致右上腹部损伤,急诊送入医院。BP 85/65mmHg,P 120 次 /min,R 25 次 /min,面色苍白,表情淡漠,心肺正常,腹稍隆,右上腹壁见擦痕,并有压痛和腹肌紧张,移动性浊音(＋)。血常规检查:血红蛋白 80g/L,红细胞 3.0×10^{12}/L,白细胞 8.5×10^{9}/L,中性粒细胞 80%。腹腔穿刺:穿刺液为不凝固血液。你认为诊断是什么? 还需要做哪些检查? 该患者如何处理? 现在患者形羸消瘦,面色无华,纳呆腹胀,劳累或外感风寒则胀痛明显,轻按则舒,重按则痛,乍轻乍重,舌淡苔白腻,脉弦紧。请问中医诊断是什么? 如何辨证施治?

（曹林忠　杨　锋）

复习思考题

1. 简述腹部内伤的手术指征。
2. 试述腹部内伤的治则及常用方剂。
3. 脾破裂的诊断要点是什么?
4. 简述腹部陈伤的分型及内治方法。

思政元素

在腹部体格检查中体现人文关怀

在体格检查过程中,医生对受检者要有"四心",即爱心、耐心、细心和责任心。这是重要的人文关怀体现。如:老年患者出现剧烈咳嗽时,给老人家拍拍背,行动不便时帮忙搀扶;腹部触诊时,要考虑患者的耐受度,注意手及听诊器的温度,特别是寒冷的冬天,避免冰凉的手及听诊器给患者带来不适,必要时搓搓手、焐热听筒;对女性患者检查时注意保护隐私,对紧张不适的患者要耐心解释和安慰,等等。处理好这些细节可以构建和谐的医患关系,提高医患沟通的效果。一些高年资、德高望重的医生都很注重诊疗过程中的人文关怀。中国外科鼻祖裘法祖教授曾在门诊遇到一个老妇人,就诊时说肚子不适好久了,裘教授询问了病史,并让她躺下仔细检查了腹部。检查后患者紧握住裘教授的手,久久不放,说:"你真是个好医生,我去了六七家医院,从没有一个医生摸过我的肚子。你是第一个为我亲手检查的医生。"像这样一项每个医生都应该做的简单的常规检查,竟会对患者产生这样大的安慰,实在让人感慨。我们应该向老一辈的专家学习,在日常的医务工作中,加强医患交流,体现人文关怀,让患者感受到医生的关心和重视。

PPT 课件

◆◆◆ **第五章** ◆◆◆

腰 部 内 伤

> ▣ **学习目标**
>
> 　　掌握腰部内伤的病因病机、临床表现及诊断、中医治疗方法。熟悉肾脏损伤的西医治疗方法。了解腰部内伤的现代医学认识和中医古代认识。

第一节 概 述

　　腰部上接胸背下连骨盆,内涵骨髓,纳藏两肾,是一身活动之枢纽,并通过经络与深部脏腑密切相连。对人的劳动、生活至关重要。

　　腰与肾脏关系密切,《素问·脉要精微论》曰:"腰者,肾之府,转摇不能,肾将惫矣。"《素问·生气通天论》曰:"因而强力,肾气乃伤,高骨乃坏。"肾主藏精,生髓养骨,肾精不足,骨为干的支撑力也减弱,首先影响到躯干中枢的腰,使其力量减弱而产生病变。肾精主生殖功能,生殖器官的病变影响到肾,也影响到腰。总之,肾气的平衡及肾精的亏损与否,可在腰的功能上反映出来,故历代医家在论述腰痛时都认为"如无外邪,则惟肾虚而矣","肾气一虚,腰必痛矣"。反过来,腰部损伤亦可内动肾气,致使肾脏功能失调;更严重者,肾脏损伤,可导致危重证候的出现。

　　腰部损伤在临床上可分为急性损伤与慢性劳损。急性损伤由跌仆闪挫等引起,慢性劳损是因劳动过久,腰肌劳累所致。无论急性损伤或慢性劳损,均会引起气血、经络、脏腑的功能紊乱,从而产生一系列症状,形成腰部内伤。腰部内伤,轻者气滞血瘀,引起气血不和,经络阻滞,而致腰痛和功能障碍;重者可内动于肾,致使肾脏功能失调;更严重者可导致腰部重要脏器损伤,出现危重证候。尤其肾脏的损伤,又可导致全身的进一步变化。腰部内伤的各种病症,如未及时治疗,或治疗不当,或治疗不彻底均可造成宿伤,反复发病。

　　【病因病机】

　　1. 负重过度　在日常生活与运动中,由于负重时换气失时或用力超过本身负担能力,强力忍受,致使起立平衡失调,气机受阻,可造成闪腰、岔气等损伤。

　　2. 姿势不良　长期的姿势不良可导致腰部受力不平衡或增加腰部受力,致使腰部肌肉过度牵拉劳损,骨开缝错,气血受阻,发为腰痛。

　　3. 外来暴力　拳打、足踢、撞击、挤压,暴力直接作用于腰部;或从高处下坠,肩背或足臀部首先着地,腰部遭受间接暴力,均可引起局部组织不同程度损伤,造成气血经络阻滞而发为腰痛。

　　4. 慢性劳损

　　(1) 外力:如长期从事弯腰负重劳动的掘进工、搬运工、翻砂工等,因腰背、臀部肌肉长期处于紧张状态,长期反复劳损,致使腰部气血瘀滞,发为腰痛。

(2)内力:即静力性劳损腰痛,多发生于久坐久立,或从事腰臀部持续用力的静力性运动的患者。因为腰背部肌肉长时间处于静力性紧张状态,久而久之,致使气血不通,造成腰部损伤,发为腰痛。

5. 寒湿侵袭 由于坐卧冷湿之地,或涉水冒雨,或身劳汗出,衣着冷湿等,均可导致寒湿之邪侵袭体内,寒邪凝滞收引,经脉受阻,气血运行不畅,而发生腰部内伤。

6. 肝肾亏虚 先天禀赋不足,加之劳累太过,或久病体虚,或年老体衰,以致肾亏精损,无以濡养筋脉而发为腰痛。

【临床表现与诊断】

(一)临床表现

腰部内伤一般表现为腰部局部疼痛,如压痛、叩击痛、牵掣痛及放散痛,腰部局部肿胀青紫、瘀斑,活动功能障碍。特殊症状多见于肾脏、膀胱、尿道、直肠、睾丸、阴囊等合并损伤,症见少腹胀满,小便淋漓不畅或癃闭不通,血尿,便血,便秘,腰部肿块,下肢疼痛麻木,感觉过敏以及肢体功能减退等。

(二)辨证分型

腰部内伤辨证,首辨表里虚实寒热,正如《景岳全书·腰痛》所说:"盖此证有表里虚实寒热之异,知斯六者,庶乎尽矣,而治之亦无难也。"《丹溪心法·腰痛》也指出:"腰痛主湿热、肾虚、瘀血、挫闪、有痰积。"这些都概括了临床上常见腰部内伤的病因与分型。《诸病源候论·腰背病诸候》把腰背部病分为肾虚、风痹、劳伤、闪仆、卧湿等五种。临床中,腰部内伤按病因可分为闪仆、劳伤、肾虚、外邪四种。按部位可分为气血伤、肾脏挫伤、腰部陈伤三种。按发病过程可分为急、慢性腰部内伤两类。

【辨证论治】

(一)内治法

《证治汇补·腰痛》指出:"治惟补肾为先,而后随邪之所见者以施治,标急则治标,本急则治本,初痛宜疏邪滞,理经隧,久痛宜补真元,养血气。"阐述了内伤治疗早期宜疏邪滞、散瘀血、理经隧,后期补真元、养气血的治疗方法。这种分清腰痛标本缓急,或疏邪或扶正的治疗原则,对临床有很大的指导意义。腰部气血伤、气滞者,宜行气散气为主;岔气者,宜理气止痛为主;气闭者,宜通闭开塞为先;气脱者,宜益气固脱;瘀血者,宜行气活血为主,佐以理气通络;气滞血瘀者,逐瘀活血,行气定痛;外邪侵袭者,其证多属表属实,治宜祛邪通络,根据风湿、寒湿、湿热的不同而分别施治。劳伤者,其证多虚实并见,治宜祛邪通络,补肾调气血;肾亏损者,其证多属里虚,治宜补肾益气。

(二)外治法

1. 外用药物 初期外敷定痛散;后期可配合中药热熨或熏蒸。

2. 推拿按摩 患者以腰痛为主者分为初期、后期,实施不同手法以舒筋活血,通络止痛,或疏风散寒除痹痛,或补益肝肾,强筋壮骨。

按摩推拿治疗腰部内伤,是一种可行、有效且实用的方法。腰部内伤除在局部进行必要的常规按摩推拿手法外,还应根据腰部内伤的特点与临床表现,选用有针对性的按摩推拿手法进行治疗。主要手法有以下几种:

(1)推按法:令患者俯卧于硬板上,胸腹贴床,两臂前伸,术者用双手横排或纵排由骶至颈推按脊柱部2~3遍,方向应由后下方推向前上方。

(2)叩打脊背震击法:令患者卧于硬板上,胸腹贴床,两臂前伸,先将脊柱拔伸,然后从颈至骶部,再从骶部至颈叩打震击脊柱,使之脉络畅通。

（3）按压抖动法：患者俯卧，术者以双掌重叠压患部，用力向下按压后，迅速放松，使腰部上下振动，术者手不离开皮肤，连续按压抖动数十次，力量由轻到重，频率由慢到快，动作协调而有节奏。在按压时一助手在腋部固定，另一助手握双踝向远侧牵引，并将双下肢抬高，抖动或左右摆动。

（4）侧卧位扳腿法：患者侧卧位，术者以掌根或拇指推压患部为支点，另一手抱托痛侧大腿、膝部拔伸，并向正后方或斜后方扳拉或旋转大腿，使腰部受后伸、旋转应力3~5次。

（5）提拉法：患者取俯卧位，术者用手按腰痛处，助手牵住患者踝上部，一前一后先轻轻活动几下腰部或腰骶部，而后助手突然在过伸位置上用力猛牵拉下肢，以能够听到腰部有"咔哒"响声为度。如无响声可再重复提拉1~2次。右侧腰痛拉右腿，左侧腰痛拉左腿。提拉时，健侧应牵引固定。

（6）背法：术者用两肘由下向上挽住患者两侧肘弯，背靠背将患者慢慢离地背起，术者两膝屈曲，运用自己尾骶部抵住患者腰部，而后术者迅速将自己两膝猛然挺直，使尾骶部着力点对准患者腰部产生颠簸震动，并使患者腰部产生过伸活动。本法对腰部扭挫伤具有一定疗效。

（7）端坐旋腰法：患者端坐椅上，两腿分开，面向椅背，两手放于靠背上。术者立于患者背后，右手上臂和肘部置于患者右腋下，前臂手腕绕过左肩上方。然后两手配合，右手向右后方旋转，左手拇指用力向左前上方推动。重复2~3遍。如手法正确，可听到"咔哒"的响声。

（8）腰部斜扳法：患者侧卧，两手交叉于胸前，上侧肢体伸直，下侧肢体髋、膝屈曲，术者立于患者背后，一手握住其手腕部，另一手拇、食二指紧紧抓住患者腰带，用掌根和小鱼际肌紧紧按住患者臀部，双手配合，先轻轻晃动几下，使患者有思想准备。然后，一手用力将患者肩部向后固定，另一手将臀部推向前方。此时可听到"咔哒"响声。

3. 针灸疗法　以壮腰健肾为主，佐以强筋壮骨、通经活络。选穴原则：可选取足太阳膀胱经、足少阴肾经、任脉、督脉等经络上的有关穴位，如肾俞、腰俞、腰阳关、命门、身柱、人中、关元、委中、承山、八髎、殷门、阳陵泉、太溪、太冲等穴位。每次选4~6穴，根据辨证，采用补泻等手法。

4. 功能锻炼　腰部内伤急性期过后，患者应在医生指导下，积极主动地进行腰部练功活动，以巩固疗效，预防复发，促进腰部的功能恢复。

常用的腰部练功方法有：腰椎关节练功可行腰部的前屈、后伸、左右侧屈及左右旋转活动；腰部肌肉练功可做仰卧挺腰、俯卧撑腰、卧床屈腰、坐床伸腿屈腰、仰卧直腿抬高、侧卧直腿抬高、拱桥式、五点支撑等活动。

5. 物理疗法　可采用超短波、磁疗、中药离子导入等。

6. 其他疗法　气功、点穴等也可作为治疗腰部内伤的辅助疗法。

（三）手术疗法

腰部内伤合并肾脏、睾丸、膀胱、尿道、直肠损伤，经中西医保守治疗无效者，应考虑进行手术治疗。

【预防与调护】

腰部内伤多由外伤与劳损及肝肾亏虚所致，因此，平日生活起居、劳作应避免外力伤害、过度劳损。调节情志，房事有节，免伤肝肾。

第二节　腰部气血伤

腰部气血伤是腰部内伤中的常见病症之一，多由跌仆闪挫或强力举重或撞击引起。主要症状是腰痛及腰部功能障碍。《金匮翼·瘀血腰痛》对腰部气血伤的病因病机及主症均做了描述:"瘀血腰痛者,闪挫及强力举重得之。盖腰者,一身之要,屈伸俯仰无不由之。若一有损伤,则血脉凝涩,经络壅滞,令人卒痛不能转侧,其脉涩,日轻夜重者是也。"一切腰部外伤,均合并有腰部气血伤,不过气血伤后,有伤气、伤血偏盛之不同,更有气血俱伤或轻重缓急的区别,这在临床中当分别讨论。

【病因病机】

(一)病因

1. 直接暴力　多为拳打、脚踢、碰撞、挤压、跌仆等外力直接作用于腰部而致伤。

2. 间接暴力　多因骤然用力屏气,或闪仆,或劳动时腰部姿势不正,或扛重物时配合不协调而致腰部内伤。

(二)病机

腰部气血伤,轻者气行阻滞,经络壅塞,而致腰痛不适,俗称腰部气滞,或气不行经而窜入岔道,引起腰痛,俗称"腰部岔气"。重者或气机闭塞或气机虚脱,或瘀血凝结,经络不通,引起腰部肿胀。气血两伤则产生气滞血瘀,以致肿痛并见,活动明显受限。

【临床表现与诊断】

(一)伤气型

腰部伤气可分为气滞、岔气、气闭、气脱四种。

1. 气滞　为伤之较重者,腰部受撞击,或用力姿势不正,而致腰部闪挫伤。表现为腰部伤处疼痛,肌肉强直,不能转侧,起坐、躺下均感困难,深呼吸与咳嗽均能加重疼痛,疼痛范围较广泛而不固定,局部无明显肿胀,但有压痛,脉多弦紧。

2. 岔气　为伤气之轻证,症见腰部突发疼痛,活动受限,辗转不宁,呼吸时腰部疼痛加重,痛呈走窜,疼痛部位不固定,时在背侧,时在腹侧,范围广泛。局部无肿胀,无明显压痛,脉多弦紧。

3. 气闭　此为腰部伤气之重证、实证,症见伤后腰痛剧烈难忍,张口呼吸,甚至当场晕厥,牙关紧闭,角弓反张,呼吸气微,四肢肌肉抽搐,脉弦紧或结代。

4. 气脱　为伤气之重证、虚证。腰伤较重,早期出现昏厥,以后肢厥气冷,呼吸气微,口张手撒,冷汗如珠,脉象由弦紧转为沉迟、缓小。甚者,昏迷不醒,二便失禁。

(二)伤血型

腰部伤血,主要表现为腰部瘀血,直接暴力引起的腰部瘀血比较表浅,局部常能触及肿块,间接暴力引起的腰部瘀血,位置深在,常为重伤。腰部内伤瘀血型,临床症见局部瘀肿明显,肌肉紧张痉挛,疼痛部位固定,有明显的压痛点,腰部功能障碍,大便秘结,小便黄赤,脉多沉涩。

(三)气血两伤型

其证多具备伤气与伤血两型腰痛的症状,一般较单纯的伤气或伤血为重,伤处剧痛,痛处拒按,肿胀强硬,范围较广,功能明显受限,腹胀便秘,食少纳呆,小便短赤,脉弦紧,舌红有瘀斑。临床上多以气血两伤型为多见。

【辨证论治】

(一)内治法

1. 伤气型　腰部岔气者,治宜理气止痛为主,方用如神散、金铃子散合独圣散;气滞者,治宜行气止痛,兼行瘀血,方用复元通气散;气闭者,治宜通闭开窍,方用苏合香丸、苏气汤;气脱者,治宜益气固脱,方用独参汤加减。伤气型腰痛急性期过后,宜益气补肾加以调理,方可选补中益气汤、六味地黄汤加减。

2. 伤血型　《医宗金鉴·正骨心法要旨》曰:"伤损腰痛、脊痛之证,或因坠堕,或因打扑,瘀血留于太阳经中所致,宜地龙散治之。"腰痛瘀血者,治宜行气活血,通络止痛,方用大成汤、地龙散、复元活血汤。

3. 气血两伤型　治宜逐瘀活血、行气定痛,方用破血散瘀汤、血府逐瘀汤。后期若仍感腰痛,此为气血不和,治宜调和气血,方用八珍汤加减;若感腰部酸楚,则为肝肾不足,治宜养肝益肾,方用健步虎潜丸加减。

（二）外治法

1. 外用药物　可外敷消肿止痛、舒筋活络的药物,如消瘀止痛膏、三色敷药等,并注意卧床休息。

2. 针灸疗法　气滞者,可针刺后溪、委中、太冲穴,用强刺激手法,同时嘱患者做腰部旋转活动,使之气机通畅;气闭者,可针刺人中、委中等穴;气虚者,可灸肾俞、关元、命门等穴;瘀血者,可针刺委中、后溪、人中、殷门、太冲、阿是穴,并可在委中挑刺放血,阿是穴针后拔火罐。

3. 其他疗法　中药熏蒸、热熨、理疗、练功等。

【预防与调护】

平时避免外力直接伤害、闪仆,防止过久劳作。注意腰部练功以疏通气机。

第三节　肾脏挫伤

肾脏挫伤是指肾脏实质损伤,肾组织损伤较轻,肾包膜和肾盂大多保持完整,肾实质内产生瘀血或血肿,并有少量血液流入肾盂导致血尿。肾脏挫伤常与其他器官损伤合并存在,如腰背软组织损伤、脊柱骨折、脱位、肋骨骨折等。

肾脏是腹膜后器官,解剖位置隐蔽,深藏于肾窝,受到肋骨、腰肌、脊椎和前面的腹壁、腹腔内脏器、上面膈肌的保护,正常肾有一定的活动度,故不易受损。但肾质地脆、包膜薄,周围有骨质结构,一旦受暴力打击也可以引起肾损伤,如肋骨骨折的断端可穿入肾实质而受到损伤。肾损伤常是严重多发性损伤的一部分。肾损伤的发生率近年有上升趋势,其原因有交通事故、剧烈的竞技运动等。肾损伤多见于成年男子。

肾主骨,主生髓。《素问·阴阳应象大论》说"肾生骨髓""在体为骨",《素问·五脏生成》说:"肾之合骨也。"因为肾藏精,精生髓,髓养骨,所以骨的生长、发育、修复,均须依赖肾精所提供的营养和推动。《诸病源候论》说:"肾主腰脚。"《医宗必读》也认为腰痛的病因为"肾虚其本也"。肾虚者易患腰部扭闪和劳损等症,出现腰背酸痛、腰脊活动受限等表现。

肾主气化,为水脏,其经脉下络膀胱,与膀胱相表里。肾中精气的气化功能,对于体内津液的输布和排泄,维持体内津液代谢的平衡起着极为重要的调节作用。故《素问·逆调论》说:"肾者水脏,主津液。"如果肾的气化功能失常,则可引起关门不利、津液代谢障碍,从而发生尿少、水肿等病理变化。尿液的生成与排泄虽由膀胱所主,但要依赖于肾的气化功能才能完成。肾主水,司膀胱的开阖,故排尿与肾的关系十分密切,所以肾脏损伤以后,除局部表现肿痛外,均有泌尿病变。泌尿病变包括排尿障碍（尿频、尿急、尿痛等）和尿液性状改变（血尿、蛋白尿等）,对伤后排尿障碍和尿液性状改变的辨别,有利于肾脏损伤的诊断、鉴别诊断和治疗。

肾脏挫伤主要属于中医外伤腰痛和血淋范畴。

【病因病机】

1. 直接暴力　肾区受到直接打击,如伤员跌倒时腰部撞在硬物上,或车辆的撞击等。

2. 间接暴力　自高处跌落,臀部或双足着地时,因腰背肌肉强烈收缩,肾脏受到剧烈震动而受伤。

3. 器械伤　进行肾囊封闭、肾穿刺活检或逆行插管时,可能造成肾损伤。

4. 穿刺伤　常为贯通伤,可以损伤全肾或一部分,一般均伴发腹腔或胸腔其他内脏损伤。

5. 自发破裂　肾也可以无明显外来暴力而自发破裂,这类"自发性"的肾破裂常由于肾脏已有病变,如肾盂积水、肿瘤、结石和慢性炎症等引起。

肾脏挫伤多为闭合伤,体表皮肤完整。轻者气滞血瘀,经脉不通。因为腰为肾之府,故可引起腰部疼痛。又因肾与膀胱相表里,故伤后可引起排尿障碍和尿液的改变。又因肾藏精,心藏神,精气生神、养神,损伤严重者,肾不藏精,神失所养,则心肾不交,水火不济,导致命火衰竭,出现神昏气乱,甚则死亡。肾脏损伤后,若复感邪毒,则可出现发热、寒战、尿急、尿频等症,从而加重临床症状。

肾脏损伤,轻者为肾挫伤,肾被膜和肾盂均尚完整,仅肾实质轻微损伤,有少量血液流入肾盂,一般能自行愈合。重者为肾破裂,肾实质、肾被膜或肾盂均破裂。如被膜破裂,血液流入肾周围组织,则能引起腰部血肿,如肾盂黏膜破裂,则有较多血液流入肾盂,出现血尿。肾全层裂伤时有尿外渗。若肾蒂血管裂伤造成大出血时,常可在短时间内威胁患者生命。

【临床表现与诊断】

根据受伤史、症状表现及尿液检查,即可对肾损伤作出初步诊断。血尿为诊断肾损伤的重要依据之一,对不能自行排尿的伤员,应导尿进行检查。肾、输尿管及膀胱平片(kidney ureter bladder position,KUB position),静脉尿路造影(IVU)可了解骨折、肾实质破裂及肾周围血肿情况。B超可初步了解肾实质的伤情。CT和MRI为无创性检查,可精确了解肾实质损伤及血、尿外渗情况,并能及时发现合并伤。肾损伤出现典型腹膜刺激症状或移动性浊音时,应警惕合并腹内脏器损伤的可能。腹腔穿刺有一定诊断价值。

肾脏损伤有轻有重,有单纯和复杂的区别。一般临床表现为:

1. 轻度晕厥　单纯的肾挫伤为肾损伤中较轻的一种,腰痛和气血瘀阻而引起的轻度晕厥,表现为烦躁不安,耳目失聪,卧床不起,脉细涩。

2. 血尿　血尿是肾挫伤的主要表现,血尿的严重程度与损伤程度呈正比。轻度损伤可见显微镜下血尿,重度损伤则可见肉眼血尿,若输尿管、肾盂断裂或肾蒂血管断裂时可无血尿。

3. 肿痛　腰部常有持续性疼痛、肿胀及压痛、叩击痛,腰背肌肉紧张,腰部活动障碍,若血块堵塞输尿管时,可发生绞痛。

4. 腰部肿块　肿块可为瘀血停积于肾周或腹膜后或腰部皮下而引起,也可为肾脏破裂、肾周围血肿,尿液外渗,在肾周围形成肿块。

5. 腹膜刺激症状　腹膜后尿外渗或腹膜后血肿,可引起恶心、呕吐、便秘、腹胀、腹肌紧张、压痛、反跳痛、肠鸣音减弱等症状,当腹膜有破裂、血液和尿液流入腹腔时,腹膜刺激症状更为明显。

6. 昏厥　若肾脏全层破裂,则可出现严重的内出血,腹痛剧烈,面白气短,肢端厥冷,昏不识人,脉细微等休克表现。严重肾损伤尤其合并有其他脏器损伤时,表现有创伤性休克和出血性休克,甚至危及生命。

7. 高热　由血、尿外渗后引起肾周感染所致。

8. 伤口流血　刀伤或穿透伤累及肾脏时,伤口可流出大量鲜血。出血量与肾损伤程度以及是否合并有其他脏器或血管的损伤有关。

9. CT及MRI检查 在诊断及随访中有十分重要的价值。患者全身情况允许的情况下,应作为首选的检查。它不仅可以准确了解肾实质损伤的程度、范围以及血、尿外渗的情况,还可同时明确有无其他腹腔脏器的损伤。

10. B超检查 可初步了解肾损伤的程度以及肾周围血肿和尿外渗的情况。

11. X线检查 根据排泄性尿路造影时造影剂外漏的情况,可了解肾损伤的程度和范围,并可了解两侧肾功能的情况。当排泄性尿路造影不显影,且疑有肾蒂血管伤时,可行肾动脉造影检查,但应在病情稳定时方可实施。肾动脉造影可发现有造影剂外溢以及肾血管较大分支阻塞。在肾动脉造影确诊后,还可行选择性肾动脉分支栓塞以控制出血。

12. 放射性同位素扫描 对肾损伤的诊断及随诊检查也有一定帮助,扫描方法简单而安全,可根据情况采用。

13. 尿常规检查 对腰腹部受伤且疑有肾损伤的患者应立即行尿常规检查,了解出血情况。必要时导尿,留尿进行比色观察。但血尿的多少有时与损伤的程度不一定成比例。

【辨证论治】

(一) 内治法

肾脏损伤患者经过积极的保守治疗和密切的临床观察,其中大部分患者病情可以渐趋平稳,血尿停止,肿块缩小,并发症少,一般无重大后遗症。要求患者绝对卧床休息,休息时间因肾脏损伤的程度而异,肾脏裂伤应卧床休息4~6周,2~3个月不宜参加体力劳动和竞技运动。

肾脏挫伤治宜凉血止血、利水化瘀,方用小蓟饮子加琥珀末、三七末、白茅根等,或凉血地黄汤、犀角地黄汤加减;血止后,可继服丹栀逍遥散加瞿麦、萹蓄、木通以疏肝清热利尿;日后服六味地黄汤调理。肾挫伤气滞血瘀腰痛者,治宜逐瘀定痛、利尿清热,方用木香顺气散、地龙散;昏厥者,气闭宜通闭开窍,方用苏合香丸,气脱宜益气固脱,回阳救逆,方用独参汤;烦躁不安,心神不定,宜养心安神,方用养心汤;合并感染、尿频、尿急、发热者,治宜清利湿热,方用八正散加减。若吐血,可内服二味参苏饮,冲服三七粉。若便秘者,可选用桃仁承气汤加杜仲、续断。

(二) 外治法

肾挫伤急性期可外敷消肿止痛、活血化瘀、舒筋活络的药物,如消瘀止痛膏、三色敷药等,并注意绝对卧床休息10~15天,如后期诸症已止,腰部仍痛者,可做局部热敷理疗。

(三) 手术治疗

肾损伤的大部分患者可以通过保守治疗而获治愈,但部分肾损伤患者应及时手术治疗,否则会引起更严重的后果。在下列情况下,患者应进行手术治疗:

1. 开放性肾损伤或贯通肾损伤患者应急诊手术,术中不仅需要修补损伤的肾脏,还应注意其他脏器的损伤情况以及有无异物的存在等。

2. 合并有胸、腹腔脏器损伤者。

3. 严重休克经大量输血补液仍不能矫正或血压回升的短期内又下降,提示有大出血可能者。

4. 非手术治疗过程中,肾区肿块不断增大,肉眼血尿持续不减,患者血红蛋白逐渐下降,短期内出现贫血者。

5. 静脉尿路造影显示造影剂明显外渗,或CT增强扫描及MRI检查提示尿路损伤者。

6. 经较长时期的非手术治疗,仍反复出现血尿或合并感染或继发性高血压等。

肾脏损伤的手术治疗方法

1. 肾部引流　肾损伤的患者早期手术常可达到完全修复的目的,引流只是作为整个手术的一部分。但在尿外渗伴感染、肾周血肿继发感染、病情危重又不了解对侧肾脏情况时,则只能单做引流术。

2. 肾修补术或部分肾切除术　肾实质裂伤可用丝线缝合。

3. 肾切除术　应尽一切力量保留伤肾。在病情危重需行肾切除时必须证实对侧肾功能良好后才能进行。肾切除适应证为:①无法控制的大出血;②广泛的肾裂伤,尤其是战时的贯通伤;③无法修复的肾蒂严重损伤;④伤肾原有病理改变且无法修复者,如肾肿瘤、肾脓肿、巨大结石和肾积水。

4. 肾血管修复手术。

5. 肾动脉栓塞疗法　通过选择性动脉造影的检查注入栓塞剂可达到满意的止血效果。

6. 冷冻的肾脏保存液灌注肾脏并冷冻保存72小时可不影响肾功能的恢复,可待患者情况稳定后再行植入髂窝。

【预防与调护】

伤后要绝对卧床休息,禁止过度活动,安慰患者,消除紧张、恐惧心理。必要时可予镇静处理,以减轻疼痛引起的烦躁不安情绪。加强营养,注意补充足够的能量。多饮水,食用富含维生素、易消化的食物,保持二便通畅。

第四节　腰　部　陈　伤

腰部陈伤是腰部急性损伤未及时治疗,或治疗不当,或治疗不彻底,以致气血凝滞经道,久聚不散,再加之伤后肾气亏损,六淫之邪乘虚而入,造成宿伤反复发作而致。正如《诸病源候论·卒腰痛候》中所说:"夫劳伤之人,肾气虚损。而肾主腰脚,其经贯肾络脊,风邪乘虚,卒入肾经,故卒然而患腰痛。"《诸病源候论·腰背病诸候》认为,腰痛是由于"肾经虚损,风冷乘之""劳损于肾,动伤经络,又为风冷所侵,血气击搏"所致。以上皆表明腰部陈伤与肾脏关系密切。《景岳全书·腰痛》云:"腰痛之虚证,十居八九。"《素问·脉要精微论》载:"腰者,肾之府,转摇不能,肾将惫矣。"首先提出了肾与腰部疾病的密切关系,因此对腰部陈伤,在治疗上必须重视补肾。清代李用粹《证治汇补·腰痛》指出:"治惟补肾为先,而后随邪之所见者以施治,标急则治标,本急则治本,初痛宜疏邪滞、理经隧,久痛宜补真元、养血气。"这种分清标本先后缓急的治疗原则,在临床具有重要指导意义。

【病因病机】

本病多因伤后未治,或失治,或治疗不当,或治疗不彻底所致。也可因伤后复感风寒湿邪引起。基本病机为筋脉痹阻,腰府失养。内伤多责之禀赋不足,肾亏腰府失养;外感为风、寒、湿、热诸邪痹阻经脉,或劳力扭伤,气滞血瘀,经脉不通而致腰痛。腰为肾之府,由肾之精气所溉,肾与膀胱相表里,足太阳经过之,此外,任、督、冲、带诸脉,亦布其间,所以腰痛病变与肾脏及诸经脉相关。

腰部内伤后,气滞血凝,久而不散,经络阻滞,气血亏损,肾气虚亏,外邪袭经,络道痹阻,以致气血运行不畅,不通则痛,故而引起腰痛。如《素问·缪刺论》云:"邪客于足太阴之络,令人腰痛……邪客于足太阳之络,令人拘挛背急,引胁而痛。"《景岳全书·腰痛》说:"跌扑伤而腰痛者,此伤在筋骨而血脉凝滞也。"《杂病源流犀烛》指出:"肾虚,其本也;风、寒、湿、热、痰饮、气滞、血瘀、闪挫,其标也。或从标,或从本,贵无失其宜而已。"《圣济总录》指出:"夫肾气虚弱,风寒湿气,着于腰间,则令腰痛,盖腰为肾府,肾经留滞风湿,不得发散,注于腰脚,故起坐行立皆痛,甚则浮肿,故谓风湿腰痛也。"

【临床表现与诊断】

腰部陈伤以病程长、腰部经常隐隐作痛,乍轻乍重,劳累或风寒湿邪侵袭则疼痛加剧为特点。临床上大致可分肾虚、邪滞、瘀结等三型。

(一) 肾虚型

多为腰部损伤日久,"久腰痛必肾虚",而腰为肾之府,故肾虚可引起腰痛。

1. 肾阴虚　腰部隐隐作痛,酸软无力,缠绵不愈,心烦少寐,口燥咽干,面色潮红,手足心热,舌红少苔,脉弦细数。

2. 肾阳虚　腰部隐隐作痛,酸软无力,缠绵不愈,局部发凉,喜温喜按,遇劳更甚,卧则减轻,常反复发作,少腹拘急,面色㿠白,肢冷畏寒,舌质淡,脉沉细无力。

(二) 邪滞型

由于伤后体虚,风寒湿邪乘虚而入,致使正气为外邪所阻,不得宣通,气血凝滞而发腰痛。临床上常出现寒湿、湿热、风湿等征象。

1. 寒湿型　腰部冷痛重着,转侧不利,虽静卧亦不稍减或反加重,腰冷如冰,喜热畏寒,遇热则痛减,遇阴雨天则痛剧,舌苔白腻,脉沉而迟缓。

2. 风湿型　腰部疼痛呈游走性,筋骨酸痛,常无固定部位,痛多抽掣,或上连脊骨,或牵引腿足,脉象浮弦或紧。

3. 湿热型　腰痛连髋,两下肢沉重,痛处伴有热感,热天或雨天疼痛加重,活动反可减轻,口苦而渴,小便短赤,大便秘结或黏腻,舌苔黄腻,脉濡数。

(三) 瘀结型

多为腰部损伤后瘀血未尽,结而不散,阻塞络道,以致经脉不通,不通则痛。主证:腰痛如刺,痛有定处,昼轻夜重,并掣引两下肢麻木疼痛,晨起感腰部板硬,难以弯腰与转侧。活动后腰痛有所减轻,但不耐劳作,小便黄赤,大便秘结,舌质紫暗,或有瘀斑,脉涩。

【辨证论治】

(一) 内治法

1. 肾虚型　肾阴虚者,治宜滋阴补肾,濡养筋脉,方用左归丸;肾阳虚者,治宜补肾壮阳,温煦经脉,方用右归丸。

2. 邪滞型　寒湿腰痛者,治宜祛寒行湿,温经通络,方用甘姜苓术汤加减,加桂枝、牛膝以温经通络,或加杜仲、桑寄生、续断以兼补肾壮腰。若痛甚肢冷可加附片以温肾祛寒,湿重者可加苍术以燥湿。湿热腰痛者,治宜清热利湿,舒筋止痛,方用加味二妙散加减。风湿腰痛者,治宜祛风除湿,通络止痛,方用独活寄生汤加减。

3. 瘀结型　治宜活血化瘀、理气通络止痛,方用宿伤拈痛汤、活络效灵丹等加减。

(二) 外治法

1. 外用药物　可用狗皮膏、舒筋活络膏、伤湿止痛膏等膏药外敷;亦可用坎离砂热熨于腰痛部位;或用麝香正骨水、风油精等外用药涂擦腰部;或用中药熏洗治疗,如八仙逍遥汤、海桐皮汤等;陈伤隐痛及风寒痹痛可用蒸熟的药物在患处腾熨,有温经散寒,祛风止痛作用,常用方如腾药、熨风散等。

2. 推拿按摩　运用揉按、拿捏等手法治疗,隔日1次,10次为1个疗程,治疗期间不宜劳累。按摩推拿是治疗腰部陈伤的一种有效方法,可促进气血流通,改善腰痛症状。

3. 针灸治疗　取阿是穴、肾俞、志室、气海俞、命门、腰阳关等,针刺后可加拔火罐,以散瘀温经止痛,隔日1次,10次为1个疗程。耳针以腰骶区为主,也可取神门、肾区等,可稍做捻转,两耳同刺,留针10分钟,隔日1次,可连做2~3次。

4. 物理疗法　患部用超短波透热、蜡疗、红外线照射,或用中药离子导入,可促进局部循环代谢。每日1次,10次为1个疗程。

5. 功能锻炼　加强腰背肌锻炼,以促进气血流通,增强腰部肌肉的力量,并可结合广播操、太极拳等。练功对腰部陈伤有预防复发、巩固疗效的作用。

【预防与调护】

日常生活中要注意保持正确的坐、卧、行体位,劳逸适度,不可强力负重,避免腰部跌仆、闪挫损伤。避免坐卧湿地,注意腰部保暖,可加用腰围固定。避免劳欲太过,防止感受外邪。经常活动腰部,或进行腰部自我按摩。

病案分析

胡某,男,36岁。腰部扭伤后腰部疼痛1年,活动受限。现腰部疼痛,喜揉喜按,遇劳更甚,卧则减轻,并觉心烦失眠,口燥咽干,手足心热,面色潮红,遂来诊。查体:T 36.7℃,R 20次/min,P 82次/min,BP 120/70mmHg。神清气平,面色红,舌质红,苔少,脉细数。腰椎无侧弯,双侧腰肌紧张,L_3~S_1椎体棘突两侧轻度压痛,无叩击痛;双侧直腿抬高试验阴性,双下肢皮肤感觉无异常。双侧跟腱反射、膝跳反射存在,病理反射未引出。腰椎活动受限。血常规、尿常规及红细胞沉降率检查未见异常。腰椎 X 线平片显示:腰椎未见明显异常,腰椎 MRI 检查示:腰椎退行性改变。

请作出初步诊断,说明辨病辨证依据以及治疗方法。

病案分析
答案

(张 玮)

复习思考题

1. 腰部内伤可分为哪几种?

2. 如何根据受伤史、临床表现、尿液检查诊断肾脏挫伤?

3. 简述腰部陈伤的病因及治疗方法。

第六章

损 伤 内 证

学习目标

　　损伤内证是内伤学的特色,通过学习常见损伤内证的病因病机、临床表现和辨证论治,为临床研究、诊治各种损伤内证奠定理论和实践基础。

第一节　概　　述

　　凡暴力引起损伤,导致机体气血、脏腑、经络功能紊乱者,称为损伤内证。内伤可表现出内证,四肢损伤较重者,也可见到不同程度的损伤内证。所以,损伤内证不仅是内伤的外在表现,也是一切严重外伤的全身证候。

　　历代文献对损伤内证均有论述。《素问·缪刺论》云:"人有所堕坠,恶血留内,腹中满胀,不得前后,先饮利药。"西汉淳于意记录的病案中有 2 例是内伤病例,分别为持重伤肾而腰病不得溺及坠马伤肺血下泄。东汉张仲景的《金匮要略》中有活血通利方治坠马内有瘀血。《神农本草经》中列有多种治疗瘀血的药物。可见,中医学早期的医学文献中都已提到内伤的病因、病机、症状和治疗,只是明确地作为一类病证提出则见于《中藏经》,书中称为内伤或内损,其中《论诊杂病必死候》记载有"病坠损内伤,脉小弱者死",又有浓墨调服飞罗面治"内损吐血"的处方。隋唐起,记载损伤内证的文献增多。如隋代巢元方《诸病源候论·金疮病诸候》记载了多种损伤内证的病因病机和临床表现。明代薛己《正体类要》记述了损伤内证十余证。清代吴谦《医宗金鉴》记载损伤内证二十二条。清代胡廷光《伤科汇纂》集前人经验,共记载损伤内证三十条,并对其病因、病理、临床表现及辨证论治做了比较详细的阐述。

　　损伤内证虽由外伤造成,但必然引起气血、脏腑、经络的病变,使机体功能紊乱。因此,在治疗损伤内证时必须从整体观念出发,进行辨证论治。《正体类要·序》云:"肢体损于外,则气血伤于内,营卫有所不贯,脏腑由之不和,岂可纯任手法而不求之脉理,审其虚实,以施补泻哉。"指出了局部与整体之间的关系,是互相作用、互相影响的,并抨击了片面强调手法外治而不重视药物内治的错误观点。

　　《素问·调经论》说:"人之所有者,血与气耳。""血气不和,百病乃变化而生。"说明了气血的重要性。气属阳而血属阴,故气血是阴阳的物质基础,气血不和,即为阴阳不平而有所偏胜,所以因损伤而致的疾病,亦关乎气血阴阳之变。

　　巢氏《诸病源候论》说:"血之在身。随气而行,常无停积。"可知损伤而成之瘀血,是由于血行失度不能随气而行之故。清代沈金鳌《杂病源流犀烛·跌仆闪挫源流》指出:"跌仆闪挫,卒然身受,由外及内,气血俱伤病也。"清代胡廷光《伤科汇纂》中更是明确提出:"若专从血论,乃一偏之说也。"所以治伤的基本原则,亦是气血兼顾而不可偏废。《杂病源流犀烛·跌仆闪挫源流》同时又指出:"虽受跌受闪挫者,为一身之皮肉筋骨,而气既滞,血既瘀,其损伤之患,必由外侵内,而经络脏腑并与俱伤。"因此,损伤内证的治疗,是以气血为中心,兼顾所伤脏腑、经络进行辨证论治的。

临床除辨表里、寒热、虚实外,还要分早、中、后三期。损伤早期多以气滞血瘀为主,治法以行、活、攻、破法应用较多。中期气血虽治而未顺,脏腑虽调而未和,经络虽通而未舒,治法当以调、和、消、散为主。后期损伤渐趋愈合或已愈合,但气血亏耗、脏腑亏虚、经络失畅常存在,治当选补、舒、温、通法。

损伤内证的治疗,有时也需采用必要的外治措施,如手法、导引、敷药、理疗、练功、手术等。

本章介绍的对外伤引起的各种临床症状进行的辨证论治,即是从症辨证。从症辨证是中医的基本辨证方法,但外伤后症状错综复杂、相互交叉,因此就要抓住当时的主症进行辨证论治,只有这样才能取得较好的治疗效果。

第二节　内伤血证

内伤血证是伤科疾病最为常见的证候,故有"损伤一证,专从血论"之说。内伤血证包括出血、瘀血、血虚等证。

一、内伤出血

血液自脉内溢出脉外者称为出血。肢体受到外力损伤后,脉络破损,血溢脉外,离经之血或溢于体外,或停于体内,称为内伤出血。出血量大者,常危及患者生命,应特别注意。

常见的内伤出血分类可有以下几种:

1. 按出血的来源,可分为动脉(阳络)、静脉(阴络)、毛细血管(细络)和内脏(多为肝、脾、肾等实质性脏器)出血。

2. 按出血的部位,可分为外出血与内出血。外出血可见血液自伤口向外流出;内出血指血液流入体腔,停积于颅腔、胸腔、髓腔之中或停积于筋肉之间形成血肿,而在身体表面却看不到出血。向上出于眼、耳、口、鼻,向下出于二阴者,称为九窍出血,按其出血部位不同又称为目衄、耳衄、脑衄等。

3. 按出血的时间,可分为原发出血与继发出血。原发出血是受伤当时伤处的出血;继发出血是伤后一段时间内损伤处再次出血,多因堵塞血管破口的血凝块被冲开或伤口感染所引起。

4. 按出血的多少,可以分为少量、中量和大量出血。少量出血不引起明显的全身证候;中量出血将引起明显的全身证候,如治疗及时,大多可得救;大量出血是危重证候,如抢救不及时,可迅速死亡。正如清代唐容川《血证论》所云:"如血流不止者,恐其血泻尽,则气散而死。去血过多,心神不附,则烦躁而死。"

【病因病机】

直接暴力或间接暴力作用于人体,均可导致经脉破损,血溢脉外,引起出血。常见的病因包括:

1. 钝器损伤　《灵枢·邪气脏腑病形》曰:"有所堕坠,恶血留内。"由于钝器打击、重物挤压、车轮压轧、高处堕坠、跌仆等原因,常可使经脉受损,脉络破裂,血液自脉内外流,或停积于筋肉、肌肤之间或溢出体外,导致血液丧失。出血可能是开放性的,也可能是闭合性的。有时外观出血较轻,但是内在出血却甚重,这种潜在的危险,应引起警惕。

2. 利器损伤 因刀剑、玻璃、弹片等锐利器械割伤肌肤,损伤血管而导致的出血,常在损伤后发生。一般为开放性损伤,如伤及主要血管,出血势猛、量多,危害性甚大,应立即止血。

3. 血热妄行 外力损伤,恶血内停,瘀久化热,血热妄行,不循常道导致的出血,如尿血、便血等,一般在伤后日久才发生。

阳络出血,心气偏盛,血色鲜红,出血量多而猛;阴络出血,气行渐衰,血色暗红,出血量少而缓;细络出血,气血运行皆缓,血色鲜红,但缓而少。出血内停而不去则成恶血,流于皮下显于外,则见肿痛、瘀斑;流于头皮下则可扪及瘀块。若颅骨骨折,损伤出血,血溢于外可致"七窍"出血;胸部内伤,损及肺络可致咯血;腹部内伤,伤及脾胃可致吐血,伤及肠胃可致便血,伤及肾、膀胱之络脉可致尿血。

若出血少而缓,气血不足,可见面色苍白、头晕目眩,心悸气短等症。气为血之帅,血为气之母,气浮越于外而耗散,出现气随血脱,血脱则气散,故可见四肢厥冷,唇甲青紫,表情淡漠,尿量减少等。甚者亡阴亡阳,可见意识模糊,神志不清,目合口张,手撒遗尿,脉微欲绝等危症。

【临床表现】

由于气血乃人体之本,长期或大量的出血可危及生命,故必须予以充分重视,及时治疗。临床上根据出血的情况可分为:

1. 局部症状 动脉出血,血色鲜红,来势凶猛,呈喷射状,血量随心脏的搏动而增强,多发生于血管断裂的近端;静脉出血,血色暗红,来势稍缓,持续溢出,多发生于血管断裂的远端。毛细血管出血,血色虽鲜红,但来势较缓,多从伤口组织中缓慢渗出。若出血而表皮未破裂,可形成血肿,局部出现肿胀、疼痛、瘀斑。头皮血肿的中央,扪之可有波动感而周围硬实。在肢体内大动脉出血形成的血肿可呈现搏动性,若大动脉断裂则可使肢体远端急性缺血或坏死。头部内伤颅骨骨折可致眼、耳、鼻等出血;胸部内伤常可见咯血;上腹部损伤常可见吐血;腹内损伤常可见便血;损伤肾及膀胱,常可见尿中带血。

2. 全身症状 全身症状的轻重与出血量和出血速度有关,慢性的少量出血可有面色苍白,头晕目眩,心悸气短,舌质淡白,脉微细数。如大量出血,在早期有头晕眼花,面色苍白,脉细数或芤。随着出血量的增多,患者血压下降,四肢厥冷,唇甲青紫,表情淡漠,尿量减少。继而意识模糊,神志不清,目合口张,手撒遗尿,舌质淡白,脉微欲绝,此为危候。

【辨证论治】

局部急救与药物止血相结合。《血证论·创血》认为创伤出血"无偏阴偏阳之病,故一味止血为要,止得一分血,则保得一分命"。止血对急性损伤出血具有十分重要的意义。

1. 局部急救止血的原则 立即压迫止血,堵住出血的伤口,根据不同情况如解剖位置等选择相应的止血方法。用手指压迫伤口近侧的动脉干,或直接压迫伤口出血处,是最方便和最快捷的止血法,但不能持久,随后应以敷料覆盖伤口,再用绷带加压包扎。四肢大出血最有效的止血方法是采用止血带,但需要定时放松,以防肢体坏死。急救止血后,对大血管出血需争取时间尽早结扎或修补断裂的血管,以彻底止血。

2. 药物止血 主要用于各部内伤出血,或作为创伤急救止血法的补充。对大出血的危候,需补血与生血并用,除用独参汤、参附汤或当归补血汤外,还需输血输液,以补充血容量,并选用止血药,如仙鹤草、大蓟炭、小蓟炭、白及、白茅根、地榆炭等。

《血证论》认为"心为君火,化生血液""火升故血升,火降即血降也"。对积瘀生热,血热妄行之出血,宜凉血止血,上部诸窍出血,可用犀角地黄汤,吐血、咯血可用四生丸,尿血可用小蓟饮子,便血可用槐花散。对长期少量出血所致的气血亏虚可用四物汤加味,气虚者加黄芪、党参、白术,阴虚者加阿胶、龟甲、鳖甲等。

血喜温而恶寒,喜润而恶燥,故止血药物不宜过于寒凉或干燥,同时根据出血部位不同分别选择不同的药物,注意配伍活血药,以免寒凝留瘀。

总之,对于各损伤出血,均应及时采取有效措施予以止血,必要时可外用止血药如十灰散、云南白药等。

【预防与调护】

对血证患者要注意精神调摄,消除其紧张、恐惧、忧虑等不良情绪。注意休息,病重者应卧床休息。严密观察病情的发展和变化,若出现头昏、心慌、汗出、面色苍白、四肢湿冷、脉芤或细数等,应及时救治,以防产生厥脱之证。宜进食清淡、易于消化、富有营养的食物,如新鲜蔬菜、水果、瘦肉、蛋等,忌食辛辣香燥、油腻炙烤之品,戒除烟酒。吐血量大或频频吐血者,应暂予禁食,以防引起血证的原发疾病。

二、内伤瘀血

内伤瘀血是指外力损伤经脉,血液滞留于脏腑、经络,流注于皮内、肌肤之间,未能流出皮外者。瘀血又有蓄血、留血、恶血、败血之称。正如《灵枢·邪气脏腑病形》所说:"有所堕坠,恶血留内。"

【病因病机】

1. 颅脑瘀血　多因头部遭受直接暴力,如打击、碰撞、挤压等致伤,也可因高处堕坠或"挥鞭样"间接暴力引起。

2. 胸胁瘀血　暴力撞击挤压或用力负重所致胸胁部损伤,多造成胸胁瘀血。

3. 腹部瘀血　常因腹部遭受直接暴力引起,如撞击、足踢等,亦可因脊柱或骨盆损伤出血导致瘀血。

4. 肌肤瘀血　因挫轧、挤压等外力直接作用于人体,使血脉受损,血溢脉外,停留于肌肤而成。

5. 外邪侵袭　寒性收引,寒邪入侵,使血脉不畅,血流停滞而致瘀。

6. 正气虚弱　因伤后正气亏损,气虚行血无权,无力推动残瘀而成。

综上所述,内伤瘀血有虚实之分,外力损伤、外邪入侵常为实证,伤后正气亏损致瘀者常为虚证,正气虚弱复感外邪者则为虚实夹杂之证。

【辨证论治】

1. 颅脑瘀血

主症:头昏头痛,昏迷少时即醒,或清醒后再度昏厥,恶心呕吐,烦躁不安,睡卧不宁,若昏不识人为危重之象。

分析:瘀血内留,闭阻脑结,不通则痛,故头痛头昏;瘀阻清阳,故见昏迷;因出血量少,则少时即醒;若脑络继续出血,蒙闭清窍,可见再度昏迷;因瘀阻气滞,升降失司,故恶心呕吐;神明被扰,则烦躁不宁,睡卧不安,甚则昏不识人。

治法:活血化瘀,开窍通闭。

方药:苏合香丸灌服,后用通窍活血汤。颅脑瘀血严重者,常需配合手术治疗。

2. 胸胁瘀血

主症:气急,气促,不能平卧,胸部刺痛,压痛明显,呼吸加剧,局部饱胀,叩诊浊音或实音,呼吸音减低,语颤减弱,可有发热、纳差,舌紫暗,脉弦或弦涩。

分析:伤后瘀留胸胁,血气熏肺,肺失肃降,故气急气促,不能平卧;瘀血凝滞,血行受阻,有形之血留滞不去,则胸部刺痛、压痛明显、呼吸加剧,局部饱胀。瘀血内留胸腔,久郁化热,则可发热。瘀血滞脾,则纳差。舌质紫暗,脉涩为内有瘀血,弦脉主痛。

治法:活血化瘀,疏肝理气。

方药:血府逐瘀汤。

3. 腹部瘀血

主症:腹胀腹痛,腹硬压痛,有叩击痛及反跳痛,恶心呕吐,便血,大汗淋漓,面色苍白,舌暗苔薄腻,脉弦涩或虚数无力。

分析:腹中瘀血,气滞不顺,故腹胀腹痛;瘀血甚者,则腹硬压痛,有叩击痛及反跳痛;清气不升,浊阴不降,则恶心呕吐;伤及胃肠,则便血;出现气血两伤,故大汗淋漓,面色苍白,苔腻舌暗;脉弦涩为积瘀之象;脉虚数无力为气血已伤之象。

治法:活血祛瘀,行气通利。

方药:膈下瘀血者,宜膈下逐瘀汤;少腹瘀血者,宜桃仁承气汤。

4. 肌肤瘀血

主症:局部肿痛、刺痛,有青紫瘀斑,压痛点明显,范围局限,部位固定,患部功能可有不同程度的障碍,舌紫暗,脉沉涩。

分析:暴力致伤,气滞血凝,瘀结肌肤,经气不畅,则局部肿痛,痛点不移,显于外则青紫瘀斑,瘀阻经络则功能受限;肌肤有瘀,故舌紫暗,脉沉涩。

治法:行气活血,通络止痛。

方药:活络效灵丹加减。

5. 外邪侵袭

主症:寒邪入侵肌体可见局部青紫,肤色紫暗,疼痛固定,得温痛减,遇寒痛甚,舌紫暗,脉迟涩。

分析:寒凝血脉,痹阻经络,气机不得宣通,故局部青紫,肤色紫暗,疼痛固定;寒为阴邪,得温痛减,遇寒痛甚,舌紫暗,脉迟涩为寒甚血凝之症。

治法:温中散寒,活血止痛。

方药:当归四物汤合失笑散。

6. 气血两虚

主症:局部肿痛,青紫不消,伴有面色苍白,头晕目眩,神疲乏力,少气懒言,舌淡苔白,脉细弱。

分析:气血亏虚,推动无力,瘀血不能消散,故局部肿痛,青紫长期不消;气血两虚,不能充养全身,血气不能上荣,则面色苍白,头晕目眩;血气不能温养四肢,则神疲乏力;少气懒言,舌淡苔白,脉细弱为气血不足之象。

治法:益气养血。

方药:八珍汤加减。

总之,实证者宜行气活血,祛邪通络;虚证者宜益气养血,通络止痛;虚实夹杂者则宜虚实兼顾,攻补并用。

【预防与调护】

在精神调摄方面,应培养乐观、欢乐的情绪,精神愉悦则气血通顺,营卫和畅;在饮食调养方面,应选用具有活血化瘀功效的食物,如黑豆、黄豆、山楂、香菇、木瓜等;在起居调护方面,因血得温则行,遇寒则凝,瘀血体质者要避免寒冷刺激,日常生活中应注意动静结合;在形体锻炼方面,宜进行适当运动,如易筋经、八段锦、太极拳、五禽戏,以及各种舞蹈、健身操等,以使全身气血畅通。

三、内伤血虚

因伤后出血过多或久病气血亏耗,脏腑虚衰引起的血虚,称为内伤血虚。《灵枢·决气》曰:"中焦受气取汁,变化而赤,是谓血。"血为水谷之精微变化而成,其生于脾,受藏于肝,总统于心,输布于肺,疏泄于肾,气血相互作用,循环运行于经脉之中,周流不息,充盈濡润于全身,调和于五脏,洒陈于六腑。内伤血虚除因出血过多、久病血虚外,与脾、肝、肾的功能不足也有密切关系。

【病因病机】

1. 出血过多 伤后大出血或出血时间较长,或内出血未能及时发现,又未能及时补充时可出现血虚。

2. 伤久血虚 损伤较重,久病不愈,伤血耗气,加之瘀血发热,热灼津液,血本阴精,津液枯竭,血随津枯而成血虚。

3. 肝肾不足 肝藏血,肾藏精。内伤之后,多易伤及肝肾,肝气不舒,气血失调,血不归肝;肾气不足,精髓亏虚,肾火衰弱,气化无权,血无从生而成血虚。

4. 脾不生血 脾胃为后天之本,气血生化之源。伤后脾胃受扰,脾胃运化失常,气血滋生减少,亦可致血虚。

【辨证论治】

1. 气虚血脱

主症:损伤较重,大出血及持续内出血,心慌心悸,气短,肢冷汗出,或口张手撒,二便失禁,神志昏迷,脉微细或浮大无根。

分析:出血过多,心血不足,心失所养,故心慌、心悸、气短;血脱可致气脱,出血过多不止,气随血脱,故出现肢冷汗出,或口张手撒,二便失禁,神志昏迷,脉微细或浮大无根为气随血脱之象。

治法:益气固脱。

方药:独参汤合生脉散,同时及时局部急救止血。

2. 气血两虚

主症:头昏目眩,视物模糊,心悸气短,少气懒言,面色苍白,或有微热,喜静少动,倦卧嗜睡,舌淡白无华,脉缓小。

分析:肝藏血,肝血虚则头昏目眩,视物模糊;心主血脉,心血虚则心悸气短,少气懒言;阴血亏虚,故见低热;气血两虚,中气不足,则喜静少动,倦卧嗜睡;舌淡白无华,脉缓小为气血亏耗之象。

治法:补气养血。

方药:八珍汤。

3. 肝肾不足

主症:胁肋隐痛,腰膝酸软,面红耳鸣,日晡发热,或骨蒸潮热,盗汗,舌偏红,脉细数。

分析:血不养肝,肝气郁滞,故胁肋隐痛,肾主腰脚,肾脏阴亏则腰膝酸软;虚火上炎,则面红耳鸣;阴虚内热,故日晡发热或骨蒸潮热,热逼津液外泄,故见盗汗;舌偏红、脉细数是肝肾阴亏之象。

治法:补肾益肝。

方药:大补阴丸。

4. 脾不生血

主症:胃纳不佳,饮食减少,便溏,面色萎黄,四肢疲乏,肌肉消瘦,舌淡苔薄,脉缓小。

分析:伤后脾胃受扰,脾不健运,胃肠传化失常,故胃纳不佳,饮食减少,便溏;脾主四肢,脾虚不能化生精微,气血来源不足,体内营养缺乏,故面色萎黄,四肢疲乏,肌肉消瘦,舌淡,脉缓小。

治法:补脾生血。

方药:归脾汤或补中益气汤。

【预防与调护】

1. 药膳调养 补血的食物有黑米、芝麻、莲子、龙眼肉等;常用的补血中药可选用当归、阿胶、何首乌、枸杞子、白芍、熟地黄、紫河车等。选用适合自己的药膳调养,如当归生姜羊肉汤等。

2. 起居调摄 平常生活要有规律,适当参加锻炼。血虚之人,常有精神不振、失眠健忘等症状,要做到劳逸结合,怡养情志。

第三节 内 伤 疼 痛

内伤疼痛是指外力作用于人体后,使气血受损,失于调和通畅而致的病证,是损伤最常见的症状之一。疼痛的发生虽有不同的原因和类型,但其基本病机均是气血失调,是"不荣则痛"和"不通则痛"的结果。《素问·举痛论》较详细地说明了不同痛证的病因病机及治疗方法。《素问·阴阳应象大论》也论述了疼痛的病机,后世许多医著也均有对疼痛的论述。疼痛一般可分为虚实两类,实者是伤后气血瘀滞或复受外邪,郁结不畅所致;虚者乃气血不足,筋脉失养而成。

【病因病机】

1. 气滞血瘀 伤气则气滞,伤血则血凝,血瘀气滞则痹阻不通,两者均可引起疼痛,由于气血关系密切,气滞能使血凝,血凝能阻气行,所以损伤波及气血引起的疼痛,只是程度不同而已。

2. 感受外邪 伤后正气受损,若兼久居湿地,或感受风寒外邪,则可导致气机不得宣通而疼痛反复发作。

3. 热毒内蕴 开放性损伤或伤后瘀积在里,郁而化热,邪毒深蕴于内,气血凝滞,阻塞经络,引起疼痛。

4. 瘀阻夹痰 瘀阻气血失和,痰湿凝聚,痰瘀交阻,闭塞脉络而致疼痛。

5. 气血两亏 因金创破伤,亡血过多,或积劳耗伤阳气者,由于气血两亏而不能运行,以致瘀积不散而致疼痛。

【辨证论治】

必须详细询问病史,仔细辨别疼痛的部位、性质。损伤早期,气血两伤,多肿痛并见,无移位骨折与伤筋的疼痛也容易混淆,必须注意辨认。

1. 气滞疼痛

主症:常有外伤史,如闪伤、岔气、屏伤等。表现为胀痛不适,痛多走窜,痛无定处,范围广泛,甚则不能俯仰转侧,睡卧时翻身困难,咳吐、大便等屏气时疼痛加剧。

分析:外伤或努责用力,气机郁滞,故外无肿形,痛无定处,范围广泛;气滞不畅,故多伴胀痛不适;因气滞络脉痹阻不通,不通则痛,故痛时不可俯仰转侧,睡卧时翻身困难,咳吐、大便等屏气时疼痛加重。

治法:理气止痛。

方药:复元通气散或柴胡疏肝散加减,若痛在胸胁部者可用金铃子散加独圣散,痛在胸胁腰部者,可用逍遥散等。

2. 瘀血疼痛

主症:常由跌打、碰撞、压轧等损伤引起,表现为疼痛持续,固定不移,刺痛拒按,局部多有青紫斑或瘀血肿块,舌质紫暗,脉细而涩。

分析:暴力外伤使血离经脉或血行停滞,瘀阻经脉而致痛。因血有形,故其疼痛持续,固定不移,刺痛拒按,在体表多有瘀斑或扪及瘀血肿块。舌质紫暗,脉细而涩,为瘀血内停之象。

治法:活血祛瘀止痛。

方药:可选用四物止痛汤、和营止痛汤等。若头部血瘀用柴胡细辛汤;瘀积腹中用桃仁承气汤;骨断筋伤,肢体伤痛用新伤续断汤。

3. 夹风寒湿

主症:常有伤后居住湿地或感受风寒病史,起病缓慢,病程较长,常反复发作,局部疼痛重着,固定不移,屈伸不利或肌肤麻木不仁,遇阴雨天发作或加重,喜热畏冷,得热痛减,舌淡苔白腻。

分析:损伤后气血失和,复感风寒湿邪,则病程缠绵不愈。其风寒甚者,局部酸痛,固定不移,屈伸不利;其风湿甚者,痛处重着,或肌肤不仁,得热则寒邪暂散,气血复运,故疼痛减。舌淡苔白腻为气血虚弱,外邪入侵所致。

治法:祛风散寒除湿,佐以活血化瘀。

方药:羌活胜湿汤、蠲痹汤或独活寄生汤加减,配合针灸按摩。

4. 热毒内蕴

主症:起病较急,多在伤后3~5天出现,局部疼痛逐渐加剧,多为跳痛,呈持续性,并可见高热、恶寒、倦怠,病变部红肿,皮肤焮热,舌质红,苔黄,脉滑数。

分析:因瘀热内蕴可见高热、恶寒、倦怠;热毒蕴于肌肤,故局部红、肿、热、痛,其痛呈持续性跳痛;舌质红、苔黄、脉滑数为实热之象。

治法:清热解毒,活血化瘀。

方药:五味消毒饮合桃红四物汤,脓成者需手术切开排脓泄毒,并用托里消毒散托毒外出。若脓溃后反痛,则属气血两虚,宜服十全大补汤。

5. 瘀阻夹痰

主症:患者损伤不严重,疼痛逐渐增加并伴骨节漫肿,动作牵掣,或有身热、纳呆,舌质暗、苔滑腻,脉弦滑。

分析:由于气血瘀阻,致津液凝聚成痰,痰瘀交阻,经脉不通而致痛,交阻越久,疼痛日增;痰瘀停于骨节之间,故骨节漫肿,动作牵掣;痰阻犯胃,胃失和降,故纳呆;气血受阻,营卫失和,故身热;舌暗为内有留瘀,苔滑腻、脉滑为痰湿之象,弦脉主痛。

治法:活血通络,化痰止痛。

方药:牛蒡子汤加减。

6. 气血两亏

主症:出血过多或素体虚弱,患部隐痛,面色㿠白,头汗眩晕,短气无力,舌淡脉细。

分析:因出血过多,素体虚弱,气血不能上荣,故面色㿠白;气虚则清阳不展,血虚则脑失濡养,故头汗眩晕;气血两亏,不能运行周身,瘀积难散,故短气无力,患处隐痛;舌淡、脉细,均为气血不足之象。

治法:益气养血。

方药:八珍汤,外敷温经膏;兼有肝肾不足者,合用六味地黄丸;阴损及阳者,合用左归丸。

上述虽列出了常见损伤疼痛的分型,但在损伤中各型症状常夹杂出现。如气滞者常伴有瘀血,瘀血者常伴有气滞,风寒湿邪外侵也可伴有气滞、血瘀。因此,在具体治疗时应全面辨证,灵活应用,对症下药。常用的理气药有香附、枳壳、青皮、陈皮、乌药;常用的活血药有桃仁、红花、当归、川芎;常用的清热解毒药有板蓝根、蒲公英、紫花地丁、大青叶、白花蛇舌草等;常用的祛风通络药有独活、羌活、延胡索、五加皮、络石藤、桑寄生等;常用的温经散寒药有麻黄、桂枝、附子等。

【预防与调护】

保持精神愉快,情绪稳定,气机条达,对预防与治疗有着重要的作用。应注意休息,劳逸结合,多食蔬菜、水果、瘦肉等清淡而富有营养的食物。内伤疼痛属于热毒内蕴者,尤应注意饮食,要忌酒,忌辛辣肥甘及生冷不洁之品。

病案分析

刘某,男,26岁。4年前骑车撞跌致左手腕肿胀、疼痛,当时在当地医院就诊,摄片未见明显骨折,予以活血止痛药物对症处理,治疗后疼痛缓解,此后4年内疼痛反复发作,以寒冬为多,发作时手背漫肿,皮色微红,腕关节肿胀、活动受限,曾用过吲哚美辛、泼尼松、双氯芬酸钠乳膏等无效。4天前左手腕部肿痛加剧,关节活动受限,疼痛剧烈,妨碍睡眠,来院就诊。查体:左手背漫肿,皮色微红,腕关节肿胀,腕关节活动受限,局部轻压痛(+),未及骨擦音及骨擦感,各指感觉、血运良好,身有低热,体温37.5℃,苔黄腻,脉弦。

请作出诊断、病因病机分析,以及拟订治疗方法。

第四节　内伤发热

发热是指体温超过正常范围者。此外,仅自觉发热,五心烦热,手足心热和骨蒸潮热,而体温不升高者,也属于发热范畴。本节所讨论的是因伤后脏腑功能紊乱,瘀久化热,或感受邪毒而引起的以发热为主症的疾患。骨折后的吸收热,开放性损伤后的感染发热,各种挫伤、挤压伤所致的血肿感染发热等,均属于此范围。

【病因病机】

内伤发热因失血过多、气血内损而引起的血虚发热,属虚证;因瘀血内停、郁而发热,或邪毒外侵,热胜肉腐而发热者,属实证。现分述如下:

1. 瘀血发热　肢体外伤,血脉受损,血离经脉,离经之血滞于体腔、管道、皮下、肌腠之中,壅遏积聚,郁久化热。《灵枢·痈疽》曰:"营卫稽留于经脉之中,则血泣而不行,不行则卫气从之而不通,壅遏而不得行,故热。"

2. 邪毒发热　肢体破损,不洁之物接触创口,邪毒外侵,浸淫入内,加之失治或处理不当,肌肉溃烂而发热或因伤后气滞血瘀,经络壅滞郁久化热,热壅血瘀,蕴藏成痈而发热。如创伤感染、开放性骨折感染、血肿感染等引起的发热,以及破伤风、气性坏疽等的发热,均属此范畴。

3. **血虚发热** 各种严重的创伤导致血脉破损,失血过多,血分亏虚。血本属阴,阴血亏虚,阴不制阳,阳浮于外而发热。《证治汇补·发热》指出:"血虚不能配阳,阳亢发热者,治宜养血。"《素问·逆调论》曰:"阴气少而阳气胜,故热而烦满也。"

4. **肝郁发热** 伤后气滞血瘀,败血归肝,肝气不能条达,郁而化火引起发热。

【辨证论治】

发热应首先根据发病原因、病程、发热程度,辨其证型,然后采取相应的益气补血、活血化瘀、清热解毒等治法,切不可一见发热便用发汗或清凉之剂,否则苦寒辛散太过,易伤及脾胃,甚则化燥伤阴,反不能退热,而加重病情。

1. **瘀血发热**

主症:多为头、胸、腹内伤,或骨关节损伤,或挤压伤等较重损伤所引起,一般在伤后24小时以后出现。体温在38~39℃,无恶寒,肢体有固定痛处或肿块,并有口干舌燥而不多饮、心烦、夜寐不宁、不思饮食、口苦等,甚则可有肌肤甲错,面色暗黑,唇舌青紫或瘀斑,苔白厚或黄腻,脉多弦数、浮数或滑数。发热有夜热早凉的特点,发热程度和时间与损伤轻重呈正比。损伤轻者热度低,持续时间1周左右,损伤重者发热高,一般可持续2~3周。瘀血发热的另一特点是脉证不一致。此外,有时也可出现自觉发热而体温不高的现象。

分析:瘀血内停,郁而化热,故见发热,无恶寒;瘀血停着,则疼痛固定或有肿块;血瘀发热,病在血分,故口干咽燥而不多饮;瘀血化热,热扰心神,故见心烦,夜寐不宁;瘀血内阻,新血不生,气血不能荣于头面肌肤,故见肌肤甲错,面色暗黑,唇舌青紫或瘀斑;舌质红有瘀斑,苔白厚或黄腻,脉见弦涩,均为瘀血内留,血行不畅,血分有热之征。因阴邪结而伏于内,则成"阴伏"。《金匮要略·惊悸吐衄下血胸满瘀血病脉证并治》曰:"病者如热状,烦满,口干燥而渴,其脉反无热,此为阴状,是瘀血也。"

治法:活血化瘀。

方药:血府逐瘀汤加减。

头部损伤者可用通窍活血汤,腹部受损者可用膈下逐瘀汤,少腹受损者可用少腹逐瘀汤,四肢损伤者可用身痛逐瘀汤。

如对新伤瘀血发热,并有局部肿胀、疼痛者,可选用丹皮、栀子;对伤后瘀积发热,热邪迫血妄行而有咯血、衄血、尿血者,宜采用清热凉血法,可选用犀角地黄汤、小蓟饮子等;对瘀血积于阳明之腑的实热证,有胸腹满痛、大便秘结者,宜攻下逐瘀泻热,用桃仁承气汤;对瘀血积于胸胁者,宜祛瘀活血,疏肝清热,用丹栀逍遥散。

2. **邪毒发热**

主症:初起发热,恶寒,头痛,全身不适,苔白微黄,脉浮数。病势进一步发展,邪毒壅滞于肌肤,积瘀成脓者,证见局部焮红、肿胀、灼热、疼痛,伴有全身发热、畏寒、头痛、周身不适等症。若热入营血,则出现高热,可超过39℃,甚至40℃以上,夜间尤甚,烦躁不安,夜寐不宁,神昏谵语,或出现斑疹,舌质红绛或紫暗,脉细数或滑数。若脓肿穿溃,则流出黄白色稠脓,体温可有所下降。

分析:由于邪毒初入未盛,正邪交争,卫气被郁,开阖失司,故见发热、恶寒;热邪上扰,则见头痛、全身不适;苔白微黄、脉浮数是热痛之征。邪毒积瘀成脓,故见局部红、肿、热、痛。若正气内虚,邪毒内攻营血,营阴受伤,故高热夜甚,心神被扰,以致烦躁不安,夜寐不宁;神志被蒙,故神昏谵语;若迫血妄行,可见斑疹;舌质红绛或紫暗,脉细数或滑数,是邪毒内陷营血,伤阴劫津之象。因正气内盛,托毒外出,则见脓肿穿溃,流脓黄白相间,体温有所下降。

治法:邪毒初入者,宜疏风清热解毒。热毒蕴盛者,宜解毒、消肿溃坚。溃脓者,宜透脓解毒。热入营血者,宜清营凉血,清热开窍。

方药:邪毒初入者,银翘散加减。热毒蕴盛者,仙方活命饮加减。溃脓者,透脓散加黄芪。热入营血者,犀角地黄汤。若伤处疼痛日益加剧,体温较高,伴口渴、大汗、烦躁、舌苔黄,脉洪大者,宜清热解毒泻火,用黄连解毒汤或五味消毒饮。

3. 血虚发热

主症:一般有出血过多的病史,出血在500~1 000ml即可出现症状。热势或高或低,面色无华,头晕目眩,视物模糊,时有眼发黑或冒金花,食少便溏,气短懒言,肢体麻木,倦怠喜卧,脉虚细或芤等。

分析:因出血过多,阴血亏虚,阴不制阳,虚阳外越而发热,血虚头目失于濡养而致面色无华、头晕目眩,视物模糊等;脾虚运化失司,故见食少便溏,气短懒言。血不养筋则肢体麻木,倦怠喜卧;脉虚细或芤为血虚之象。

治法:补气养血。

方药:桃红四物汤或当归补血汤。若血虚阳浮,精髓亏耗而发热者,可滋阴潜阳,用大补阴丸。

4. 肝郁发热

主症:身热心烦,胸胁闷胀,或有寒热往来,口苦,咽干,舌苔黄,脉弦或数。

分析:肝气不舒,气郁化火,故发热心烦;胸胁闷胀为肝气郁结,气机不畅所致;肝郁不达,故有寒热往来;口苦咽干,苔黄脉弦或数为肝郁化热之象。

治法:疏肝清热。

方药:丹栀逍遥散加味。口干便秘者,加黄芩、龙胆、生地黄;胁痛明显者,加郁金、川楝子、延胡索之类。

内伤发热虽有上述四种主要证型,但除此之外,还有如瘀血内滞,久郁不化,瘀血不去,新血不生引起的瘀血兼血虚证;或损伤出血过多,气随血脱,气虚推动无权,血滞为瘀而发热,导致的虚实夹杂证等。因此在治疗时,应根据具体证情灵活应用,不可过于拘泥呆板。

【预防与调护】

1. 及时处理,注意休息 损伤后应及时正确处理,特别是有破溃者。内伤发热患者应注意休息,发热体温高者应卧床。部分长期低热的患者,在体力许可的情况下,可适当户外活动。

2. 调摄情志,饮食有度 注意摄生,保持乐观情绪,起居有度,饮食清淡而富有营养,易消化。避风寒,寒温适度,防止感受外邪。

第五节 内伤眩晕

眩乃目视昏花,晕为头觉旋转,内伤眩晕是因损伤而发生的头部眩晕之证。眩与晕,往往同时并见,轻者闭目即止,重者如坐舟车,旋转不定,以致不能站立,更重者可伴见恶心、呕吐、出汗、突然仆倒等。内伤眩晕常见于颅脑损伤、损伤后贫血、颈椎病等。

【病因病机】

1. 瘀阻清窍 头为诸阳之会,清气上升交会之所,头部损伤后瘀血内留,则清气不升,浊阴不降,蒙闭清窍发为眩晕。

2. 肝阳上亢 损伤之早、中期,尤以头部损伤之后,瘀血停积,败血归肝,瘀滞化火,使肝阴暗耗,风阳升动,上扰清窍,正如《临证指南医案·眩晕》华岫云按曰:"经云:诸风掉眩,皆属于肝,头为六阳之首,耳目口鼻皆系清空之窍,所患眩晕者,非外来之邪,乃肝胆之风阳上冒耳。"

3. 络脉阻遏　多见于损伤日久,或慢性积累损伤,或中年之后,气血渐亏,平素积劳,气血失和,阴血留滞积瘀,兼夹痰浊,积瘀痰浊交阻,则络脉被阻,清浊升降失司,以致眩晕。

4. 气血虚亏　《伤科汇纂·眩晕》指出:"若扑打即时晕倒在地,此气逆血晕也。"说明损伤眩晕与气血有关,若伤后耗伤气血或失血之后,虚而不复,以致气血两虚。气虚清阳不展,血虚则脑失所养,眩晕随之而生。正如《灵枢·口问》所说:"上气不足,脑为之不满,耳为之苦鸣,头为之苦倾,目为之眩。"

5. 肾精不足　肾为先天之本,藏精生髓,若先天不足,复感外邪即可发病。慢性损伤,能促肾精亏耗,化髓不足,而脑为髓之海,髓海不足,上下俱虚,则发为眩晕,正如《灵枢·海论》曰:"髓海有余,则轻劲多力,自过其度;髓海不足,则脑转耳鸣,胫酸眩冒,目无所见,懈怠安卧。"

【辨证论治】

1. 瘀阻清窍

主症:头昏目眩,耳鸣有声,饮食难进,恶心呕吐,颈强项直,四肢无力,或见头痛频发,头面伤处青紫肿胀,舌暗苔薄,脉弦细或涩。

分析:损伤致瘀血内留,清气不升,则发为头昏目眩,耳鸣有声;浊阴不降,则见饮食难进,恶心呕吐;瘀阻使筋脉失养,则项强颈直,四肢无力;瘀阻于内,则头痛频发;瘀显于外,故头面伤处青紫、肿胀;苔薄舌暗,脉弦细或涩,为内有瘀血之象。

治法:祛瘀清上。

方药:柴胡细辛汤合八厘散。

2. 肝阳上亢

主症:晕痛并见,每因烦劳、恼怒而增剧,面色潮红,急躁易怒,少寐多梦,泛泛欲吐,纳呆口苦,舌红苔黄,脉多弦数。

分析:肝阳上亢,冒犯颠顶,清空被扰,则眩晕头痛;烦劳、恼怒使偏胜之肝阳易上扰,致症状增剧;阳火升动,则面色潮红,急躁易怒;肝藏魂,魂不安舍,则寐少多梦;肝火既炽,木火侮土,则见泛泛欲吐,纳呆口苦;舌红苔黄,脉弦数为阴亏火旺之征。

治法:平肝潜阳,祛痰清火。

方药:天麻钩藤饮加减。

3. 络脉阻遏

主症:起病缓慢,往往颈项旋动时眩晕加重,或有心悸泛恶,或兼肩臂麻痹疼痛,舌淡苔腻,脉细或涩。

分析:积瘀痰浊交阻经络,清阳被遏,故见眩晕;颈转,气血循环失畅,经络受阻,则见症状加重,并见心悸、泛恶;痰瘀流注经络,则见肩臂麻痹疼痛;舌淡为久病气血虚亏,苔黄腻、脉细或涩为内有痰阻聚积之象。

治法:益气活血,化痰通络。

方药:补阳还五汤合半夏白术天麻汤加减。

4. 气血虚亏

主症:头晕眼花,动则加剧,面色苍白,唇甲无华,心悸失眠,神疲倦怠,纳差,舌质淡,脉细弱。

分析:气血不足,脑失所养,故见头晕眼花,动则加剧;血虚不能灌溉一身,故面色苍白,唇甲无华;血不养心,心神失宁,则心悸失眠;气虚血亏不能充于肢体,则神疲倦怠;脾胃纳运失常,故纳差;气血不足,则见舌质淡,脉细弱。

治法:补气养血。

方药:八珍汤加减。

5. 肾精不足

主症:眩晕健忘,神疲乏力,腰膝酸软,遗精耳鸣。肾阳虚者四肢不温,形寒肢冷,舌质淡,脉沉细;肾阴虚者则可见五心烦热,舌质红,脉细。

分析:肾精不足,不能上充于脑,故眩晕健忘;肾主腰脚,肾虚则见腰膝酸软,精关不固,所以遗精;肾开窍于耳,肾虚则耳鸣;肾阳亏虚,不能温养四肢,故四肢不温,形寒肢冷,舌质淡,脉沉细;肾阴亏虚,阴虚生内热,故五心烦热,舌质红,脉细。

治法:补肾填精。

方药:肾阳虚可用右归丸,肾阴虚可用左归丸。

亦有认为损伤之后,服克伐之剂过多导致眩晕,如《医宗金鉴·正骨心法要旨·眩晕》说:"伤损之证,头目眩晕,有因服克伐之剂太过,中气受伤,以致眩晕者;有因亡血过多,以致眩晕者。如兼腹胀呕吐,宜用六君子汤,兼发热作渴不思饮食者,宜十全大补汤。"

总之,眩晕一证有虚实之分。一般来说,损伤之初多实,损伤后期多虚,但有时虚实相互并见,故临床上必须详审细察,辨证论治,按证加减,方可获得良好的疗效。

【预防与调护】

内伤眩晕多虚实夹杂,病程较长,易反复,患者往往有悲观心理和急躁情绪,因此要注意心理调护。心理治疗也是重要环节,要使患者对内伤有正确认识,从而能积极地配合治疗,包括有序的练功康复。

病案分析

病案分析
答案

张某,男,44岁,工人。患者1年前被一棵倾倒的树干击中头部,当时有短暂性昏迷,后眩晕时作,常因恼怒发作,严重时并发头痛眼胀,耳鸣,呕吐,急躁易怒,彻夜难眠,舌红苔黄,脉涩。

请作出初步诊断、病因病机分析,并拟订治疗方法。

第六节　内伤不寐

内伤不寐是指伤后不能获得正常的睡眠而言。轻者入眠艰难,或睡眠不稳,时寐时醒,严重者可彻夜不眠。

【病因病机】

1. 瘀扰神明　内伤致络脉破损,瘀血内停,经脉阻滞,血运不畅,心神失养,神不守舍,而成不寐。

2. 痰瘀内热　瘀血内留,积瘀酿痰,痰瘀化热,上扰神明,以致不得安卧。

3. 心血不足　伤后出血过多或久病体虚,致气血两亏。心主血脉而藏神,若心血失养,则心神不安,神不守舍,夜难成眠。

4. 阴虚火旺　素体虚弱,或久病之人,肝肾两亏,精血虚损,导致阴虚火旺;或因内伤日久,阴津亏损,肾水亏虚,水不济火,或心火独亢,神志不宁而失眠,正如《古今医统》所说:"有因肾水不足,真阴不升,而心火独亢,不得眠者。"

【辨证论治】

1. 瘀扰神明

主症:心烦不安,难以入睡,甚则彻夜不寐,患处肿胀、刺痛、有瘀斑,甚则肌肤甲错,指(趾)青紫。舌质紫暗、有瘀斑,脉涩。

分析:瘀蕴于内,经脉阻滞,瘀为败血,必然耗血,心神失养,故心烦不安,难以入睡,甚则彻夜不寐。瘀阻于外,故见患处肿胀、刺痛、有瘀斑,甚则肌肤甲错,指(趾)青紫。舌紫暗、有瘀斑,脉涩,为瘀血内停之象。

治法:活血祛瘀。

方药:血府逐瘀汤加减。

2. 痰瘀内热

主症:夜寐不安,胸闷头重,目眩口苦,患处肿痛,舌暗、苔腻而黄,脉滑数。

分析:因积瘀酿痰,郁而化热,心神被扰,则夜寐不安;清阳被蒙,故胸闷头重、目眩;里有内热则口苦,痰瘀阻滞,则患处肿痛;舌暗、苔黄腻,脉滑数,为痰瘀内热之征。

治法:祛瘀化痰清热。

方药:温胆汤加黄连、山栀、当归、桃仁。

3. 心血不足

主症:多梦易醒,心悸健忘,头晕目眩,面色无华,倦怠无力,舌淡苔薄,脉细弱。

分析:伤后气血不足,血不养心,故多梦易醒,心悸健忘;血不上荣则头晕目眩、面色无华,不能充养周身则倦怠乏力;舌淡苔薄,脉细弱,为血少气衰之征。

治法:补养心血,益气安神。

方药:归脾汤。若脉结代,气虚血少者,用炙甘草汤。心阴亏损者,可用生脉饮。

4. 阴虚火旺

主症:心烦不寐,头晕目眩,手足心热,口干津少,耳鸣腰酸,或有梦遗,舌质红,脉细数。

分析:肝肾阴亏,心肝火旺,故见心烦不寐,头晕目眩;阴虚生内热,则手足心热,口干津少;腰为肾守,其窍为耳及二阴,肾阴不足则耳鸣腰酸,或有梦遗;舌质红,脉细数为阴虚有热之象。

治法:滋阴清火,养心安神。

方药:天王补心丹。若五心烦热,阴虚相火妄动者,用知柏八味丸。若心火偏旺者可用交泰丸。

总之,不寐为伤后常见的病证,由于夜寐不安常可影响食欲,不利于创伤的愈合,因此应引起重视,及时治疗。

【预防与调护】

注意摄生,起居有度,饮食宜清淡、富营养、易消化。畅情志,保持乐观情绪,注意心理调护。

第七节 内伤健忘

伤后记忆力明显减退者称内伤健忘,表现为记忆力差,容易忘事,虽再三思索,仍不能想出,因之做事往往有始无终,说话亦有头无尾。多由瘀血、血虚、精亏所致。《血证论·健忘》

说:"凡心有瘀血,亦令健忘""凡失血家猝得健忘者,每有瘀血"。临床上常见于头部内伤、失血过多等损伤之后。

【病因病机】

心藏神,主血脉;脾主运化,主肌肉,主四肢;肾藏精,精能化髓,脑为髓之海,故健忘之证与心、脾、肾三脏关系最为密切。

1. 瘀阻清窍　头部内伤,瘀血停积,蔽阻清窍,神明扰乱,致神志不清、昏迷或谵妄。由于失治,或治不彻底,瘀血虽祛而未净,窍隧虽通而不畅,脑髓濡养不足,致伤后出现头晕、头痛、遇事易忘等。

2. 血虚阴亏　因重伤、亡血、失血后气血两亏,或素体虚弱,伤后调摄不当,可致血虚阴亏,阳气逆乱,脑络失养,髓海失充,心神不明,发为健忘。

3. 肾精亏损　肾主骨,藏精生髓,肾精足,髓海充则骨骼坚。内伤后精血两亏,或素体虚弱,伤后调摄不当,肾精亏耗,虚阳外越,导致记忆力减退。

【辨证论治】

1. 瘀阻清窍

主症:心悸健忘,头晕头痛,烦躁不安,心胸痞闷,胁肋胀痛。若头部内伤,还常有近事遗忘,不能清晰回忆受伤后的情况,舌质紫暗,脉弦涩。

分析:伤后气滞血瘀,扰乱神明,故见心悸健忘,头晕头痛,烦躁不安;瘀阻胸胁,气机失畅,则见心胸痞闷,胁肋胀痛;若脑海震动,脑髓、血络俱伤,瘀阻清窍,精明紊乱,则出现近事遗忘;因内有瘀阻,故舌质紫暗,脉弦涩。

治法:通窍活血。

方药:通窍活血汤。

2. 血虚阴亏

主症:伤后健忘,头眩心悸,面黄肌瘦,肢体倦怠,舌淡白,脉细数。

分析:因血虚阴亏,心脑失养可见健忘,头眩心悸;血虚不能濡养周身,故面黄肌瘦,肢体倦怠;舌淡白、脉细数,均为血虚之候。

治法:补气养血,安神益智。

方药:八珍汤或天王补心丹加减。

3. 肾精亏损

主症:耳鸣耳聋,头晕头痛,记忆力差,或阅后即忘,视物模糊,夜寐多梦,遗精,腰膝酸软,舌淡白,脉细或数。

分析:肾精不足,精气不能充养于耳,故耳鸣耳聋;肾藏精、生髓,上通于脑,脑为髓海,肾精亏损,髓海空虚,精神思维活动功能减退,故记忆力差,或阅后即忘;精血同源,精不足则血亦虚,精血不足,故视物模糊,夜寐多梦,遗精,腰膝酸软;舌淡白、脉细或数为精亏血少之象。

治法:滋肾补髓。

方药:肾阴虚者,左归丸;肾阳虚者,右归丸。

【预防与调护】

内伤健忘病程较长,应保持良好情绪,进行情志管理和疏导,消除焦虑和紧张情绪,树立战胜疾病的信心。适度进行思维训练,但要避免思虑过度。养成良好的生活习惯,维持充足的睡眠,切忌熬夜耗伤心血。进行适当体育锻炼以促进机体气血运行,不宜过劳。

第八节 内伤呕吐

伤后胃内容物经食管从口腔吐出,称为内伤呕吐。呕是指有声无物,吐是指无声有物,有声有物则并称为呕吐。呕吐的内容物,常为食物或痰涎等,是伤后胃气上逆所致。呕吐与恶心两者虽有所区别,但只是症状表现的轻重不同,病因病机相同。恶心又常为呕吐的前驱症状,即出现泛泛欲吐,溢出清涎或酸水等。在临床上呕吐与恶心往往同时并见,在辨证论治中也大致相同,内伤呕吐常见于头、胸、腹损伤后。

【病因病机】

《圣济总录·呕吐》曰:"呕吐者,胃气上而不下也。"可见,胃失和降,气逆于上,为呕吐的主要病机。

1. 瘀阻于上　各种外力伤及头部,脑海受损,瘀血内停,血壅于上,气机不畅,升降失司,发为呕吐。

2. 瘀阻中焦　脾胃同属于上,脾气主升,胃气主降,升降有度,脾胃调和,若胸胁脘腹损伤,则脾气不升,胃气不降,生机不顺,脾胃失和,胃气上逆,则发为呕吐。

3. 肝气犯胃　跌仆打击,跳跃举重,闪腰岔气,肝失疏泄,肝气郁滞,气机不顺,横逆犯胃,胃失和降,胃气上逆发为呕吐。

4. 痰饮内盛　素体肥胖,脾胃不健,运化失司,聚湿成痰,加之伤后气血凝滞,痰聚水凝,气机不畅,胃失和降,上逆为呕。气脉闭塞,脘窍凝滞,则痰聚而呕。

【辨证论治】

内伤呕吐一证,多由外力损伤,瘀血内阻,肝气犯胃,痰浊内蕴,胃失和降所致,故宜辨证论治。

1. 瘀阻于上

主症:多有头部外伤或有昏迷史,常并发头昏头痛、眩晕、昏厥,食后即吐,呕吐可为喷射性,舌暗紫,脉弦涩。

分析:瘀血阻上,迷蒙清窍,故头昏头痛、眩晕、昏厥;浊气不降,气逆上升,故食后即吐,或为喷射性呕吐;舌紫暗、脉弦涩为瘀血内阻之象。

治法:活血祛瘀,调和升降。

方药:柴胡细辛汤合左金丸。

2. 瘀阻中焦

主症:多见于胸胁脘腹损伤之后,呕吐伴有伤处疼痛,痛有定处,痛处拒按,或脘腹胀满,胃纳不佳,舌苔黄腻,脉弦涩。

分析:因瘀阻脾胃,中焦气机受阻,气机失畅,则胃逆作呕;胸胁脘腹损伤,瘀血内行,故伤处疼痛,痛有定处并拒按,瘀阻气滞,脾胃运化失常,故脘腹胀满,厌食;苔黄腻、脉弦涩为内有停滞失运之候。

治法:和胃降逆,祛瘀生新。

方药:代抵当丸加减。

3. 肝气犯胃

主症:以气伤为主,嗳气吞酸,作呕欲吐,疼痛,痛无定处,胸胁痛闷,烦躁不安,舌红,脉弦数或弦紧。

分析:伤气后,肝气郁滞不畅,横逆犯胃,以致胃失和降,因而作呕欲吐,嗳气吞酸,气机郁滞,则胸胁痛闷,痛无定处;如气郁化火,则烦躁不安;舌红、脉弦数或弦紧,为气滞肝旺之征。

治法:疏肝理气,和胃泻火。

方药:逍遥散合左金丸。

4. 痰饮内盛

主症:素体阳虚,脾胃虚弱,损伤之后,呕吐清水痰涎,头眩心悸,舌苔腻,脉滑。

分析:脾胃不健,运化失司,复受损伤,气血凝滞,痰饮愈甚,上逆犯胃则呕吐清水痰涎;痰遏清阳,清阳之气不展,故头眩心悸;苔腻、脉滑,为痰饮停留之象。

治法:行气活血,化痰降逆。

方药:二陈汤合小半夏汤。

总之,呕吐一证,应根据不同类型,宜采用活血化瘀、祛瘀和胃、化痰和胃等不同治法。由于呕吐不止,饮食难进,不但影响损伤部位康复,还可以引起各种病症,故应积极治疗。

【预防与调护】

起居有常,生活有节,避免风寒暑湿秽浊之邪的侵入。脾胃素虚者,饮食不宜过多,且勿食生冷瓜果,禁服寒凉药物。胃热者忌食肥甘厚腻、辛辣香燥、醇酒烟熏等。呕吐不止者,卧床休息,密切观察病情变化。服药时,尽量选择刺激性气味淡的,以免随服随吐,更伤胃气。服药方法以少量频服为佳。根据患者的情况,以热饮为宜,并可加入少量生姜或姜汁,以免格拒难下。

第九节 内伤腹胀

内伤腹胀是指患者因损伤而引起腹部胀满不适的病证。正常人胃肠道内存在100~150ml 的气体,分布于胃及结肠。内伤后胃肠道内存在过量的气体时,即可出现腹胀。

【病因病机】

1. 瘀血内留 多为堕坠损伤,如脊柱骨折、脱位、骨盆骨折、腹部挫伤等,内有瘀血积滞,瘀阻气滞,或生热产气,浊气积聚,腑气不通,均可发为腹胀。正如《素问·缪刺论》所说:"人有所堕坠,恶血留内,腹中满胀,不得前后。"

2. 肝脾气滞 由于闪挫、举重用力不当,使肝脾两经气机阻滞,升降失司,久之气滞则壅,气壅则胀。

3. 脾气虚弱 内伤之后,气血耗损,未得恢复,脾阳受伤,运化无权而腹胀。

【辨证论治】

内伤腹胀是损伤后的一个单纯症状或并发症状,辨虚实论治能使之缓解,但除此之外,还需明确损伤的部位、程度,因腹腔或腹膜后大出血引起的腹胀,可危及生命,应速请专科会诊。

1. 瘀血内留

主症:多在伤后1~2 天逐渐发生,腹胀腹痛,或腰脊疼痛,俯仰转侧不得,纳呆便秘,身热脉数,舌红苔黄燥。

分析:瘀阻气机亦滞,肠胃运化受阻,故伤后1~2 天逐渐发生腹胀腹痛,瘀血阻滞经络,气血运行不畅,故腰脊疼痛,俯仰转侧不得;气滞血瘀致中满,故纳呆便秘;身热、脉数、舌红苔黄燥,为瘀阻成热,浊气积聚之象。

治法:活血逐瘀。

方药:膈下逐瘀汤。

2. 肝脾气滞

主症:胸腹损伤者,常可导致肝脾气滞。症见胸腹疼痛,腹胀满痛,胀甚于痛,入夜痛甚,嗳气,大便不通,舌暗紫、苔白,脉弦。

分析:肝脾气滞,气机阻滞,故胸胁疼痛,腹胀满痛,胀甚于痛;肝失条达,肝木侮土,脾胃运化失司,故嗳气;大便不通,便滞者益滞,更添其胀,故入夜胀痛加剧;舌暗苔白、脉弦,为肝经郁滞,脾气不振之征。

治法:理气消滞。

方药:柴胡疏肝散。

3. 脾气虚弱

主症:腹胀喜按,按之则舒,面色萎黄,口唇淡白,爪甲无华,神疲乏力,四肢酸软,饮食不振,大便溏薄,舌质淡白,脉虚无力。

分析:因脾虚失运,故见腹胀喜按;气血生化之源不足,不能上荣,则见面色萎黄、口唇淡白、爪甲无华;气虚不能温煦周身,故神疲乏力,四肢酸软;脾虚不能运化水谷,故见饮食不振,大便溏薄;舌质淡白,脉虚无力,均属脾虚气弱之象。

治法:健脾和胃。

方药:香砂六君子汤。

【预防与调护】

治疗期间使患者保持乐观情绪,平衡的心态,饮食宜清淡,忌食辛辣厚味,多食水果蔬菜,一般预后良好,均可经药物治疗和调理而转愈。

第十节 内 伤 便 秘

内伤便秘是损伤后大便秘结不通,排便时间延长,或虽有便意而排便困难的病证。损伤较重时,常可出现该病,脊柱损伤、骨盆损伤及腹部内伤者尤为多见。

【病因病机】

1. 瘀血蓄积 胸、腹、脊柱、骨盆等损伤,瘀血留内,蓄积腹中,血瘀气滞,肠道传导功能失常而致便秘。

2. 热盛津枯 伤后反复发热、汗出,津液干枯,或瘀热灼津,造成粪便结于肠胃而不下行。

3. 气机郁滞 伤后忧愁思虑,或久卧少动,往往引起气机郁滞,使肠胃传化功能失常,糟粕内停,不能下行,造成大便秘结。

4. 气血两亏 伤后失血过多或亡血,或伤久阴液耗损,或久伤气血大衰,气虚则大肠传导无力,血虚津少则不能滋润大肠而致秘结。

【辨证论治】

便秘的一般表现为大便燥结,排出困难,经常三五日或七八日才一行,长期便秘会引起痔疮、肛裂等。

(一)内治法

1. 瘀血蓄积

主症:胸、腹、脊柱、骨盆等损伤,伤后大便不通,腹满腹胀,腹中坚实,疼痛拒按,按之更甚,纳呆,口渴,发热,舌红苔黄厚而腻。

分析:因血瘀气滞,停积不行,粪便结于肠道而不下行;因胃肠瘀血,粪便蓄积,腑气不通,故见腹满腹胀,腹硬痛而拒按;因脾胃受扰,故纳呆;瘀结而耗阴伤津,化热灼津,则见口渴、发热、便结硬坚;舌红、苔黄厚而腻为内有瘀积之征。

治法:攻下逐瘀。

方药:桃仁承气汤或大成汤。伤在脊柱、胸部用鸡鸣散;伤在四肢用当归导滞汤;若腹中虚寒、瘀血停聚,宜肉桂、木香为末,热酒冲服,瘀血自下,便秘可缓。

2. 热盛津枯

主症:伤后常有发热,面红身热,大便干结,小便短赤,或伤后汗出过多,口渴唇燥,便坚,舌红苔黄燥,脉洪或滑数。

分析:本证多见于形体壮实或素体阳盛之人,热盛灼津,故面红身热,大便干结;热移小肠,小便短赤;若热盛逼津外出,则汗出较多,津液更乏,津液不足,则见口渴唇燥,肠道津枯则便坚;舌红苔黄燥,脉洪或滑数,均为热盛伤津之象。

治法:清热润肠。

方药:热盛为主者用调胃承气汤,津枯为主者用增液承气汤。

3. 气机郁滞

主症:胸胁痞满,嗳气频作,纳食不振,欲便不得,腹中胀痛,舌苔薄腻,脉弦。

分析:伤后情志失畅,久卧气滞,肝气不畅,故见胸胁痞满,嗳气频作;肝脾不和,失于健运,则纳食不振;因气机郁滞,糟粕内停,所以欲便不得,腹中胀痛;舌苔薄腻,脉弦,为气郁失畅之象。

治法:顺气行滞。

方药:六磨汤加减。

4. 气血两亏

主症:久病气虚,或出血过多,头晕目眩,心悸气短,面色㿠白,胃纳甚少,排便努挣,但不干结,便后乏力,苔薄舌质淡,脉沉细弱。

分析:本证病变以肺脾二脏为主,肺气虚则大肠传导无力,脾气虚则运化无权,气血生化之源不足,故见头晕目眩,心悸气短,面色㿠白;因脾失健运而致纳少;由于脾虚复因出血过多,血虚津少,不能滑润肠道,故便不坚,但须努挣;苔白质淡,脉沉细弱,为气虚血少之象。

治法:益气养血润燥。

方药:偏气虚者用补中益气汤加麻仁、白蜜、郁李仁等,偏血虚者用润肠丸。

(二) 其他疗法

除中药内治以外,还可配合针灸、推拿及刮痧疗法。

1. 针灸治疗 治宜调理肠胃,行滞通便,以大肠的背俞穴、募穴及下合穴为主,如大肠俞、天枢、上巨虚、支沟及足三里等。临床可根据患者便秘证型选择配穴,如热秘配合谷、内庭;气秘配中脘、太冲;气虚配脾俞、气海;血虚配脾俞、三阴交。毫针刺法,按虚补实泻法操作;冷秘、虚秘者,可配合神阙、关元灸法。

2. 推拿治疗 以"和肠通便"为总法,施术部位为腹部,主要取中脘、天枢、大横、关元、肝俞、脾俞、胃俞、肾俞、大肠俞、八髎、长强等。手法采用一指禅推、摩、揉、按、揉等法。亦可运用指压疗法,操作方法为患者取仰卧位,两腿屈膝,医者站立一旁以强手法顺时针按揉患者天枢穴(在腹部,平脐中,前正中线旁开2寸),先右后左,按揉5分钟后即有轻微腹痛,多于次日排便,按揉时有酸、胀、麻之感,每晚1次,连续7天为1个疗程。

3. 刮痧治疗 按热秘、气秘和虚秘进行辨证治疗。热秘取大肠俞、小肠俞、天枢、肾俞、大椎、内庭等穴位,采用泻法先刮颈部大椎穴,然后刮背部肾俞至大肠俞、小肠俞,再刮腹部天枢穴,最后刮内庭;气秘取大肠俞、小肠俞、天枢、肾俞、太冲、阳陵泉等穴位,采用补法,先刮背部肾俞至大肠俞、小肠俞,再刮腹部天枢穴,然后刮下肢阳陵泉,最后刮足背部太冲;虚秘取大肠俞、小肠俞、天枢、肾俞、足三里、气海、三阴交等穴位,采用补法,先刮背部肾俞至大肠俞、小肠俞,然后刮腹部天枢至气海,再刮下肢三阴交,最后刮下肢外侧足三里。

（三）文献摘录

《针灸甲乙经》:"腹中不便,取三里。盛则泻之,虚则补之。"《针灸资生经》:"承山……太溪……治大便难……腹中有积,大便秘,巴豆肉为饼,置脐中,灸三壮即通,神效。"《针灸大全》:"大便艰难,用力脱肛,取内关……照海二穴,百会一穴,支沟二穴。"《医学入门》:"大便虚秘,补支沟,泻足三里。"

【预防与调护】

1. 保持乐观情绪　使患者保持乐观情绪、平衡的心态,避免情绪波动,这对气滞血瘀引起的便秘尤其重要。

2. 注意饮食清淡　肠道实热、热盛津枯者,饮食宜清淡,忌食辛辣厚味,多食水果蔬菜,清晨饮凉开水一杯,平时多饮水;血虚肠燥者,饮食以清淡为宜,可用黑芝麻、柏子仁、核桃仁研粉以蜂蜜水调服;气虚失运者,以清淡饮食为宜,可食用山药粥、白薯粥、白扁豆粥、芡实参芪粥等。多食含丰富纤维的粗粮或蔬菜、水果,避免过食辛辣厚味及饮酒嗜茶无度,亦不可过食寒凉生冷食品。

3. 劳逸结合,起居有节　生活有规律,起居有时,养成定时排便的良好习惯,老年体质虚弱者,排便时以坐便为宜,勿临厕久蹲,以防虚脱。宜锻炼身体,注意劳逸结合,避免久坐、久卧。

第十一节　内伤口渴

内伤后口干、舌燥、咽干而思饮者,称为内伤口渴。

【病因病机】

《素问·经脉别论》曰:"饮入于胃,游溢精气,上输于脾,脾气散精,上归于肺,通调水道,下输膀胱,水精四布,五经并行。" 在正常生理功能情况下,体液代谢保持着动态平衡。内伤后,即可发生平衡失调,因而出现伤津或失水症状,表现为口干渴,漱水不欲咽,伴胸腹满胀等。

1. 阴血亏虚　若损伤出血过多,可致血脱。血为阴,阴不制阳,则虚阳上越,津血同源,血枯则津亏,津不上承则口渴。若伤后肢体疼痛,大汗淋漓,饮食俱少,自汗盗汗,水津丧失,口、唇、血脉得不到津液的滋养,也可口干而渴。

2. 瘀血停滞　伤后经脉受损,瘀血内停,气机不畅,气化功能失司,水液代谢紊乱,水不化津,津液亏损,敷布不足而口渴;亦可积瘀化热,热灼津液而口渴。

3. 胃热伤津　伤后肝火易炽,脾胃受累,或因瘀血内停,过用温通辛热之品,或素体内热,均可致胃热伤津,从而引起口渴。

4. 热毒火盛　若开放性损伤,伤后毒邪内侵,或积瘀成痈,借伤成毒,可引起正邪交争,阳热亢盛,热盛耗阳,阴液亏损,濡养不足,也可见口渴。

【辨证论治】

内伤口渴有虚实之分,实者包括瘀血停滞,胃热伤津,热毒火盛;虚者为阴血亏虚,故宜辨证论治,不可滥用养阴之剂。

1. 阴血亏虚

主症:出血过多,血枯肺燥,肌肤甲错,面色㿠白,头晕目眩,口渴咽燥,或饮入甚少,烦热肢痛,舌淡少津,脉浮细弱。或因伤后大汗淋漓,或盗汗湿襟,或数日少饮,或素体阴虚,表现为精神紧张,夜卧不宁,咽干唇焦舌燥,皮肤干枯,小便短少,便秘,渴而欲饮,饮则量多,脉细软,舌红无苔。或肾阴亏损,形体消瘦,咽干舌燥,入夜尤甚。

分析:伤后失血,血枯不能荣肤,故见肌肤甲错;津血同源,失血每致阴液亏耗,津血不能滋荣于上,故见面色㿠白,头晕目眩、口渴咽燥;阴血亏虚,虚热内生,故见烦热肢痛,脉细弱或浮;舌质淡而少津,为失血后阴血亏虚之候;或因伤后汗出失津,阴虚少饮,则出现口渴等伤津症状。因肾主水,肾阴亏损,则形体消瘦,咽干舌燥,入夜尤甚。

治法:出血过多者,宜补血生津;肾阴亏损者,宜益肾滋水。

方药:出血过多者,方用圣愈汤或当归补血汤;肾阳亏损者,用六味地黄丸或左归丸加女贞子、桑椹等。

若热盛津伤,肺燥咽干,舌绛口渴,阴虚便秘者,治宜增液润肺止渴,用增液汤加减。渴甚者加天花粉,便秘者加火麻仁,口咽干燥加炙甘草。若气阴两虚,汗多口渴,脉虚无力者,治宜益气养阴止渴,用生脉饮加减,渴甚加沙参、玉竹、石斛,兼有多汗者加玉屏风散。

2. 瘀血停滞

主症:口干而漱水不欲咽,或饮之甚少,或饮后则吐,胸腹胀满,舌质紫暗,苔黄而燥,脉细涩。

分析:因积瘀不化,瘀阻水津,故口渴,漱水不欲咽;瘀阻气机,气机亦滞,故见胸腹胀满。舌质紫暗,脉细涩为瘀血内积之象,苔黄而燥为瘀久化热之兆。

治法:活血祛瘀止渴。

方药:桃红四物汤或血府逐瘀汤加减。

3. 胃热伤津

主症:口干渴,唇燥,喜冷饮,齿龈肿痛,溲赤便秘,舌红苔黄,脉细数。

分析:由于胃热炽盛,消灼津液,故口干渴、唇燥、喜冷饮;胃火上扰,则可见齿龈肿痛;热盛津少,见溲赤;大肠失于濡润,则大便秘结,舌红苔黄、脉细数为胃热津少之症。

治法:清热生津。

方药:竹叶石膏汤或竹叶黄芪汤。

4. 热毒火盛

主症:壮热或有恶寒,烦渴,小便短黄,局部红、肿、热、痛,脉洪大有力,舌红苔黄燥。

分析:伤后正邪剧争,阳热亢盛,故见壮热,或有恶寒;因热毒火盛,灼津伤液,则烦渴、小便短黄;由于热毒蕴结于内,气血凝滞,经络阻塞,故见局部红、肿、热、痛;脉洪大有力,舌红苔黄燥,为热毒火盛之候。

治法:清热降火解毒。

方药:白虎汤合五味消毒饮。

除中药内治以外,还可配合针灸疗法,以清热润燥,养阴生津为法,以相应背俞穴及足少阴、足太阴经穴为主,如胃脘下俞、肺俞、胃俞、肾俞、三阴交及太溪等。操作以毫针刺,用补法或平补平泻法。

【预防与调护】

患者要调整好饮食,多食粗粮和蔬菜,少食肥甘厚腻,禁烟戒酒,同时舒畅心情,避免过度劳累,加强身体锻炼。其中胃热伤津、热毒火盛者,饮食宜清淡,忌食辛辣厚味,清晨饮凉开水一杯,平时多喝水。

第十二节 内伤癃闭

内伤癃闭是指伤后以排尿困难,甚则小便闭塞不通为主症的疾患。其中又以小便不畅,点滴而短少,病势较缓者为"癃";小便闭塞,点滴不通,欲解不得,病势较急者为"闭"。《类证治裁·闭癃遗溺》曰:"闭者,小便不通;癃者,小便不利。""闭则点滴难通……癃为滴沥不爽。"临床上一般合称为癃闭。

【病因病机】

健康成人每24小时尿量在1 000~2 000ml之间,白天多于晚上一倍以上,当人体受到较重损伤之后,常常出现尿量异常,包括少尿或无尿,或排尿困难。癃闭的病位在膀胱,膀胱是贮藏尿液的处所,又是管理小便出纳之腑。癃闭的形成主要是由于膀胱气化不利,水道通调不畅,使小便不能排出。

1. 瘀阻经络 如严重外伤或脊柱骨折脱位合并截瘫,血离经脉,凝聚遏阻于经脉之间,致经络不通,膀胱气化功能障碍,而成癃闭。

2. 津液亏损 伤后出血过多或疼痛剧烈,大汗淋漓,阴液耗损,化水之源枯竭,水道失畅,不能下输膀胱而成本证。

3. 下焦湿热 伤后湿热之邪蕴结膀胱,或逆行感染,酿成湿热,阻遏尿路,致使气化失常,小便滴沥难行。如《诸病源候论·小便病诸候》指出:"小便不通,由膀胱与肾俱有热故也。"

4. 阳衰气虚 损伤日久耗气伤血,或年高肾阳衰惫,肺肾气虚,致膀胱气化无力,因而小便不利。

【辨证论治】

内伤癃闭的治疗,根据"六腑以通为顺"的原则,应着重于"通"。在内服药物不能济急的情况下,可配合运用外治法和探导法以急通小便。目前,临床采用的导尿法简便易行,效果亦好,可以选用。更主要的是,引起癃闭的原因各有不同,临床必须审因论治,对尿路损伤者,宜请专科会诊。

(一) 内治法

1. 瘀阻经络

主症:小便不利,小腹胀满,烦躁,渴不思饮,漱水不欲咽,舌色紫,脉涩或细数。

分析:伤后气血瘀阻,经络闭阻,复加肝失条达,脾肾气化无权,而致小便不利,水留于内而为小腹胀满。败血归肝,疏泄失常,而见烦躁。气血津液不能循经上行,故见渴不思饮,漱水不欲咽。舌色紫,脉涩或细数,为内有停瘀之象。

治法:行瘀利水,活血通闭。

方药:用代抵当丸,对脊柱骨折脱位合并截瘫的癃闭,在治疗骨折脱位时可结合本病辨证论治。

2. 津液亏损

主症:出血过多,伤后疼痛剧烈,大汗淋漓,饮水少,小便不利,口干咽燥,渴而能饮,舌红少津,脉细数。

分析:因出血过多、出汗多,阴液大耗,复加饮入甚少,化源不足,无以下输膀胱,故小便不通;因津液亏损,故见口干咽燥,渴而能饮;舌红少津,脉细数乃津液不足之征。

治法:补气生津。

方药:生脉散。

3. 下焦湿热

主症:小便不利,热赤或闭,小腹胀满,或大便不畅,舌质红,苔黄腻,脉细数。

分析:湿热壅积膀胱,膀胱气化失调,故小便不利而热赤;甚或闭而不通,湿热互结,气滞于下,故小腹胀满;因湿热内蕴,大肠失润,故可见大便不畅;舌质红,脉细数为阴分受伤;苔黄腻为下焦湿热所致。

治法:清利湿热,通利小便。

方药:滋肾通关丸合八正散或小蓟饮子。

4. 阳衰气虚

主症:小腹胀满,小便不通或滴沥不畅,排出无力,面色㿠白,神疲气怯,腰膝无力,舌淡,脉细弱。

分析:肾阳不足,气化无力,故见小腹胀满,小便不通或不畅,排出无力;元气衰惫,命门火衰,可见阳气虚弱、肾阳不足之诸症。

治法:温阳益气利水。

方药:黄芪甘草汤或济生肾气丸加味。

(二) 其他疗法

除中药内治以外,还可配合针灸、推拿及刮痧疗法。

1. 针灸治疗　治宜调理膀胱,行气通闭,以足太阳、足太阴经穴及相应俞募穴为主,如中极、膀胱俞、秩边、三阴交及阴陵泉等。临床可根据患者癃闭证型选择配穴,如下焦湿热配委中、行间;瘀阻经络配膈俞、血海;肾阳亏虚配肾俞、命门。操作为毫针刺法。针刺中极时针尖向下,使针感能到达会阴并引起小腹收缩、抽动为佳,若膀胱充盈,针刺不可过深,以免伤及膀胱。肾阳亏虚者可温针灸。

2. 推拿治疗　推拿治则为疏调气机,通利小便,穴位为中脘、天枢、气海、关元、中极、足三里、三阴交等,手法为一指禅推、摩、按、揉等法。亦可运用指压疗法,操作方法为患者取仰卧位,术者面向患者足部侧立,以两手拇指重叠压于脐至耻骨联合上缘中点连线的 1/2 处(相当于关元穴靠近石门穴处),两食指紧靠髂骨上缘,压力先轻后重,操作不能中断,直至患者排尿结束。

3. 刮痧治疗　按湿热下注、瘀浊阻塞和肾气亏虚进行辨证治疗。湿热下注取中极、膀胱俞、三阴交、阴陵泉等穴位,采用泻法,先刮背部膀胱俞,再刮腹部中极穴,最后刮下肢阴陵泉至三阴交;瘀浊阻塞取气海、血海、中极、膀胱俞等穴位,采用泻法,先刮背部膀胱俞,再刮腹部气海至中极,最后刮血海;肾气亏虚取关元、命门、肾俞、膀胱俞等穴位,采用补法,先刮背部肾俞至膀胱俞,再刮命门,最后刮腹部关元穴。

(三) 文献摘录

《灵枢·本输》曰:"三焦者……出于委阳,并太阳之正,入络膀胱,约下焦,实则闭癃……闭癃则泻之。"《灵枢·四时气》曰:"小腹痛肿,不得小便,邪在三焦约,取之太阳大络,视其络脉与厥阴小络结而血者,肿上及胃脘,取三里。"《针灸大成》曰:"小便不通,阴陵泉、气海、三阴交……复刺后穴:阴谷、大陵。"《证治准绳·杂病》曰:"小腹疼痛,小便不通,先艾灸三阴交。"

【预防与调护】

患者一般应卧床休息。若病情加重,出现无尿、呕吐、昏迷、抽搐,变为关格重症时应建立特别护理,密切观察神志、血压、呼吸、脉搏等情况,记录 24 小时出入量。骨盆骨折,若所受暴力较大可合并膀胱或尿道破裂,使尿液内流入腹腔、盆腔,或水道不通,造成癃闭者,应及时请专科会诊。

本病患者情绪多紧张而郁闷,必须加强心理护理,解除患者的紧张情绪,保持其心情平静,让患者自行徐徐用力收缩腹肌,增大腹内压试行排尿。内伤癃闭患者的饮食以清淡为宜,忌食辛辣肥甘厚味之品。

第十三节 内伤痹证

痹证是指气血闭阻、壅塞不通所引起的疾病。《素问·痹证》曰:"所谓痹者,各以其时重感于风寒湿之气也。"机体遭到损伤,正气虚弱,风寒湿邪乘虚而入,是以气血痹阻为主要病理变化,以皮肤、肌肉、关节等处疼痛、肿胀、重着、麻木,关节屈伸不利,行走不便,握物无力为主要特点的一种病证。

痹证有多种类型,如按证的性质分,则有寒痹、热痹、行痹、着痹;按病因分,则有风痹、寒痹、湿痹;按病位分,则有皮痹、肌痹、脉痹、筋痹、骨痹;按脏腑分,则有肝痹、心痹、脾痹、肾痹、肠痹、胞痹等。

【病因病机】

内伤痹证或为风寒外侵,或为瘀血痹阻,经脉阻滞,气血不和所致。

1. 外力损伤 肢体外伤,经脉破损,血溢脉外,停于肌肤经络之中,瘀血停滞,气血凝塞,血运不畅,经脉不通则痛。正如《丹溪心法·痛风》中所说:"肢节肿痛,脉涩数者,此是瘀血。"也可因治疗时用寒凉之品过多,寒则血凝,血液凝滞不化,成为痹痛。

2. 瘀热内蕴 伤后失治、误治,离经之瘀血郁久蕴热,流注经络、关节,经脉不通,则局部可有红、肿、热、痛的表现。

3. 正不胜邪 机体受损,正气虚弱,或长期居处阴湿之地,或在潮湿、寒冷环境中工作,或经常遭受外邪侵袭,损伤正气,日积月累,以致寒湿之邪累积愈盛,使气血闭阻而发生痹证。

【辨证论治】

1. 行痹

主症:肢体肌肉关节疼痛,游走不定,可有恶寒,发热,关节屈伸不利,苔薄白,脉浮。

分析:风寒湿邪侵袭机体,风邪偏胜,其性善行,故肢体疼痛,游走不定;正为邪阻,故有恶寒,发热;气血失畅,故关节屈伸不利;因风邪偏胜,故苔薄白,脉浮。

治法:祛风通络,散寒除湿。

方药:防风汤加减。

2. 痛痹

肢体关节疼痛较剧,痛有定处,关节屈伸不利,遇寒痛甚,得温痛减,舌苔薄白,脉弦紧。

分析:寒邪偏胜,痹阻筋脉关节,气血运行不畅,故肢体关节疼痛较剧;痛有定处,寒性收引,故关节屈伸不利;寒为阴邪,故遇寒痛甚;遇热寒散,故得温痛减;舌苔薄白,脉弦紧为寒痛之象。

治法:散寒止痛,祛风除湿。

方药:乌头汤加减。

3. 着痹

主症:肢体关节重着疼痛或肿胀,痛有定处,活动不利,手足沉重,肌肤不仁,苔白腻,脉濡缓。

笔记栏

分析:湿性重着,湿滞肢体关节,故肢体关节重着疼痛或肿胀,痛有定处;湿阻气滞,脾阳不振,故手足沉重,肌肤不仁;苔白腻,脉濡缓为湿困之象。

治法:除湿通络,祛风散寒。

方药:薏苡仁汤加减。

4. 热痹

主症:肢体关节疼痛,灼热红肿,屈伸不得,得寒痛减,遇热痛增,兼有发热、恶风、口渴、心烦、小便黄热、舌干苔黄、脉滑数。

分析:内有瘀热,复加风寒湿邪化热,流走关节,故肢体关节疼痛,甚则灼热红肿,屈伸不得;热为阳邪,遇寒热减,故得寒痛减,遇热痛增。热邪盛时可有发热、恶风、口渴、心烦、小便黄热、舌干苔黄、脉滑数等热象。

治法:清热通络,疏风胜湿。

方药:白虎加桂枝汤。红肿痛甚者,可加黄芩、连翘、黄柏、生地、赤芍、丹皮等;如局部青紫,肿痛日久,舌青紫,脉沉涩,可加桃仁、红花、乳香、没药等,并可加全蝎、地鳖虫、穿山甲等搜风通络之品。

5. 陈伤痹痛

主症:伤后肢体关节疼痛,肢体痿软,不仁不用,关节屈伸不利或挛缩强直,遇寒凉、阴雨或疲劳可加重,舌淡苔薄、边有紫点、脉虚细。

分析:久病入络,气血阻滞,肢体关节失濡,故关节疼痛,并见肢体痿软不用;筋失濡养,不能束骨利机关,故屈伸不利,挛缩强直;因久病正虚,不能拒邪任重,故遇阴寒或疲劳加重;舌淡、脉虚细为正气不足之象,边有紫点为内有瘀血凝滞,经络不通之征。

治法:通经活络,散寒祛瘀。

方药:独活寄生汤加减。

痹证的其他分类方法亦对中医骨伤科临床诊疗具有重要的指导意义,如历代医家认为:皮痹者,四肢痿弱,皮肉麻木不仁;脉痹者,脏腑移热,复遇外邪客搏经络,留而不行,其证热极,皮如鼠节,唇口开裂,皮肤色变;筋痹者,邪气与血气相搏,聚于关节、筋脉,或赤或肿;骨痹者,其证痛苦攻心,四肢挛急,关节浮肿。

总之,痹证以筋骨肌肉关节疼痛、肿胀、活动不利为特征。其治疗一般应根据风、寒、湿、热之偏胜,采用祛风、散寒、燥湿、清热之法为主治疗。痹证亦可因外邪杂至,合而为病,如风寒、风湿、风热、湿热等,其治法上有祛风通络、温经散寒、祛风除湿、清热通络等法,此外应注意配合应用活血行气、扶正祛邪之法,临床需辨证分析,分证论治,灵活变通。

【预防与调护】

内伤痹证与损伤、正气盛衰以及外邪入侵密切相关。因此,在日常生活中需避免损伤,强身健体的同时注意预防外邪的侵入。患者应在积极进行治疗的同时做到:规律作息,劳逸结合;积极锻炼,增强体质,以提高机体对外邪的抵抗力;饮食宜清淡富有营养,少食辛辣肥甘之品;保持心情舒畅,增强与疾病作斗争的信心。

第十四节　内伤麻木

内伤麻木是指伤后肢体或局部触觉、痛觉和温度觉障碍。一般麻为轻,而木则较重。麻是肌肤不仁,但犹觉气微流行;木则痛痒不知,真气不能运及。故麻木虽然同称,而程度上却有轻重之分。《杂病源流犀烛·麻木源流》说:"麻木,风虚病亦兼寒湿痰血病也。麻非痒非痛,肌肉之内,如千万小虫乱行,或遍身淫淫如虫行有声之状,按之不止,搔之愈甚,有如麻之状。木不痒不痛,自己肌肉如人肌肉,按之不知,掐之不觉,有如木之厚。"

麻木常见于各种损伤后期,或并发于各种劳损之时,其中以颈、腰部劳损时尤为多见,亦可见于脊髓损伤、周围神经损伤或受压等。

【病因病机】

1. 经脉瘀阻　内伤后经脉受累,瘀血内积,或失于治疗,或治不得法,陈伤残留,瘀血未能散尽,停滞凝结,阻遏经脉,经脉不通,肢体失于气血濡养而成麻木。

2. 气虚麻木　气有温肌、熏肤、充身、泽毛的作用,损伤失血过多,未能及时恢复,耗血损气;或长期卧床,久卧伤气;或体弱多病,脾胃素虚,劳累过度,耗气伤血,均可使肢体失于濡养而发生麻木。《景岳全书·非风》说:"气虚则麻。"《素问·逆调论》说:"荣气虚则不仁,卫气虚则不用,荣卫俱虚,则不仁且不用。"

3. 血虚麻木　血有濡养作用,内而五脏六腑,外则四肢百骸,均赖血的濡养。伤后失血过多,血无以继;或伤后过用攻伐之品,脾胃亏损,水谷精微不足以生血,均可导致血虚不能濡润肌肤而为麻木。正如《景岳全书·非风》所说:"血虚则木。"

4. 督脉损伤　脊柱骨折脱位,造成循脊柱走行之督脉损伤、受压或离断而致。督脉主一身之阳气,为阳脉之海,外联四肢皮肤肌肉,内络脏腑器官,一旦受伤离断,轻则肢体麻木不仁,重则肢体不用,甚至半身不遂,或发为瘫痪。若周围经筋断裂,则所循行的肢体产生麻木。

【辨证论治】

1. 经脉瘀阻

主症:肌肤作麻作木,局部可有肿胀、瘀斑,肢体关节活动不利,若累及经脉,则沿经脉走行部位麻木,舌质紫暗,脉弦涩。

治法:逐瘀通络。

方药:颈肩及上肢麻木者,可用舒筋丸;腰及下肢麻木者,可用活络效灵丹加减。

2. 气虚麻木

主症:肌肤麻木,短气懒言,面色㿠白,遇劳加剧,并有昼重夜轻的特点,舌淡白,脉细。

治法:补气温阳。

方药:肺脾气虚,可用补中益气汤;肾气不足,可用阳和汤加减。

3. 血虚麻木

主症:麻木时作时止,夜间尤甚,伴头晕目眩,视物昏花,脉涩舌淡。

治法:补益气血。

方药:人参养荣汤加减。

4. 督脉损伤

主症:损伤平面以下肢体麻木、不用,涉及足太阳膀胱经可出现排尿功能失常,涉及手阳明大肠经可出现大便功能障碍,并有腹胀、发热,经脉损伤则所循行部位的肢体发生麻木。

治法:活血祛瘀,补阳通络。

方药:活血祛瘀汤加减。后期补肝肾、温经络,可用补肾壮阳汤。

【预防与调护】

内伤麻木起病缓慢较轻者,应注意劳逸结合,要有足够的睡眠和休息。对翻身困难的患者,要按时帮助其翻身,以防止发生压疮。肢体麻木不能随意活动的患者,应由他人帮助活动或按摩,以防止肌肉萎缩。对患肢宜注意保暖。由于肌肤麻木,知觉障碍,严冬时应防止冻伤,用热水袋等取暖时须防止烫伤。对患病的关节应妥善保护,防止再度损伤,严重时应注意休息,或遵医嘱,用石膏固定,防止畸形。

患者饮食宜清淡富有营养,少食辛辣肥甘之品,勿饮酒,以免助热生痰。应经常同患者交流,了解患者的思想情绪,做好思想工作,使患者保持心情舒畅,增强与疾病作斗争的信心。

第十五节 内伤痿软

内伤痿软是指损伤后,筋脉弛缓,筋肉软弱失用,日久因不能随意运行而致肌肉萎缩的一种病证。"痿"是指肢体萎弱不用,"软"指筋肉软弱无力。常见于脊柱损伤引起的外伤性截瘫及其他损伤后期之失用性萎缩等病变。

【病因病机】

1. 经脉瘀阻 损伤积瘀或陈伤瘀血残留,经脉痹阻或经脉(脊髓)遭受震荡,经气散乱,经脉失畅;骨折脱位致经脉受牵拉、挫伤,或外固定压迫经脉,导致经脉气血不能正常运行而成痿软之证。

2. 气血虚亏 损伤出血过多,耗血损气,或久病体虚,或脾胃素虚,脾胃受纳运化功能失常,津液气血之源不足,肌肉筋脉失养,而产生痿软之证。

3. 筋骨不用 筋骨关节,以刚为正,以柔为顺,以用为常。若伤后固定时间过长,或长期卧床,缺乏功能锻炼,筋骨不用,久之则关节不利,肌筋失用、大肉羸瘦,运动功能障碍。

4. 督脉损伤 脊柱骨折脱位而致脊髓(督脉)损伤,气血阻滞。督脉总督周身之阳经,经脉不通,真阳之气不能运行于诸经,出现肢体麻木、无知觉、不能活动,日久则产生本病。若伤后周围神经断裂,荣卫不行,则可产生痿软之证。

【辨证论治】

1. 经脉瘀阻

主症:肢体损伤、疼痛,局部肿胀,瘀斑明显,举手握拳无力,不能抬腿动足,关节不利,常伴肢体麻木不仁,舌质紫暗,脉弦涩。

治法:活血祛瘀。

方药:桃红四物汤加三棱、莪术、穿山甲之类。若因骨折、脱位所致,则应及时复位,因外固定所致者应及时调整外固定。

2. 气血虚亏

主症:久病体虚或脾胃素弱,胃纳不振,少气懒言,面色萎黄,神疲乏力,肢体痿软无力,舌质淡白,脉细弱。

治法:补养气血。

方药:十全大补汤。

3. 筋骨不用

主症:长期卧床,肢体缺乏锻炼,或固定日久,肌肉萎缩,肌力减退,肌筋挛缩,关节屈伸不利,活动受限,甚则出现畸形。

治法:内外兼治。

方药:内治宜强筋壮骨,用壮筋养血汤;外治应加强功能锻炼,配合按摩、针灸、外用药物熏洗等。

4. 督脉损伤

主症:肢体痿软,损伤平面以下肢体感觉运动丧失,伴腹胀、发热、二便障碍,周围神经断裂则相应的肢体痿软不仁。

笔记栏

治法:活血祛瘀,通督疏经。

方药:内治宜补阳还五汤加减;后期宜补肾壮阳汤。神经断裂者应采用手术缝合。

内伤痿软的治疗除内服药物外,还常配合针灸或推拿治疗,当出现肢体痿软后应及时采取被动运动,加强肢体的活动,这对痿软的恢复和防止肌肉萎缩甚为重要。

【预防与调护】

注意环境卫生和个人卫生,保持清洁,空气新鲜,补充蛋白质、维生素,用石膏保护肢体者,观察肢体血循环,有无压疮;并发截瘫患者要按截瘫常规护理。早期患者可应用活血化瘀中药热敷,并行推拿按摩手法,以促进局部血液循环,缓解关节周围肌肉痉挛,防止肌肉萎缩。

课堂互动

【实施方案】

1. 教师将学生分为若干组,每组约 10 人,选出各组汇报人。

2. 教师展示案例和问题,每组学生各自讨论约 20 分钟,教师观察各组讨论情况。

3. 每组汇报人分别对案例问题进行作答,同组同学进行补充;每组约 5 分钟,教师对每组的汇报情况进行记录。

4. 学生汇报完毕后,教师利用 10 分钟对本案例进行分析,并对每组学生的汇报情况进行总结,进行教学反思。

【案例讨论】

案例一

韦某,女,66 岁,3 天前因"车祸致腰痛、活动受限 3 小时"入院,诊断为"L_3 椎体压缩性骨折"。在我科予活血化瘀止痛中药口服与烫熨治疗后,腰部疼痛症状有所缓解,今日患者感觉腹部胀痛,无呕吐,纳差。舌质暗,苔黄燥,脉涩。查体:腹部平坦,腹壁静脉无显露;腹软,腹部无压痛、无反跳痛,全腹未触及包块,肝脾肋下未触及,肝-颈静脉回流征阴性;移动性浊音阴性。肠鸣音正常,4 次/min,未闻及血管杂音。L_3、L_4 椎体及椎旁肌压痛,生理反射存在,病理征未引出。辅助检查:腹部 CT 平扫、腹部 B 超无异常。

讨论问题:

1. 该患者目前的中医诊断及证型是什么? 有何依据?

2. 分析该患者目前情况并提出治法方药。

案例一答案

案例二

张某,男,50 岁,2 小时前不慎从高处坠落,臀部着地,当时自觉腰背部剧烈疼痛,腰部屈伸活动明显受限。查体:神志清楚,表情痛苦,胸背部可见角状后凸畸形,局部压痛明显,棘突部位叩击痛明显,疼痛位置深在。双下肢肌力 V 级,生理反射存在,病理征未引出。

讨论问题:

1. 目前初步诊断如何? 需要进行哪些检查?

2. 本病早期临床观察应注意哪些变化? 最常见的并发症有哪些?

3. 诊断明确后应如何治疗? 治疗中有哪些注意事项?

4. 目前中医诊断如何?

5. 试分析本病的病因病机、中医分型及治则方药。

案例二答案

(莫 文 吴 毛 陆 延 王一品 刘俊宁)

复习思考题

1. 试述内伤发热的定义及内伤发热虚、实证的病因病机。

2. 试述内伤眩晕的分型、病机、治法及方剂选择。

3. 内伤不寐主要与哪些脏器有关？病因病机是什么？

4. 简述内伤健忘的病因病机及治法方药。

5. 简述引起内伤呕吐的病因病机及治法方药。

6. 简述内伤腹胀病因病机的虚实分类及相应治法方药。

7. 试述引起内伤便秘的原因及其转归。

8. 试述内伤口渴中阴血亏虚和瘀血停滞二者病因病机上的不同之处。

9. 试述常见外邪所致痹证的临床表现特点。

10. 试述内伤麻木的内涵及病因。

第七章

医 案 精 选

第一节 头 部 内 伤

1. 戈某,女,56 岁。初诊时间:1958 年 2 月 22 日。

主诉:外伤后头痛头晕呕吐,左腕疼痛。

病史摘要:跌仆震伤头额,两山角(颞骨)及左额骨瘀阻青紫肿胀,头晕泛吐频频,神疲,欲卧不安,左手腕掌骨关节亦因撑伤疼痛。

治则:化瘀升清降浊,调和肝胃。

方药:柴胡 5g,细辛 3g,薄荷叶(后下)3g,当归尾 12g,郁金 5g,炙地鳖 5g,川芎 3g,泽兰叶 6g,抱茯神 12g,制半夏 6g,姜竹茹 6g,左金丸(包)3g。

二诊:伤处青紫肿胀渐退,泛恶亦止,仍觉头昏脑涨,寝不甚安。左手腕掌骨疼痛已瘥,青紫未消。再拟升清降浊。

方药:柴胡细辛汤加减。柴胡 5g,细辛 3g,炙地鳖 6g,当归尾 12g,赤芍 5g,川芎 3g,蔓荆子 9g,制半夏 6g,薄荷叶(后下)3g,泽兰叶 6g,姜竹茹 6g,降香片 1.8g。

按:柴胡细辛汤原方由柴胡、细辛、薄荷、归尾、地鳖、丹参、川芎、半夏、泽兰叶、黄连等组成,具有疏肝理气、祛瘀生新、调和升降作用。柴胡配细辛为此方的君药。柴胡具有推陈致新、升举阳气的作用,又是肝经的引经药。《伤科补要》有"跌打损伤之证,恶血留内,则不分何经,皆以肝为主"之说。石筱山先生曾说:"柴胡能升能降,因而得着一个和字。只要善于使用,不论病在上、中、下哪一部都很适宜。"细辛具有治"头痛脑动,百节拘挛"的功能。(本案节选自《辽宁中医杂志》刊登的《著名伤科石筱山、石幼山先生治疗脑震伤的经验》)

2. 王某,初诊时间:1964 年 8 月 20 日。

主诉:头部外伤后头晕、麻痹 1 周。

病史摘要:被推倒跌伤 1 周,后枕及右山角骨受损,震及脑海,皮破血瘀内滞,当时出血颇多。现眩晕胀痛,脸面麻痹,口眼㖞斜,双耳失聪,咳嗽咯血,胸闷纳呆,夜寐久安,下肢麻木,时有抽搐,舌苔薄腻,脉濡细。体弱伤剧,防遗后患。

治则:平肝安脑,和络宁神。

方药:天麻 3g,钩藤(后下)12g,细辛 2.4g,白蒺藜 9g,当归 6g,丹参 9g,石决明(先煎)30g,陈胆星 4.5g,竹沥半夏 9g,杭菊 4.5g,苍耳子 9g,藕节 9g,淡竹茹 6g,炙远志 4.5g,血珀末(分吞)1.5g。

二诊:服药后破伤渐愈合。现可见右耳门流血伴有咯血,右颜面仍有麻痹瘫痪,唯下肢麻木减轻,颈项板滞不舒。再拟活血和络,安脑息风。

方药:煨天麻 3g,钩藤(后下)12g,白蒺藜 9g,当归 9g,细辛 2.4g,丹参 9g,羌活 4.5g,石决明(先煎)24g,杭菊 6g,青、陈皮各 4.5g,全蝎 3g,陈胆星 4.5g,三七粉(分吞)1.5g。

按:平肝息风法,以天麻钩藤汤为代表,由煨天麻、白蒺藜、川芎、当归、赤白芍、丹参、炙

笔记栏

远志、朱茯苓、钩藤等药组成。本方具有息风宁神、化瘀镇痛的作用。石氏伤科常用本方治疗脑震伤引起的头晕伴有抽搐等动风之证。(本案节选自《辽宁中医杂志》刊登的《著名伤科石筱山、石幼山先生治疗脑震伤的经验》)

3. 傅某,男,38岁。初诊时间:1965年8月16日。

主诉:外伤后头部眩晕胀痛一旬。

病史摘要:一旬前在游泳池被人跳水下落时撞击,损伤头顶、右山角骨、面颊、耳门部,当时昏厥片刻后感头晕胀痛颇剧,耳门流血甚多,即送医院急救及住院治疗,诊断为乳突损伤。因患者拒绝手术遂来我院门诊。现头脑眩晕胀痛仍剧,耳门流血,右头面耳后肿胀,牙关启合不利,胸闷纳呆,泛恶,略有身热,脉细弦数,苔腻。

治则:疏化祛瘀,安脑和胃。

方药:荆芥、防风各6g,当归9g,细辛2.4g,薄荷3g,丹参9g,羌活4.5g,姜半夏6g,青、陈皮各4.5g,川芎4.5g,柴胡6g,钩藤9g,苍耳子9g,血竭3g,三七粉(分吞)1.5g。

二诊:服药后略有好转,耳门尚流血水,牙关开启较利,右山角骨及面颧骨骼高突,耳后肿胀,瘀肿未化,疼痛较减,头晕神疲,胸闷泛恶略瘥,纳谷不佳,身热未除,咽喉干燥哽痛。再拟疏化安脑、清热平肝。

方药:荆芥、防风各6g,川芎4.5g,细辛1.8g,佩兰叶6g,杭菊6g,钩藤9g,石决明(先煎)24g,当归6g,生地12g,炒赤芍9g,青、陈皮各4.5g,苍耳子9g,淡竹茹6g。

以后各诊略。

按:化瘀宣散法的代表方系石氏经验方——防风归芎汤。该方由川芎、当归、防风、荆芥、羌活、白芷、细辛、蔓荆子、丹参、乳香、没药、桃仁、苏木、泽兰叶等药组成,具有化瘀宣散之功能,治疗头部损伤、青紫肿胀等证。本方由祛风止痛和活血化瘀两大类药物组成,以川芎、防风、当归为君,川芎辛香善升,上行头目颠顶,能治诸经头痛,与活血药相配,可增强行血散瘀的作用;归尾化瘀生新,用于跌打损伤、瘀滞作痛;防风有祛风解表、胜湿解痉、止血的功能,其微温而不燥、祛风湿而止痛。

以上是石筱山先生用三种不同方法治疗脑震伤早期的病例。可以看出对柴胡、细辛、当归、川芎、防风、天麻、钩藤等运用灵活,时而先用一方,几诊后改用另方,时而几方穿插运用。既治疗以眩晕、头痛为主的主症,又解除其他一些兼夹症。(本案节选自《辽宁中医杂志》刊登的《著名伤科石筱山、石幼山先生治疗脑震伤的经验》)

4. 吴某,男。初诊时间:1958年1月20日。

主诉:外伤后头昏脑涨4年。

病史摘要:4年前被机器铁棒击伤头额后山角,当时昏厥,入院治疗后,逐渐好转。近年经常头昏脑涨,甚则昏眩倾跌。

治则:平肝潜阳,滋肾益水。

方药:杞菊地黄合天麻钩藤加减。煨天麻4.5g,生地12g,川芎3g,钩藤(后下)12g,潞党参9g,枸杞6g,杭菊6g,白蒺藜12g,抱茯神12g,蔓荆子9g,泽兰叶6g,姜竹茹6g。

二诊:面色萎黄较前好转,眩晕亦减;神疲不振,头脑尚觉胀痛。此为清阳浊阴升降失调,再拟平肝潜阳,滋肾益水为治。

方药:煨天麻4.5g,生地12g,白蒺藜12g,制女贞9g,赤芍6g,细辛3g,炙升麻3g,煅灵磁石30g,茯苓12g,川芎3g,旱莲草12g,钩藤(后下)12g。

按:头部内伤经久不愈,必然气血失调,脏腑不和,肝病及肾,肝肾及脾,造成眩晕不止,所以后期以虚证为主,很少有实证,但也可出现本虚标实的征象。(本案节选自《辽宁中医杂志》刊登的《著名伤科石筱山、石幼山先生治疗脑震伤的经验》)

5. 方某,男。初诊时间:1958年1月29日。

主诉:头部外伤后后脑不舒1年。

病史摘要:去年1月间,头脑后山角被铁条弹伤,当时眩晕昏厥,急诊入院。1个月后,仍然头晕耳鸣,四肢无力,夜寐不安,纳谷甚少。调治以来睡眠饮食正常,唯后脑尚觉不舒。

治则:补中益气。

方药:炒党参9g,山药9g,生地12g,焦白术6g,菟丝子12g,炒广皮4.5g,枸杞6g,杭菊花6g,茯苓12g,旱莲草12g,炙甘草3g,大红枣4枚。

二诊:脑部震伤后患,调治经年以来,头晕耳鸣逐渐轻减,尚未静止,清阳浊阴升降未和。再拟培本固元而调肝肾。

方药:枸杞6g,料豆衣12g,酸枣仁12g,炒党参9g,白蒺藜12g,炙远志4.5g,麦冬12g,川芎3g,茯苓12g,浮小麦12g,炙甘草3g,夜交藤12g。杞菊地黄丸二两(另包)分10天吞服。

按:以上二例,虽分二法,然其病机则一。所以石氏伤科在用药上都选用党参、茯苓等补气健脾之药和枸杞、旱莲草、生地等补肾之品。正如《沈氏尊生书》所指出的:"伤家眩晕,或因失血过多,宜十全大补汤;或元气不足,不能摄气归源,宜参、苓、芪、草、芎、归、熟地、陈皮、山药、山萸、五味、麦冬等味。"(本案节选自《辽宁中医杂志》刊登的《著名伤科石筱山、石幼山先生治疗脑震伤的经验》)

6. 时某,男。初诊时间:1985年3月14日。

主诉:时发头晕头痛、昏厥、四肢痉挛十余年。

病史摘要:1972年6月患者骑自行车下坡翻车跌伤,当时昏厥1小时许方苏,约8天后完全清醒。此后经常头眩胀痛,时瘥时剧。1973年10月因工作紧张突然昏厥,四肢痉挛,片刻即醒。1984年2月又发作一次,较上次为甚,且头晕胀痛增剧,神疲、腰酸、乏力时有复发,有时握物不能自主,夜寐欠安,记忆减退,用脑后头痛更甚,服苯妥英钠迄今。近日外感鼻塞头痛伴有胸闷泛恶,脉细弦数,苔薄腻。

治则:疏散息风,平肝化痰宁神。

方药:防风6g,佩兰6g,白蒺藜9g,钩藤(后下)9g,细辛1.5g,羌活4.5g,龙齿12g,郁金9g,陈胆星4.5g,石菖蒲6g,化橘红3g,远志4.5g,姜竹茹6g,指迷茯苓丸(包)12g。

二诊:头脑陈伤,肝阳上扰,痰浊中阻,形成外伤性癫痫。治疗后尚有反复,头晕作胀,神疲乏力,腰膝酸软,小腿入暮作胀,纳呆略有泛恶。再拟活血安脑,化痰平肝和胃。

方药:防风6g,白蒺藜9g,杭菊6g,钩藤(后下)9g,龙齿15g,当归6g,白术、白芍各9g,川续断12g,陈胆星4.5g,石菖蒲6g,姜半夏6g,青、陈皮各4.5g,远志4.5g,白蔻3g。

三诊:头脑陈伤,经治症情显见好转,体力渐增,眩晕亦微,夜寐得宁。再拟益气活血、平肝安脑宁神。

方药:炙黄芪9g,潞党参9g,当归6g,白术、白芍各9g,黑料豆15g,白蒺藜9g,枸杞子9g,滁菊花6g,钩藤(后下)9g,川续断12g,茯苓9g,远志4.5g,夜交藤15g。

按:脑震伤后期以虚证为主。此例因伤后瘀化未尽,气血失和,肝阳上亢,痰浊中阻,以致神明失司,风随而起,此乃虚中夹实之证。故石筱山先生在治疗时先用平肝镇静化痰之剂,而后改用益气化痰、平肝益肾之品,其理在此。(本案节选自《辽宁中医杂志》刊登的《著名伤科石筱山、石幼山先生治疗脑震伤的经验》)

7. 李某,男,43岁,工人。初诊时间:1999年1月12日。

主诉:头痛、眩晕、恶心、烦闷,睡眠不实,左眼视物模糊1月余。

病史摘要:患者于1个月前从高架上跌坠致头部伤损,当时头面部及左肩均有擦皮伤,局部少量渗血,昏迷不省人事,经某医院抢救复苏,擦伤创面已完全治愈,但留有头痛、眩晕、恶心、烦闷、睡眠不实、左眼视物模糊等症状,经多方治疗不效。现患者精神不振,言语合作,舌质淡红,苔薄白,脉象浮滑,血压 130/90mmHg,体重 58kg,眼底检查未见出血,两侧瞳孔不等大,左眼对光反应迟钝,视物不清,头面部左侧有擦皮伤脱痂痕。四肢活动不受限,颈软,腹部无包块,肝脾未触及,未引出病理反射。

治则:清解外邪,升清降浊逐瘀。

方药:紫丹参 20g,钩藤 20g,天麻 15g,川芎 15g,谷精草 15g,蔓荆子 15g,菊花 20g,旋覆花(包)15g,白芷 15g,防风 10g,细辛 3g,薄荷(包)10g,每日 1 剂,嘱服 1 周。

二诊(1999 年 1 月 20 日):头痛、眩晕均减轻,恶心少作,左眼视物仍不清,心烦失眠、多梦。治遵前法。

方药:于前方减防风、细辛,加活血逐瘀之桃仁、红花,清肝明目之石决明。每日 1 剂,嘱服 1 周。另用全蝎 3g、朱砂 1.5g、琥珀 5g,共研细末分 3 次随汤药冲服。

三诊(1999 年 1 月 27 日):头微痛少作,已无眩晕。左眼视物好转,夜能入睡,梦少,近日脘闷、食少。舌质淡,无苔,脉见虚弦。病情已趋于好转,2 周来重用疏风之剂,恐阴液被耗,遂改育阴敛镇佐活络之法,以镇静安神、通络清脑为治。

方药:生牡蛎 30g,生龙骨 25g,石决明 25g,焦三仙(各)15g,磁石 20g,白芍 20g,龟甲 20g,旋覆花(包)15g,桃仁 10g,红花 10g,莉花 20g,明没药 10g,每日 1 剂,仍冲服前方散药。服 1 周。

四诊(1999 年 2 月 3 日):左眼近视较清楚,睡眠较好,梦少,近日头沉,但不晕、不痛,食纳略增,全身乏力。脉缓无力,证属邪祛正虚,清阳不宣,治当升补佐以养阴清脑为法。

方药:黄芪 25g,黄精 20g,党参 15g,白术 15g,茯神 15g,炒枣仁 15g,石菖蒲 15g,菊花 20g,佛手 15g,焦山栀 15g,天麻 15g,柴胡 10g,升麻 7.5g,每日 1 剂,仍冲服前方散药。经服本方 3 周,诸症悉退。

按:《素问·脉要精微论》:"头者精明之府。"《素问·灵兰秘典论》:"心者君主之官也,神明出焉。"张隐庵注云:"诸阳之神气上会于头,诸髓之精上聚于脑,故头为精髓神明之府。"所谓"精明""神明"是一言其体,一言其用。脑是认识世界和思维的物质基础,而脑之所以能够发挥这种作用,必靠心主及其他脏腑的精气奉养才能完成,同时由于心脑的密切联系,对各脏腑的协调起主导作用。因此,头部外伤,或其脏腑经络受到六淫七情的伤害,发生太过、不及等失调时,就可以直接影响其"精明"的作用而出现一系列紊乱症状,如头痛、眩晕、失眠等。外伤眩晕不仅脑本身受伤,且能影响心脑的正常联系,亦可波及其他脏腑而出现一系列失调现象,如神不守舍的惊悸失眠,肝不藏魂的夜梦纷纭,脾胃失和而出现消化不良等。同时可以因瘀血阻络致剧烈头痛,目视不清。亦可因伤后外邪乘虚而入,客于躯体,致头痛眩晕难以恢复。日本人丹波元坚谓:"此非邪凑则气虚之谓,言气所虚处,邪必凑之。"另外,既无外邪重滞,外伤后,脑既要维持其生理功能,又要修复和调节创伤,因之亦给身体在供给上提出较高的要求,必须补助元气、疏通经络,才能解决其脑的病变,否则眩晕、头痛等症状缠绵不已,久不能愈。

治疗脑震荡后遗症,凡外伤夹有外邪的,即先祛其外邪;有瘀滞的,即行宣通经络;无其他外邪见证的,即施升补兼佐通络,整体与局部兼顾。(本案节选自《国医大师刘柏龄骨伤医论医案医方》)

8. 蔡某,男,43 岁。初诊时间:2000 年 7 月 14 日。

主诉:头痛 17 年。

病史摘要:患者 22 岁时有头部跌伤史,当时无昏迷与呕吐,此后一段时间内无明显症状,1983 年开始出现偏头痛。CT 检查及脑电图检查未发现异常,右头部太阳、悬颅、攒竹穴处有压痛,形体偏瘦。脉弦,苔薄腻。

治则:健脾平肝,息风调治。

方药:广陈皮 6g,炒白芍 12g,山钩藤(后下)12g,太子参 15g,生白术 9g,山羊角 3g,白蒺藜 9g,枸杞子 9g,六神曲 6g,制何首乌 12g,决明子 9g,怀山药 9g,煨葛根 9g,川芎 9g,杭甘菊 9g,合欢皮 12g。14 剂,水煎服。另药渣水煎,分 14 次外用洗头。

二诊(2000 年 7 月 30 日):右侧偏头痛不止,睡眠佳,脉弦,苔根部较腻。再拟平肝息风、调和脾胃。

方药:南川芎 9g,广陈皮 6g,炒山药 12g,钩藤(后下)12g,芙蓉叶 3g,川藁本 9g,山羊角 3g,野菊花 9g,石决明(先煎)12g,六神曲 6g,白蒺藜 9g,青龙齿(先煎)12g,炒葛根 9g,太子参 15g,稽豆衣 12g,枸杞子 9g,芡实 9g。14 剂,水煎服。

三诊(2000 年 8 月 13 日):右侧偏头痛不止,脉弦,苔腻已化。再宜益气平肝息风。

方药:太子参 15g,决明子 9g,远志 6g,薄荷 1.8g,当归 9g,川芎 6g,杭白菊 9g,石菖蒲 9g,山羊角 3g,钩藤 12g,杭白芍 9g,丹参 9g,薄荷 6g。14 剂,水煎服。

按:魏氏伤科根据临床观察,把脑部受伤分为以下 4 种类型。

(1) 头部遭受撞跌,外表无明显异常,只觉晕眩,时轻时重,偶恶心欲呕,睡眠不安。

(2) 头部有明显的损伤、肿胀,晕眩显著,胸闷不畅,恶心呕吐,烦躁不安,不思饮食,项颈牵强。

(3) 头部伤处有严重肿胀,面积遍于半个头部或整个头部,神志昏迷,眼轮停视,饮食不进。

(4) 头部伤处肿胀并不严重,但内伤颇剧,神志昏迷,有阵发性癫狂、暴动现象,甚至七窍流血,半身或下肢瘫痪。

只有前两种情况才适合中医保守治疗。魏氏伤科治疗头部内伤初期的内服药物常用的有 2 种:①川芎钩藤汤。用于头昏头痛、烦躁不安、恶心、呕吐,为脑髓震伤初期最常用的方剂。②平胃退热预惊汤。用于呕吐、身热、项颈牵强、头部晕痛。李国衡先生继承魏氏伤科的经验并加以发展,认为头痛多半由于脾虚,肝阳上亢,在健脾益气的基础上加平肝息风之品,肝脾同调。(本案节选自《魏氏伤科李国衡医案集》)

第二节 胸 部 内 伤

1. 王某,62 岁。初诊时间:1962 年 4 月 1 日。

主诉:伤后左胁肋部疼痛十余日。

病史摘要:磕伤左乳肋骨筋络,已及旬余,外形并不显著,深呼吸咳呛牵掣,疼痛拒按,近来常有头晕,左脉细软。此为瘀留膜络之间,气行失畅。

治则:拟化瘀理气,和络息痛,内外并治。

方药:当归尾 9g,川郁金 9g,小青皮 5g,炙地鳖 6g,炙乳香 5g,制香附 9g,旋覆花(包)9g,泽兰叶 6g,玄胡 5g,白芥子 3g,降香片 2g,丝瓜络 5g。

二诊(1962 年 4 月 4 日):右胁乳肋损伤作痛已瘥,呼吸较畅,略有头晕腹胀,左脉转弦。伤后肝失条达,再拟疏运和血为治。

方药:软柴胡 3g,川郁金 9g,炒青皮 6g,大丹参 9g,制香附 12g,制半夏 6g,川楝子 5g,延胡索 5g,八月札 9g,合欢皮 9g,泽兰 6g,降香片 6g。(本案节选自《石筱山伤科学》)

2. 陈某,33 岁。初诊时间:1961 年 2 月 18 日。

主诉:伤后两胁胀痛二十余日。

病史摘要:自高堕坠,已经二旬,恶血留内,气不畅行。两胁作胀疼痛,左胁较甚。肝主胁下,恐致瘀积后患。

治则:疏运理气。

方药:苏子桃仁汤加减。当归尾 9g,炙地鳖 5g,旋覆花(包)9g,广郁金 6g,炙乳香 5g,泽兰叶 6g,苏子、苏梗各 6g,大丹参 6g,延胡索 6g,白芥子 5g,降香片 2g,燀桃仁 6g。

二诊(1961 年 2 月 23 日):左胁肋骨膜内络跌伤,气瘀凝阻作痛渐减,呼吸转侧欠利。

方药:当归尾 9g,炙乳香 5g,旋覆花(包)9g,炙地鳖 5g,大丹参 6g,泽兰叶 6g,广郁金 6g,制香附 6g,延胡索 6g,白芥子 5g,降香片 2g,燀桃仁 6g。(本案节选自《石筱山伤科学》)

3. 邵某,男,30 岁。初诊时间:1958 年 1 月 29 日。

主诉:右胸胁部疼痛 1 月余。

病史摘要:努力踢球而起,右胁肋膜伤挫气,已经月余。当时胸闷气促作痛,经过手术治疗,胸闷气促虽止,而胁肋之间,膜络仍然作痛拒按,并无肿胀。经敷服调治之后,作痛已经减轻。此乃气机不利,所谓气伤痛者是也。

治则:疏肝理气止痛。

方药:和营理气汤加减。软柴胡 5g,全当归 9g,旋覆花(包)6g,炒党参 9g,制香附 9g,川楝子 3g,小青皮 5g,炙乳香 3g,云茯苓 12g,制半夏 6g,降香片 2g,路路通 5g。

二诊(1958 年 2 月 5 日):胁肋之间疼痛拒按,已见减轻,深呼吸略觉牵掣,膜络气血尚未调和。

方药:盐水炒柴胡 5g,潞党参 9g,当归 9g,制香附 9g,旋覆花(包)6g,青橘叶 5g,炙升麻 3g,炙乳香 3g,云茯苓 12g,川楝子 6g,丝瓜络 5g,降香片 2g。

三诊(1958 年 2 月 8 日):右胁肋膜内络屏伤挫气之证已近痊可,气血尚未和顺,引起臀部腿膝宿患。再拟温经理气和络为治。

方药:黄芪 9g,潞党参 9g,怀牛膝 12g,川桂枝 3g,炙升麻 3g,川续断 12g,焦白术 6g,制香附 9g,云茯苓 12g,桑寄生 12g,丝瓜络 5g,降香片 2g。

四诊(1958 年 2 月 22 日):气血周流未和,试行用力屏气,仍觉胀痛,腰臀腿膝酸楚乏力,暂时不宜运动。

方药:当归须 9g,旋覆花(包)6g,泽兰叶 6g,制香附 9g,青橘叶 5g,延胡索 6g,炙乳香 3g,小青皮 5g,白芥子 5g,桑寄生 12g,川楝子 6g,降香片 2g。

按:王案伤情较轻但极常见。有的病例是偏重于伤气,负重劳作屏伤,胸膺内络气机失宜,气滞不通,不通则痛,特点是疼痛但无明显压痛点。治疗以理气通络为主。气滞则血亦凝,加入化瘀活血之品亦属必要,胸膺气滞必然影响肺气,肺失于宣肃,于是咳嗽有痰,常须合用肃肺化痰之品。王案则以伤血积瘀为主,疼痛拒按,然而伤之于内,"外形并不显著",治疗以化瘀为先。瘀凝气机亦滞,自须加入理气和络之品。其中白芥子一味即可疏通膜络之痰。瘀阻气滞每易聚积痰浊,朱震亨曰:"痰在胁下及皮里膜外,非白芥子莫能达。"又有《景岳全书·本草正》言白芥子"开导虽速,而不甚耗气"。为此石氏伤科治疗胸胁损伤广泛应用白芥子而取效。前两案都用旋覆花、郁金,旋覆花能降气化痰,郁金可行气活血,疏肝解郁,用于胸胁内伤,颇合病机。陈案的病机,石氏断为恶血留内,积于胁下,气不畅行,故其用药更重行瘀,活血药占处方用药的大半。药合机宜,疗效颇著。邵案是损伤重证,其施行手术原因案中未述。或是闭合性气胸,该类病症中,经手术治疗症状未能消除而就治于中医伤科者,中药内治仍有相当的价值。综观以上三例,胸胁内伤的治疗不外乎调治气血,唯极须辨明气与血之间以何为主。(本案节选自《石筱山伤科学》)

4. 金某,女。初诊时间:1961 年 8 月 20 日。

主诉:时发咳嗽咯血半年余。

病史摘要:去年秋日以来,努力伤气,损及阳络,咯血略带咳嗽,续发迄今,已有多次,左胁隐隐不舒。经过痰液检查及 X 线摄片,俱无迹象可寻。右脉浮涩,左脉微弦。癸事不正。按病论治,先治阳络之损,再调厥阴之脉。

治则:按病论治,先治阳络之损,再调厥阴之脉。宜清金调肝和络。

方药:全当归 6g,川郁金 9g,大丹参 9g,炒蒲黄 12g,干藕节 12g,小蓟炭 9g,仙鹤草 12g,桃仁、杏仁各 9g,福橘络 3g,降香片 2g,炒枇杷叶(包)12g。

二诊(1961 年 9 月 1 日):病患已久,肝失条达,肺金受侮,治后咯血已稀,胁肋之间尚有隐痛。舌苔薄腻,左脉弦细,右脉浮涩。再拟清金调肝和络。

方药:全当归 9g,炒白芍 6g,大丹参 9g,青蛤壳 24g,益母草 12g,仙鹤草 12g,干藕节 12g,野百合 9g,白茯苓 9g,桑寄生 12g,炒竹茹 5g,逍遥散(包)12g。

三诊(1961 年 9 月 10 日):胸胁内络损伤,为时已久,气血不和,隐隐掣痛,左胁较甚,有咯血。冲任失调,经来不正。粉剂为治,注意起居,徐图疗效。

方药:阿胶珠(炒)15g,川贝母 9g,川郁金 9g,白及片 5g,炒蒲黄 15g,降香片 9g。上药共研极细末,每日用温开水调服 3g,可分两次服下。

四诊(1961 年 11 月 26 日):胸胁内络久伤,阵阵作痛,常有咯血,调治以后,胁痛已微,咯血亦止,唯癸事少至,头晕,腰骶酸软。此为肝肾之气不充,涉及奇经失调。时入深冬,拟调肝和络、温肾益气之品,综合为丸,以固其本。

方药:全当归 30g,赤白芍各 30g,川郁金 24g,制香附 45g,川贝母 24g,炒蒲黄 120g,益母草 30g,藏红花 15g,制狗脊 30g,菟丝子 30g,紫石英 60g,山药 30g,山萸肉 30g,白茯苓 45g,大生地 45g,降香片 15g。上药共研细末,加陈阿胶 120g、鹿角胶 120g(均用陈酒炖烂)和末为丸,如绿豆大。每日早晚吞服两次,每次用开水送服 6g,如遇感冒食滞等,暂缓再服。

按:咯吐出血是胸胁内伤时或见到的症状,治疗方法绝不能单纯止血,损伤早期石氏伤科多用活血止血的方法,即以活血药炒炭,使瘀血得去,则血行循经,自能止血。石氏认为参三七能破瘀而不伤新,止血而不留瘀,也甚合用。若咯血量多,为血热错经,石氏拟鲜金斛汤清热凉血,育阴止血。

此案属损伤日久,除咯血之外,主症尚有胁痛,脉浮涩及微弦。石氏认为该案为阳络受损未复,肝木反侮肺金,治以行血止血、调肝清金,并稍入降气之品以调和气血,用药平和,颇见效验。细细究之,甚合《先醒斋医学广笔记》所指出的治血三要诀,即"宜行血不宜止血,宜补肝不宜伐肝,宜降气不宜降火"。可见损伤后诸症的治疗,也绝不能单纯随症设治,只有遵循总的治病规律,并结合伤科特点,才能得到预期的结果。该案兼见冲任失调,癸事不正,石氏从整体而治,亦予顾及。三诊用粉剂,四诊的处方做丸剂,缓以图之,其用药方法可供借鉴。(本案节选自《石筱山伤科学》)

5. 陈某,女,67 岁。初诊时间:2009 年 6 月 12 日。

主诉:胸部外伤后,左胸胁疼痛 1 周。

病史摘要:患者 1 周前撞伤胸背部,左侧胸胁后背疼痛不舒,动辄牵扯疼痛加重。经外院拍片未见骨折及肺部病变。查体:胸椎棘突无压痛,胸廓挤压征阴性,左侧菱形肌压痛。舌苔薄,脉沉细。

治则:理气活血,宽胸止痛。

方药:橘络 9g,枳壳 6g,旋覆梗 9g,八月札 9g,川楝子 9g,柴胡 9g,延胡索 9g,半夏 9g,郁金 9g,合欢皮 12g,川芎 9g,甘草 3g,丹参 9g,陈皮 12g,降香 3g,茯苓 12g。7 剂,煎服。

笔记栏

二诊(2009年6月19日):患者胸胁疼痛好转。查体:左侧菱形肌压痛,舌苔薄腻。

方药:前方加减,加落得打9g,焦楂曲各9g。7剂,煎服,每日1剂,分2次口服。

三诊(2009年6月26日):患者胸胁疼痛又有减轻,查体:左侧菱形肌压痛。治拟配合局部化瘀止痛。予蒸敷方外用。

四诊(2009年7月10日):患者随访,胸胁背部无明显疼痛。

按:胸胁属于上焦,是肺所居,损伤不离气血,治疗原则是理气活血,宽胸止痛。但是根据病情的轻重程度和主要症状的不同,运用的方剂要相应改变。如出现胸胁闷痛、轻度咳嗽者,治宜行气、止痛、止咳,可用魏氏伤科加减大行气汤;如胸部闷痛,咳嗽兼见气急者,治宜行气、和中、舒肺止咳,用魏氏伤科二陈舒肺汤;兼见气壅痰喘,咳嗽气闷者,治宜散伤气、畅肺气、止咳定喘、生津化痰、安神定痛,用魏氏伤科劳伤丸;如兼有痰塞、头昏者,是痰气阻滞、上蒙清窍,治宜醒脑开窍、利气化痰、安神定志、活血通经止痛,用魏氏伤科万应丹。本案魏氏辨证以伤气为主,活血药仅选用丹参、川芎合之;其治胸胁内伤理气药常用橘络、枳壳、旋覆梗、八月札、川楝子、柴胡、延胡索、郁金、合欢、川芎、陈皮、降香。本病处方和行气通络止痛汤处方,立方原则一致,同时又参照了魏氏伤科验方内伤药的用药。三诊时胸胁疼痛已微,主要是左侧菱形肌压痛,此为胸胁内伤已愈,背部筋伤仍在,故停内服药,予蒸敷方外用。(本案节选自《魏氏伤科李飞跃学术经验集萃》)

6. 李某,男,52岁。初诊时间:1967年10月11日。

主诉:碾压伤致胸胁痛1日余。

病史摘要:患者于10月10日下午3时许,在秋收劳动中不慎从车上坠落地面,被载重胶轮车从左肩及胁部擦压过去,当时患者痛苦难忍,时而神昏气促,伤势危急,即至当地医院诊察抢救。注射镇痛剂后,建议转上级医院施行手术抢救。因患者本人及其家属不同意手术治疗,遂于次日早晨来我院就医。入院查体:面黄无华,两目无神,嗜睡、呼吸不畅,气促烦闷,时以右手抚摸左上胸,语声低微,懒言,表情痛苦,常有小声呻吟,口唇干裂,色淡,舌质红、苔黄而糙,脉弦细而数。呼吸28次/min,血压110/80mmHg,血红蛋白75g/L,红细胞2.75×10^{12}/L,白细胞7.5×10^9/L。头颈部无外伤,两上肢肤色苍黄、左侧皮温稍高,左臂因伤痛不敢抬举,脊柱无损伤,胸部稍膨隆、拒按。自述:小便困难,大便未解;口苦不欲饮食,咳嗽,咳时引伤处作痛,胸闷气短,心烦不适;左胁肋及背部均胀痛。检查:损伤部渗血,压痛面积较广泛,左胸第2~5肋骨折端有明显凸起畸形,且有明显骨擦音,6~11肋压痛明显,但无畸形,按之有骨擦感,左上胸部血肿,并有捻发音。X线摄片显示:①左侧肩胛骨粉碎骨折;②左侧第1~11肋骨完全骨折;③左侧血胸;④左侧胸壁软组织内积气。本病系严重肩背胸胁部创伤,肩胛骨粉碎,11条肋骨完全骨折合并血气胸。遵古法"瘀在上部者,当清上瘀血"之意,以防败血蕴肺、凌心,而致危笃难医。

治则:清上瘀血,理气化痰。

方药:当归尾25g,全瓜蒌20g,白茯苓20g,广陈皮20g,五灵脂15g,生蒲黄15g,刘寄奴15g,赤芍药15g,牡丹皮15g,北柴胡15g,苦黄芩15g,南红花15g,光桃仁15g,细生地15g,甘草梢5g。另:血竭3g,三七5g,共研细粉分2次冲服。水煎300ml,分2次早晚温服。

二诊(1967年10月12日):患处疼痛减轻,咳嗽、胸闷气短仍在,睡眠不实、多梦,少腹膨胀稍减,小便时阴茎作痛,排尿不畅,尿色黄赤量少,大便未解,食纳不香,口渴不喜饮。检查:神清,表情苦闷,时出小声呻吟,面色仍萎黄无华,口唇干裂,舌质红、苔黄仍糙,脉象弦细而数。呼吸24次/min。局部所见:骨折处无不良变化,擦伤部无感染现象,左胸及腋下仍然肿胀,捻发音(+),触按少腹部疼痛稍减。

方药:当归尾25g,全瓜蒌25g,牡丹皮15g,京赤芍15g,川厚朴15g,川贝母15g,广陈皮

15g,五灵脂 15g,生蒲黄 15g,赤苏木 15g,明没药 10g,北柴胡 10g,锦纹大黄（后下）15g,车前子（包）15g,淡竹叶 10g,甘草梢 7.5g。另:血竭 3g,三七 5g,共研,分 2 次冲服。水煎 300ml,分 2 次早晚温服。

三诊(1967 年 10 月 13 日):伤处已不痛,咳嗽、胸闷稍减,仍气短,睡眠不实。少腹胀满大减,小便时阴茎已不痛,尿仍赤、量略增,大便未解,饮食稍增,口干不喜饮。检查:神清语明,表情仍苦闷,面色萎黄,唇干色淡,舌质淡红、苔黄腻,脉仍弦细而数,呼吸 21 次 /min。外伤情况良好,骨折处无不良变化,擦伤皮肤良好,左胸及腋下肿胀渐消,捻发音(＋)。本病虽然渐趋好转,无恶化现象,但血气胸症状仍未完全消退,并数日大便未解,溲赤而涩,亦非佳兆。故其治仍应继用活血化瘀、理气化痰、疏通腑气为宜。

方药:前方加火麻仁 20g、麦门冬 15g。再进 1 剂。

四诊(1967 年 10 月 14 日):患者于昨天下午解大便 1 次,色黑而硬,小溲仍赤,量已增多,少腹略感轻松,胸闷气短减轻,咳嗽大减。睡眠仍不实,饮食增加,口干微渴,有时全身不适、烘热。夜眠盗汗,头晕、耳鸣,伤处已无痛。检查:患者精神稍振,表情略显笑容,面黄稍透红润,唇干色淡,舌质淡红、苔薄而黄,脉细数无力,呼吸 20 次 /min,血红蛋白 80g/L,红细胞 3.74×10^{12}/L,白细胞 8.4×10^9/L。局部所见良好,左胸及腋下肿胀已消大半,捻发音(＋)。本病经 3 天治疗,基本有所好转,病情基本稳定。虽患者素体较壮,但因伤势过重,气血津精损耗较大。故后续治疗理应补而行之,不致攻邪伤正,或补正而留邪。

方药:人参 15g,黄芪 25g,当归 30g,川芎 15g,赤、白芍各 15g,生地 15g,丹皮 15g,石菖蒲 15g,远志 15g,茯神 15g,赤木 15g,枳壳 15g,瓜蒌 20g,桃仁 15g,竹叶 15g,大黄（后下）15g。接骨丹 10g 分 2 次冲服,水煎 300ml 分 2 次早晚服之。该方服至 11 月 5 日(在此间略有加减)。

五诊(1967 年 11 月 6 日):经过 3 周多的治疗调养,患者精神状态良好,食欲增加,二便调和,呼吸均匀,睡眠安适,全身无不适感。检查:局部大面积擦伤已痊愈,骨折处无压痛和骨擦感,左胸及腋下肿胀消失,捻发音(－)。左上肢已能抬举和外展,自动或被动活动无疼痛和障碍。化验:血红蛋白 115g/L、红细胞 4.1×10^{12}/L、白细胞 8.4×10^9/L(1967 年 11 月 2 日检验)。经过细致检查,认为患者病情恢复良好,本着"动静结合"的治疗原则,协助患者于本日开始坐起练功及深呼吸(15~30 分钟),每日 2 次。患者除稍感气短外,无其他不良反应。

继续按上方治疗(略事加减),至 11 月 11 日离床活动。除稍感心跳、气短和胁部板硬不适外,余无不良反应。11 月 23 日经 X 线摄片检查:骨折愈合良好,血气胸现象已消失。此后仍遵前法调治,于 12 月 1 日始,患者主动做些轻微劳动,如打水、擦地板等,亦无不适感觉。于 12 月 8 日(共住院治疗 57 天)痊愈出院。

按语:11 条肋骨完全骨折,同时发生肩胛骨粉碎骨折合并严重血气胸的危重患者,遵照"瘀在上部者,当清上瘀血"之意,以防败血蕴肺、凌心,而危笃难医,遂立"清上瘀血,理气化痰法",拟以当归之补血、活血、和血、养血,血分之要药为君;辅以瓜蒌、茯苓、陈皮之宽胸利膈、理气化痰;五灵脂、生蒲黄(失笑散)善活血行瘀,除瘀血内阻、散结止痛为臣药;配桃仁、红花、赤芍、牡丹皮、刘寄奴等寓于活血化瘀药中之力益著,尤以刘寄奴善解胸腹胀闷、破血逐瘀,柴胡、黄芩、生地、血竭、三七之凉血止血,且理胸胁之郁滞不舒,为佐使药。于此,诸药相伍则清上瘀血、理气化痰、和血止血之功收矣。在治疗过程中,患者二便不通,腑气郁滞,腋下瘀肿难消,捻发音明显存在,少腹拒按,故而加重理气化痰、疏通腑气,遂投厚朴、贝母、车前子、锦纹大黄等药而取效。3 日后,诸症渐趋好转,继治当补而行之,壮气血、益津精,在缓补的前提下,不至于补而留邪,攻而伤正之虞。故以参、芪为君药,归、芎、芍、地为臣药。益以茯神、远志、菖蒲安心神、开心窍、醒脑镇静;配瓜蒌、枳壳以宽胸利膈,苏木、桃仁活血化瘀,竹叶淡渗利尿,锦纹大黄通腑利便,均为佐使药。同时给接骨丹以利断骨之愈合。"药证相合,共奏机体从速恢复之能也"。(本案节选自《天池伤科流派传薪——国医大师刘柏龄伤科临证精粹》)

7. 陈某,男,28岁。初诊时间:2007年8月12日。

主诉:胸肋部疼痛、呼吸困难2小时。

病史摘要:患者2小时前因农用车翻车撞伤胸肋部,致胸肋部疼痛难忍,呼吸困难,由"120"急救车送入院。检查:神清,面色晦暗,呼吸困难,胸肋部肿胀青紫,按压疼痛剧烈,胸廓挤压试验(+),舌质暗红,脉弦紧。X线片示:未见骨折。CT示:双下肺肺挫伤,有少量积液。诊断为胸肋部损伤。中医辨证为气滞血瘀证。患者入院后给予吸氧、止血等对症处理。

治则:活血祛瘀,宽胸理气。

方药:宽胸散瘀汤加减。桃仁9g,红花9g,田七9g,当归9g,赤芍9g,地鳖虫6g,槟榔9g,瓜蒌12g,枳壳6g,柴胡9g,天花粉9g,延胡索9g,茯苓12g。3剂,水煎服,每日1剂。胸肋部外敷活血散瘀膏(黄柏、天花粉、芙蓉叶、川黄连、骨碎补、紫荆皮、乳香、没药、木瓜、姜黄)。

二诊(2007年8月15日):患者感局部疼痛减轻,呼吸较顺畅,继续内服上方7剂,并配合局部微波治疗。

三诊(2007年8月22日):患者胸肋部肿胀青紫消退,呼吸顺畅,唯胸肋部仍隐隐作痛。

方药:胸肋消肿汤加减。血竭6g,乳香9g,没药9g,红花6g,炮山甲9g,姜黄9g,延胡索9g,木香9g,陈皮6g,桔梗9g,细辛3g,黄柏12g。共10剂,水煎服,每日1剂。

四诊(2007年9月1日):复查CT双肺正常,积液消退,诸症已消,予以出院。

按:胸部受直接暴力撞击,损伤后因毛细血管出血,炎症渗出,肺叶挫伤,致胸腔内积血,胸壁肿胀而患部疼痛,加剧呼吸困难。早期经络受阻,气血不及宣通,治疗宜活血祛瘀,宽胸理气,适当配合吸氧,外敷活血散瘀膏,有助于消肿止痛;中后期瘀血留恋,气机不畅,故仍继续活血化瘀,行气止痛,以期达到瘀去病消之功效。(本案节选自《南少林骨伤秘方验案》)

第三节 腹部内伤

1. 周某,女,35岁。

主诉:腹痛拒按,大便燥结不畅1年余。

病史摘要:患者去年8月18日被人按压致伤,当时左小腹略微肿胀,5日后成块。在此时期,曾有身热,胸闷,神昏,泛恶,腹部阵阵作痛,10日之后硬块逐渐消失,但阵痛不止,脘部及左小腹至今仍然拒按,大便燥结不畅,脉细而涩。此乃体弱气瘀内留膜络之间,厥气不能条达也。

治则:化瘀活血,理气息痛。

方药:复元活血汤合金铃子散加减。软柴胡5g,青皮6g,全当归6g,炙甲片6g,全瓜蒌12g,川楝子9g,延胡索5g,制香附9g,燀桃仁9g,新红花3g,五灵脂12g,小茴香3g。

二诊:腹膜内伤经年,调治以来,瘀气化而未净,气机升降失调,腹部仍有压痛,胃纳不多,大腑干结,左太阳穴作胀,脉细软而濡。再调肝阴而和气血。

方药:全当归6g,全瓜蒌12g,小胡麻5g,制香附9g,五灵脂9g,桑椹子9g,大丹参9g,炙鸡金9g,女贞子9g,小青皮5g,小茴香3g,保和丸(包)9g。

三诊:腹膜内伤年余,调治以来,气血升降尚未条达,压痛虽瘥,阵阵作胀,腑行不畅,胃纳滞呆,头晕肢软,脉细软而涩。再予和营调气而助运化。

方药:全当归5g,制香附9g,赤白芍各6g,川楝子9g,橘叶、橘核各5g,延胡索3g,地枯萝12g,焦山楂6g,采芸曲(包)9g,火麻仁6g,春砂仁(后下)2g,路路通5g。

四诊:腹膜内伤已久,气血循环失和,压痛较减,仍然作胀,腑行不畅,昨日经来腰酸,左少腹胀痛,色泽深紫,脉仍濡细而涩,苔薄白,再予通调经络而理气机。

方药:大丹参9g,制香附9g,益母草12g,炒丹皮6g,延胡索5g,泽兰叶6g,新红花3g,炒牛角腮9g,桑椹子12g,地枯萝12g,老生姜2片,大红枣3枚。

五诊:腹膜内伤日久,气阻血滞。经汛已过,来时色紫而成块,腹部痛、拒按,此为腑行不畅,脉细濡无力。再予和营理气而调经脉。

方药:炒党参6g,焦白术6g,制香附12g,大丹参9g,泽兰叶6g,杜红花3g,地枯萝12g,炒青皮3g,桑椹子9g,沉香曲9g,路路通6g,花蕊石散(吞)2g。

六诊起原法增删,十诊时兼有外感,合表散之品。共治十三诊,十三诊时症状俱已好转,唯气机尚未通畅,有时尚有窜痛,再予调和气机成药调治获愈。

按:腹内是胃肠肝脾所在,损伤则为气瘀凝滞而脏腑功能失司。除了疼痛以外,往往有纳呆泛恶、大便干结难解等症,有的亦见呕吐黑血如豆汁,或解下黑粪,治疗应明确是否有现代医学诊断的脏器损伤,以便密切观察病情变化。中药治疗以理气活血、行瘀止痛为主,瘀结重着者也可用大剂破瘀通逐之品,但治之当有节度。明代薛己曾谓:"肚腹作痛……既下而痛不止,按之仍痛。瘀血未尽也,用加味四物汤,补而行之。"至今在临床上尚有重要的参考价值。本案病已日久,宿瘀成块,有似癥瘕积聚。初以复元活血汤合金铃子散以疏散瘀结,乃至气行瘀动而气血两虚时,即转用益气扶脾合逐瘀破癥之品,使正气渐充,攻伐以行,相得益彰。(本案节选自《石筱山伤科学》)

2. 孙某,男,30岁。初诊时间:1980年12月14日。

主诉:腹部肿胀、疼痛,伴腹胀、纳呆、便秘3天。

病史摘要:患者3天前不慎被垃圾车的车柄撞伤上腹部,患处肿胀、剧痛,伴腹胀、纳呆、便秘。曾经就诊于某医院伤科,经服中药及外贴镇江膏等处理未见效。检查:面色稍红,痛苦面容,弯腰捧腹,舌质暗,脉弦紧。上腹部肌紧张,轻度肿胀,有少许瘀点,拒按,触痛明显,无反跳痛,肠鸣音尚正常。诊断:腹部内伤(气血两伤型)。

治则:理气散瘀,健脾和营。

方药:散瘀健脾汤。麦冬3钱,杏仁3钱,枳壳2钱,郁金2钱,茯苓3钱,红花1钱,陈皮2钱,茜草3钱,泽兰2钱,青皮1钱。每日1剂。外敷软吊散。

二诊(1980年12月18日):患者腹痛、腹胀明显减轻,腹部闷痛,大便秘结,排出不畅。治宜通瘀散结为主。

方药:腹部逐瘀汤加减。郁金2钱,郁苏参3钱,苏木3钱,槟榔2钱,红花2钱,大黄3钱,泽兰3钱,三棱2钱,怀牛膝3钱。水煎服,每日1剂。外用活血散。

三诊(1980年12月22日):腹痛消失,无腹胀,纳可,嘱其调摄精神,规律作息。

按:腹部内伤乃腹壁及腹腔脏器包括肝、胆、脾、胃、肠、膀胱等闭合性损伤。腹壁挫伤者病情较轻,其中新伤伤气型,拟理气活络佐以活血止痛,如活血通气汤、理气健胃汤;新伤伤血型或气血两伤型,宜活血化瘀,佐以润肠通便之剂,如加味承气汤、逐瘀消积汤、散瘀健脾汤;陈伤虚证者,宜益气养血、化瘀生新,可用八珍汤、十全大补汤;陈伤实证者,宜破瘀散结、润肠通腑,可用腹部逐瘀汤、宿伤祛瘀汤。(本案节选自《中国百年百名中医临床家丛书——林如高》)

3. 章某,男,42岁。

主诉:腹痛,不思饮食,食而反吐数日。

病史摘要:2年前因跳沟跌倒,碰伤腹部,当时疼痛剧烈。以后虽有服药,但断断续续,以为只是表皮伤,并未重视。不料最近发作,腹部伤处阵阵作痛,腹部皮下有一硬块,疼痛剧烈时感觉此硬块向上冲,畏寒发热。经多方治疗,均无疗效。现不思饮食,食而反吐。检查:面色青黄带紫,肌肉消瘦,无神倦怠,巩膜红蓝筋多,唇黑红色,上腹部左侧稍膨隆,脾脏稍下可触及硬块如碗口大。

治则:化瘀行气,软坚散结。

方药:内服柴胡土鳖汤合剂加黄心树根1钱,水酒顿服。嘱患者注意服药后的药性反应。外敷风伤膏。

二诊(初诊后第3天):诉服药后无异常感觉,唯患处疼痛稍加重,但畏寒发热消失。

方药:原方黄心树根增至2钱,嘱同样照服。

三诊(初诊后第6天):诉服药后马上入睡,未见药性反应。2日来食欲增加,阵痛减少,腹部结块似有变软。

方药:原药加黄心树根3钱。

四诊(初诊后第10天):患者精神较好,微露笑容。检查:腹部瘀块转软、缩小,按压痛减轻。

方药:原方黄心树根增至5钱,服法同上。风伤膏外敷。

五诊(初诊后第15天):诉近日食量大增,精神较好。无药性反应。检查:腹部瘀块继续缩小。

方药:原药黄心树根7钱,嘱继续注意药性反应。风伤膏外敷。

六诊(初诊后第25天):诉此次服药后唾液增多,胃部不舒。检查:腹部瘀块只存1/3,按之微痛,不按不痛。

方药:原方继续内服外用。

七诊(初诊后第38天):腹部已触及不到硬块。

方药:奇灵散5剂(每剂8分),间日临睡前用酒服1剂。

八诊(初诊后第53天):诉腹部伤处全部恢复正常,只觉胃脘不舒,但食欲尚好。检查:腹部患处未触及异常。

方药:嘱自购八珍丸或大补丸服用数日。

按:经云"气流而注,血流而凝",瘀血注于腹部成为结块,证属瘀血泛注。治宜化瘀行气,软坚散结。家传草药黄心树根性烈,味苦辛性温,有小毒,为凉血破瘀之良药。据用药经验,一般体内无伤或伤轻药重,服黄心树根后可引起头晕、呕吐或恶心等不良反应。如重伤或药量适当,即不出现药性反应。本例治疗时,黄心树根用量从1钱逐步增加至7钱,瘀块逐渐缩小,其他瘀血症状也随之渐消。(本案节选自《南少林龙岩余氏骨伤流派传薪录》)

第四节 腰部内伤

1. 陈某,男,52岁。初诊时间:1963年2月14日。

主诉:腰部酸楚作胀两月余。

病史摘要:患者震撞伤于左腰窝,酸楚作胀,引及右腰,已两月。左脉濡涩,此乃瘀气阻络,腰部内伤也。

治则:化瘀理气通络。

方药:大丹参 9g,炙地鳖 5g,制香附 12g,炙地龙 6g,苏木屑 6g,泽兰叶 6g,制半夏 5g,炒杜仲 9g,川独活 5g,桑寄生 12g,燀桃仁 5g,炒丝瓜络 5g。

二诊(1963 年 2 月 21 日):左腰窝震动,内伤气血凝留,酸胀已逾两月,针药之后,腰部酸胀已减,苔薄白腻,左脉细,右濡滑。嗜酒湿盛之体,伤后气湿互阻。再拟疏运通络为治。

方药:大丹参 9g,制香附 12g,炒广皮 5g,制半夏 6g,川独活 5g,桑寄生 12g,炒杜仲 9g,炙地龙 5g,泽兰叶 6g,丝瓜络 6g,燀桃仁 5g。

五诊(1963 年 3 月 29 日):经数次治疗,作痛酸胀已安,唯尚感滞重。右脉濡滑,左细而涩,初则气结于经,继之血滞于络,再须理气活血而通络。

方药:大丹参 9g,制香附 9g,干蒲黄(包)9g,杜红花 3g,炙地龙 5g,泽兰叶 6g,延胡索 5g,川楝子 9g,刘寄奴 9g,炙地鳖 5g,燀桃仁 6g,丝瓜络 5g。

按:本案以内伤伤血为主,治疗重在活血。腰者肾之府,历代论腰痛者尽管列有诸种原因,如《证治准绳·腰痛》所说:"有风,有湿,有寒,有热,有挫闪,有瘀血,有滞气,有痰积,皆标也,肾虚其本也。"故均加杜仲、续断等固腰益肾之品。(本案节选自《石筱山伤科学》)

2. 许某,男性,28 岁。

主诉:腰痛,功能障碍 1 日。

病史摘要:昨日下雨,因屋顶破漏,患者取木梯自上修理。不料木梯放置不牢,以致连人带梯倒下,立时不能爬起,需旁人搀扶。现觉腰部不能支撑身体,疼痛无法坐起,转侧甚痛。查:腰肌肿硬,左右侧髋骨和髂背部皮肤均有微肿黑青,按之痛甚,重压骨脊却不甚疼痛,未发现髋骨变形。小便微赤,大便不通。口唇干,舌微红。

治则:活血祛瘀止痛。

方药:内服当归合剂,外敷风伤膏。

手法:轻柔按摩痛处,使皮下有热感。用背法,让患者腰背一屈一伸摆动,摇动术者臀部使患腰左右晃动。

二诊(初诊后第 3 天):患者诉前日治疗后,夜寐佳。现在经他人扶起能坐起一会儿,躺下时转侧疼痛减轻,昨日大便已解。腰肌伤处经敷药后肿硬变软,黑青向骶骨前缘扩散。

方药:内服土鳖汤合剂 2 剂,嘱 3 日内服完,外敷风伤膏。

手法:继续按摩,但手法加重,使皮下有热感,用指头攒筋搓摩。

三诊(初诊后第 6 日):患者可坐在床沿,并能起来散步,但仍不敢蹲下大便和做弯腰等动作。检查伤处肿胀消退很多,髋骨两旁皮肤黑青较黄,按摩微痛,大小便正常。

方药:内服土鳖汤合剂 3 剂,嘱 5 日内服完,外敷风伤膏。

手法:继续按摩。

按:腰部瘀血聚集成硬结,属太阳经血脉损伤,当用活血祛瘀重剂,结合推拿方能促使瘀结消散。(本案节选自《南少林龙岩余氏骨伤流派传薪录》)

第五节 会阴内伤

1. 陈某,男,22 岁。

主诉:睾丸隐痛麻木,牵连少腹两月余。

病史摘要:患者由于踢球不慎、与人互撞,致睾丸损伤两月余,气血循行失和,隐痛牵连少腹,睾丸自觉麻木,苔薄脉弦。

治则:和营行滞疏络。

方药:盐水炒柴胡 5g,炙升麻 5g,炒白术 5g,桔梗 5g,川牛膝 6g,炒白芍 6g,广木香 3g,泽兰叶 6g,制半夏 6g,橘叶、橘核各 9g,上血竭 3g,路路通 6g。

二诊:睾丸经脉损伤两月余,气血循行失和,隐痛牵掣少腹,阴茎自觉跳动麻木,苔薄脉弦。再拟和营通络疏导。

方药:软柴胡 5g,炙升麻 5g,焦白术 6g,苦桔梗 6g,广木香 3g,泽兰叶 9g,制半夏 6g,橘叶 5g,路路通 2g。

三诊:诊治之后,睾丸作痛下垂已减,气血渐和,阴茎与少腹之间尚感经脉牵掣不适,舌淡脉弦。再拟和营顺气疏导。

方药:二诊方加金铃子 9g。

四诊:睾丸阴茎损伤,气血渐和,作痛坠胀已减,有时引及少腹不适,近来头昏,夜寐不安,舌淡脉缓,再拟和营益气通络之法。

方药:三层茴香丸 60g,补中益气丸 60g,每日 2 次,每次各吞服 3g。宁志丹 45g,临睡前吞服 5g。

按:会阴及海底睾丸损伤,伤在海底会阴(厥阴经),震及膀胱以致瘀阻气化不宣,主要症见局部肿胀疼痛,下腹牵掣痛、重滞感。石氏伤科在治疗这类病证时,局部除外敷三色三黄膏外,还嘱患者用布兜将阴囊睾丸托起,以减轻胀重下滞感觉,并以活血化瘀、理气升提为主,用柴胡桔梗汤加减治之。方中柴胡为君,桔梗专辅柴胡之升清,升麻助以散热,金铃子等药止痛,牛膝下行引经入络,泽兰化瘀,桔梗通利阴窍,散瘀治涩痛。石氏曰:"盖欲其降也,必先升之。"并认为用柴胡是取其清升浊降之功,亦即"提壶揭盖"之意。(本案节选自《上海中医药杂志》刊登的《石氏伤科经验介绍》)

2. 闻某,男,19 岁。初诊时间:1974 年 2 月 25 日。

主诉:左睾丸瘀肿疼痛 1 个月,加重半个月。

病史摘要:左睾丸运动挫伤、瘀肿作痛 1 个月,近半个月来肿痛颇剧,胀滞不舒,形寒纳呆。此为瘀凝气滞,湿热互阻。

治则:化瘀清营,升清降浊。

方药:柴胡桔梗汤加减。盐水柴胡 5g,炒荆芥 6g,淡子芩 6g,金银花 9g,西赤芍 9g,粉丹皮 9g,全当归 9g,盐水青皮 6g,金铃子 9g,橘叶、橘核各 6g,福泽泻 9g,制没药 3g,车前子 9g。

二诊(1974 年 3 月 8 日):左睾丸疼痛已减,行动久立尚感滞胀。气血未和,湿热未清,再拟化瘀升清,理气止痛。

方药:盐水炒柴胡 6g,盐水炒青皮 6g,橘皮、橘叶各 6g,全当归 9g,西赤芍 9g,小茴香 3g,荔枝核 9g,金铃子 9g,福泽泻 9g,制没药 3g,车前子(包)9g,路路通 9g。

三诊(1974 年 3 月 22 日):左睾丸肿胀已微,疼痛明显减轻。瘀凝已化,湿热渐清,唯劳累后伤处稍有滞重感。为巩固疗效,再拟丸剂缓治。

方药:济生橘核丸 60g,补中益气丸 60g,每日 2 次,每次各吞服 3g。

按:中医治疗少腹会阴损伤很有效,文献上有专门治疗少腹瘀结或会阴损伤的处方,大抵为活血药合行气温通或利水通淋之品。阴器为厥阴肝经所络,若损伤涉及阴器则合入疏肝利气之品。石氏立柴胡桔梗汤治疗这类病证,大多获得良好效果。陈、闻二案处方亦是柴胡桔梗汤化裁而来,方中柴胡合升麻、桔梗,可升提清阳之气,有向上开发而宣通下窍之功;又柴胡与青皮均用盐水炒制,使其下潜少腹会阴,引药直达病所。再如闻案郁瘀化热,甚者会酿脓成疡,故合以清营凉血之品。(本案节选自《上海中医药杂志》刊登的《石氏伤科经验介绍》)

第六节 损 伤 内 证

（一）内伤血证

刘某,男,30岁。初诊时间:2011年6月20日。

主诉:小腹疼痛3日。

病史摘要:患者于3日前工作时不慎被重物击中小腹后出现小腹部疼痛,自行服用云南白药,无明显效果,疼痛持续不缓解,为寻求系统治疗而就诊。接诊时患者自述小腹部疼痛剧烈,拒按,按之痛增,大便已3日未解,小便尚可,余无明显不适。检查:下腹拒按,无恶寒发热,舌质红,苔薄黄,脉沉实。腹部超声示:肝、脾、肾未见损伤,输尿管、膀胱未见明显异常,未见肠穿孔及肠挫伤。

治则:破血下瘀。

方药:桃核承气汤化裁。桃核20g,大黄10g,桂枝10g,炙甘草5g,芒硝5g,乳香10g,没药10g。

复诊时症状明显改善,再予3剂,其病霍然而愈。

按语:桃核承气汤原方出自《伤寒论》,主治邪在太阳不解,传入下焦,瘀热互结所致之下焦蓄血证。瘀热结于下焦,故少腹急结;因系下焦蓄血而非蓄水,故自利;热在血分,故至夜发热;瘀热上扰心神,故其人如狂,烦躁不安,甚则谵语昏狂。证属瘀热互结,治当逐瘀泻热。方中桃核破血祛瘀,大黄攻下瘀积,荡涤热邪,二药合用,瘀热并治,共为君药;桂枝通行血脉,助桃核破血行瘀,芒硝软坚散结,助大黄通便泻热,为臣药;加用乳香、没药以行气活血,消肿止痛;炙甘草调胃安中,并缓和诸药峻烈之性,以为佐使。全方共奏破血下瘀之功,以治瘀热蓄结于下焦之证。(本案节选自《刘柏龄医案集》)

（二）内伤发热

宋某,男,30岁。初诊时间:2011年9月5日。

主诉:外伤后低热、头痛1年余。

病史摘要:患者2010年3月因高空摔伤住院治疗,好转后出现发热、头痛、头晕、目眩、口苦、午寒午热,舌淡暗,苔薄,脉沉弦略涩。伤后用西药治疗无效,曾到当地医院应用血府逐瘀汤治疗好转,但久服后,仍然症状反复。现症见入夜寒热往来,体温37.8℃,下肢酸软,头晕目眩,口苦,大、小便正常。舌淡暗,苔薄,脉沉弦略涩。辨证为瘀血停滞,气血失和。

治则:化瘀行滞,疏通血气。

方药:柴胡逐瘀汤。柴胡15g,黄芩15g,姜半夏10g,党参15g,桃仁15g,红花10g,荆芥4g,当归10g,甘草10g,姜枣为引。3剂,水煎服,每日1剂。

二诊(2011年9月8日):服药后,体温下降至37.4℃上下,恶寒愈,口苦、头晕、下肢酸软好转,偶觉颠顶部疼痛。瘀滞渐除,络脉不通。

方药:宗上方加藁本6g、全蝎3g。10剂,水煎服,每日1剂。

三诊(2011年9月18日):体温正常,诸症消除。

方药:守上方10剂,以巩固疗效。

按:本案内伤发热、寒热往来,当属瘀血停滞头窍,腠理气血失和所致。伴头晕目眩,口苦,舌淡暗,苔薄,脉沉弦略涩,为少阳经气郁结兼夹瘀血之象。小柴胡汤为和解枢机的要方,乃仲景诸方中"和方之最",亦为邪入少阳发热之法门;柯韵伯将本方喻为"少阳机枢之剂,和解表里之总方";近代李培生认为本方具有寒热并用、攻补兼施、升降调和的作用。本案在小柴胡汤基础上,合化瘀和血通窍之品,切中病机,故首剂即取效。二诊查并颠顶痛,当为久痛入络,阳会之所络脉郁滞,守方投入通络通窍之品,调治三旬,顽疾终获愈。(本案节选自《南少林骨伤秘方验案》)

(三)内伤痿软

韩某,女,26岁。初诊时间:1997年3月10日。

主诉:左手腕软弱无力4个月。

病史摘要:4个月前左手挫伤后,即自觉左上肢酸痛无力,逐渐加重。约十余天前痛感消失,腕及手指下垂,不能伸直,经多方诊治无效,故今日来我院求治。现症:左手腕无力,肌肉萎缩,食少,乏力,面色少华,形体消瘦,二便尚可。既往产后贫血病史3年。查体:形体消瘦,面色少华,唇色淡,虚里触之应手。舌质淡,苔薄白,脉象细弱无力。血常规示:血红蛋白110g/L,红细胞3.2×10^{12}/L,白细胞7.6×10^9/L。诊为痿证(证属气血两虚型)。

治则:补气养血。

方药:黄芪30g,党参20g,川芎15g,当归15g,首乌30g,生地40g,熟地20g,黄精15g,白术15g,白芍15g,枸杞20g,玄参15g。7剂,水煎,每日2次,口服。

二诊(1997年3月21日):服药后,自觉周身有舒适感,肢乏减轻,但仍纳呆,全症同前。

方药:前方加砂仁20g,焦三仙(即焦麦芽、焦山楂、焦神曲)各15g。

按语:痿证是指肢体筋脉弛缓,软弱无力,日久因不能随意运动而致肌肉萎缩的一种病证。《素问玄机原病式·五运主病》曰:"痿,谓手足痿弱,无力以运动也。"多发性肌炎和运动神经元病均属中医"痿证"范畴。"痿"之一证,首见于《黄帝内经》。《素问·痿论》较系统地讨论了痿证的病因、病机、证候特点、分类及治疗大法,提出痿证的主要原因是内热伤津,宗筋失润,遂痿弱弛纵,发为痿证。并根据肺主皮毛、心主血脉、肝主筋、脾主肉、肾主骨等中医基础理论,提出了"痿躄""脉痿""筋痿""肉痿""骨痿"等分类。其中,"痿"指的是下肢软弱无力。肉、筋、脉等是根据五行五脏学说做出的分类。西医学之病因和发病机制尚不清楚,现多数学者认为与自身免疫有关,故治疗上除急性期以激素和免疫抑制剂控制外,尚无特殊疗法。

痿证的治疗,《素问·痿论》则提出"治痿者独取阳明",原因在于"阳明者,五脏六腑之海,主润宗筋,宗筋主束骨而利机关也"。此论一出,对后世影响甚大。本案患者因素来形体消瘦,产后耗血,气血亏虚而致。刘老采用补气养血法治疗为主,以益气生血、补血健脾的理论,应用黄芪、白术、党参补气健脾为君,以四物为臣,并佐以补血养肝、填肾精之枸杞、首乌、黄精等药物,即达补气养血之效。(本案节选自《国医大师刘柏龄》)

(四)损伤疼痛

陆某,女,22岁。初诊时间:1987年7月15日。

主诉:右腕剧痛1日。

病史摘要:昨日下午4时许不慎跌伤右腕部,损伤处剧烈疼痛,难以入寐。今日上午9时来诊。查体:右腕部青紫,范围约7cm×6cm,肿胀至肘关节处(周径较健侧大5cm),屈伸活动受限。X线摄片示无骨折征。诊断为右腕关节扭伤。

治则:行气活血,祛瘀消肿,抗炎止痛。

方药:一盘珠汤。续断15g,生地12g,川芎12g,广木香6g,红花6g,泽兰12g,当归12g,赤芍12g,苏木12g,桃仁6g,乌药12g,大黄6g,甘草6g,制乳香9g,制没药9g。

2小时后疼痛显著减轻。第2天肿消过半,第3天瘀斑消退,关节活动自如,属显效。

按:一盘珠汤对改善骨关节及软组织损伤所致的局部肿痛、青紫疗效显著。服一盘珠汤后,患者先出现舒松温热感,全身微汗,然后疼痛缓解直至消失。个别患者服药后1小时左右能止暴痛。这与动物实验提示的该方对机械刺激具有较强的镇痛作用的结论十分吻合。多数患者在用药后 24 小时左右肿胀开始消退,至 72 小时左右肿胀基本消除。个别患者在用药后 6 小时肿胀就消退 1/2。皮下瘀血一般在用药后 24 小时开始消散,3 天后瘀血大都由紫红变为淡绿或浅灰白色,逐渐恢复正常。(本案节选自《道家伤科李同生》)

(许金海)

方 剂 汇 编

二　画

二陈汤(《太平惠民和剂局方》)

【组成】半夏 15g　橘红 15g　茯苓 9g　炙甘草 5g　乌梅 1 个　生姜 7 片

【功效与适应证】燥湿化痰,理气和中。适用于痰浊内阻,中脘不适或痰窜经络,气滞痹阻等。

【制用法】为粗末,每服 12g,水煎服。

二味参苏饮(《正体类要》)

【组成】人参 30g　苏木 60g

【功效与适应证】益气补血。主治出血过多,瘀血入肺,面黑喘促。

【制用法】水煎服。

丁桂散(《中医伤科学讲义》)

【组成】丁香　肉桂各等份

【功效与适应证】祛风散寒,温经通络。治阴证肿疡疼痛。

【制用法】共研细末,加在膏药上,烘热后贴患处。

十三味总方(《救伤秘旨》)

【组成】三棱五钱　赤芍　骨碎补各一钱五分　当归(伤上中部用全当归,伤下部用归尾)　莪术　延胡索　木香　乌药　青皮　桃仁　苏木各一钱

【功效与适应证】发散,通瘀。三十六致命大穴致病的必用药。

【制用法】伤重者,大便不通,加大黄四钱。恐有瘀血入内,涩滞,通瘀为主,用陈酒半斤煎,又加缩砂仁三钱。水煎服,日 1 剂。

十灰散(《十药神书》)

【组成】大蓟　小蓟　荷叶　侧柏叶　茅根　茜草根　大黄　栀子　棕榈皮　牡丹皮各等量

【功效与适应证】凉血止血。治损伤所致呕吐血、咯血、创面渗血。

【制用法】各烧灰存性,研极细末保存待用。每服 10~15g,用鲜藕汁或鲜萝卜汁调服。

十全大补汤(《医学发明》)

【组成】党参 10g　白术 12g　茯苓 12g　当归 10g　川芎 6g　熟地黄 12g　炙甘草 5g　白芍 12g　黄芪 10g　肉桂(冲服)0.6g

【功效与适应证】补益气血。治气血衰弱,自汗,盗汗,萎黄消瘦,不思饮食,倦怠气短等症。

【制用法】水煎服,每日 1 剂。

十味参苏饮(《正体类要》)

【组成】人参　紫苏　半夏　茯苓　陈皮　桔梗　前胡　葛根　枳壳各 3g　甘草 1.5g

【功效与适应证】益气降逆,祛瘀止咳。治肺伤气逆,血蕴上焦者。

【制用法】水煎服。

七厘散(又名伤科七厘散,《良方集腋》)

【组成】血竭 30g　麝香 0.36g　冰片 0.36g　乳香 4.5g　没药 4.5g　红花 4.5g　朱砂 3.6g　儿茶 7.2g

【功效与适应证】活血祛瘀,定痛止血。治跌打损伤,瘀滞肿痛,筋伤骨折,创伤出血。

【制用法】研细末。每用 0.2~0.3g,每日 1~2 次。

七厘散(《跌损妙方》)

【组成】归尾 3g　红花 3g　桃仁 3g　酒大黄 3g　醋煅自然铜 3g　地鳖虫 15g　麻黄根(烧存性) 9g　乳香 9g　没药 9g　儿茶 9g　朱砂 9g　雄黄 9g　骨碎补 9g　醋煅古铜钱 9g　麝香 1.5g

【功效与适应证】活血祛瘀,疗伤续损。治跌打损伤、筋断骨折。

【制用法】共为末,陈酒送下,成人每服 3.6g,小儿每服 0.2g,汗出为度。

七厘散(《救伤秘旨》)

【组成】地鳖虫(去头足)24g　血竭 24g　硼砂 24g　莪术(醋炒)15g　五加皮(酒炒)15g　菟丝子 15g　木香 15g　五灵脂(醋炒)15g　广皮 15g　生大黄 18g　土狗 18g　朱砂 12g　猴骨 12g　巴豆霜 9g　三棱 9g　青皮 9g　肉桂 9g　赤芍 6g　乌药(炒)6g　枳壳 6g　当归(酒炒)6g　蒲黄(生熟各半)6g　麝香 4.5g

【功效与适应证】活血逐瘀,行气通经。治瘀血攻心。

【制用法】共为末,陈酒冲服,轻者 0.2g,重者 0.4g,最重者 0.6g。

人参养荣丸(《中国药典》)

【组成】人参 100g　白术(土炒)100g　茯苓 75g　炙甘草 100g　当归 100g　熟地黄 75g　白芍(麸炒)100g　炙黄芪 100g　陈皮 100g　远志(制)50g　肉桂 100g　五味子(酒蒸)75g

【功效与适应证】温补气血。用于心脾不足,气血两亏,形瘦神疲,食少便溏,病后虚弱。

【制用法】以上 12 味,粉碎成细粉,过筛,混匀。另取生姜 50g、大枣 100g,分次加水煎煮至味尽,滤过,滤液浓缩至相对密度为 1.25(80℃)。每 100g 粉末加炼蜜 35~50g 与生姜、大枣液,泛丸,干燥,制成水蜜丸;或加炼蜜 90~100g 与生姜、大枣液拌匀,制成大蜜丸,即得。口服,水蜜丸一次 6g,大蜜丸一次 1 丸,每日 1~2 次。

人参养荣汤(《三因极一病证方论》)

【组成】人参 6g　白术 10g　炙黄芪 10g　炙甘草 10g　陈皮 10g　肉桂(冲服)1g　当归 10g　熟地黄 7g　茯苓 7g　远志 5g　五味子 5g　白芍 10g　大枣 10g　生姜 10g

【功效与适应证】补益气血,养心宁神。治骨病后期气血虚弱或虚损劳热者。

【制用法】水煎服,每日 1 剂。或做丸剂,每服 10g,每日 2 次。

八正散(《太平惠民和剂局方》)

【组成】车前子　瞿麦　萹蓄　滑石　栀子仁　大黄　甘草

【功效与适应证】清热泻火,利水通淋。治腰部损伤后,少腹急满,尿频,尿急,淋漓不畅或癃闭。

【制用法】上药各等份,共研细粉,用灯心汤送服,每服 6~10g,每日服 4 次。亦可酌量水煎服,每日服 1~3 次。

八仙逍遥汤(《医宗金鉴》)

【组成】防风　荆芥　川芎　甘草各 3g　当归 6g　苍术　丹皮　川椒各 10g　苦参 15g　黄柏 6g

【功效与适应证】祛风散寒,活血通络。治损伤后肢体瘀肿疼痛,或感受风寒湿邪,筋骨酸痛者。

【制用法】煎水熏洗患处。

八珍汤(《正体类要》)

【组成】党参 10g　白术 10g　茯苓 10g　炙甘草 5g　川芎 6g　当归 10g　熟地黄 10g　白芍

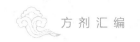

10g　生姜3片　大枣2枚

【功效与适应证】补益气血。治损伤中后期气血俱虚,创面脓汁清稀,久不收敛者。

【制用法】清水煎服,每日1剂。

八厘散(《医宗金鉴》)

【组成】煅自然铜10g　乳香10g　没药10g　血竭10g　红花3g　苏木3g　古铜钱3g　丁香1.5g　麝香0.3g　番木鳖(油炸去毛)3g

【功效与适应证】行气止痛,散瘀接骨。治跌打损伤。

【制用法】共研细末,每服0.2~0.3g,黄酒送服,每日服1~2次。

九气丸(《血证论》)

【组成】姜黄10g　香附12g　甘草6g

【功效与适应证】理气止痛。治气不和作痛,或腹部宿伤,气结作痛。

【制用法】共研细末,蜜丸水服。

三　画

三子养亲汤(《韩氏医通》)

【组成】白芥子6g　苏子9g　莱菔子9g

【功效与适应证】降气消食,温化痰饮。治咳嗽喘逆,痰多胸痞,食少难消。

【制用法】水煎服。用生绢小袋盛之,煮作汤饮,代茶水啜用,不宜煎熬太过。若大便素实者,临服加熟蜜少许,若冬寒加生姜三片。

三色敷药(《中医伤科学讲义》)

【组成】黄荆子(去衣炒黑)8份　紫荆皮(炒黑)8份　全当归2份　木瓜2份　丹参2份　羌活2份　赤芍2份　白芷2份　片姜黄2份　独活2份　甘草半份　秦艽1份　天花粉2份　怀牛膝2份　川芎1份　连翘1份　威灵仙2份　木防己2份　防风2份　马钱子2份

【功效与适应证】消肿止痛,祛风湿,利关节。治损伤初、中期局部肿痛,亦治风寒湿痹痛。

【制用法】共研细末。用蜜糖或饴糖调拌如厚糊状。

三棱和伤汤(《中医伤科学讲义》)

【组成】三棱　莪术　青皮　陈皮　白术　枳壳　当归　白芍　党参　乳香　没药　甘草

【功效与适应证】活血祛瘀,行气止痛,治胸胁陈伤,隐隐作痛。

【制用法】根据病情需要决定各药量,水煎内服,每日1剂。

三痹汤(《妇人良方》)

【组成】独活6g　秦艽12g　防风6g　细辛3g　川芎6g　当归12g　生地黄15g　芍药10g　茯苓12g　肉桂(焗冲)1g　杜仲12g　牛膝6g　党参12g　甘草3g　黄芪12g　续断12g

【功效与适应证】补肝肾,祛风湿。治气血凝滞,手足拘挛、筋骨痿软、风湿痹痛等。

【制用法】水煎服,每日1剂。

下瘀血汤(《金匮要略》)

【组成】大黄2两　桃仁20枚　蟅虫(熬,去足)20枚

【功效与适应证】破血下瘀。主治下焦蓄血、瘀热互结者。

【制用法】炼蜜为丸,以酒煮丸顿服。

大成汤(《仙授理伤续断秘方》)

【组成】大黄20g　芒硝(冲服)10g　当归10g　木通10g　枳壳20g　厚朴10g　苏木10g　川红花10g　陈皮10g　甘草10g

【功效与适应证】攻下逐瘀。治跌仆损伤后,瘀血内蓄,昏睡,二便秘结者,或腰椎损伤后伴发肠

麻痹,腹胀。

【制用法】水煎服,药后得下即停。

大补阴丸(《丹溪心法》)

【组成】黄柏 120g　知母 120g　熟地黄 180g　龟甲 180g

【功效与适应证】养阴清热。适用于流痰所致肝肾阴虚者。

【制用法】研细末,猪脊髓蒸熟,炼蜜为丸。每服 9g,每日 2 次。

大活络丹(《兰台轨范》引《圣济总录》)

【组成】白花蛇　乌梢蛇　威灵仙　两头尖　草乌　天麻　全蝎　首乌　龟板　麻黄　贯众　炙甘草　羌活　肉桂　藿香　乌药　黄连各100g　细辛　赤芍　没药　丁香　乳香　僵蚕　天南星　青皮　骨碎补　白蔻　安息香　黑附子　黄芩　茯苓　香附　玄参　白术各50g　防风125g　葛根　虎胫骨(现已禁用,狗骨代)　当归　血竭　地龙　犀角　麝香　松脂各25g　牛黄　龙脑各7.5g　人参150g　蜜糖适量

【功效与适应证】行气活血、通利经络。治中风瘫痪,痿痹痰厥,拘挛疼痛,跌打损伤后期筋肉挛痛。

【制用法】为细末,炼蜜为丸。每服 3g,日服 2 次,陈酒送下。

大柴胡汤(《伤寒论》)

【组成】柴胡 9g　黄芩 9g　芍药 9g　半夏 9g　枳实 9g　大黄 6g　大枣 4 枚　生姜 12g

【功效与适应证】和解少阳,内泻热结。治伤后往来寒热,胸胁苦满,呕不止,郁郁微烦,心下痞满或心下满痛,大便不解或胁热下利等证。

【制用法】水煎服。

大黄牡丹汤(《金匮要略》)

【组成】大黄 18g　牡丹皮 9g　桃仁 12g　冬瓜子 30g　芒硝(冲服)9g

【功效与适应证】泻热破瘀,散结消肿。治伤后瘀血内蓄,少腹疼痛拒按,大便秘结等里实证。

【制用法】水煎内服。

大黄䗪虫丸(《金匮要略》)

【组成】大黄十分　黄芩二两　甘草三两　桃仁一升　杏仁一升　芍药四两　干漆一两　虻虫一升　水蛭百枚　蛴螬一升　䗪虫半升　蜜糖适量

【功效与适应证】祛瘀生新,通络攻毒。用于骨肿瘤瘀阻实证。

【制用法】共为细末,炼蜜为丸如绿豆大。每服 5 丸,每日 3 次,黄酒送服。

万灵膏(《医宗金鉴》)

【组成】鹳筋草　透骨草　紫丁香根　当归　自然铜　没药　血竭各30g　川芎25g 半两钱(醋淬)一枚　红花 30g　川牛膝　五加皮　石菖蒲　苍术各25g　木香　秦艽　蛇床子　肉桂　附子　半夏　石斛　萆薢　鹿茸各10g　虎胫骨一对(现已禁用,狗骨代)　麝香6g　麻油 5 000g　黄丹 2 500g

【功效与适应证】消瘀散毒,舒筋活血,止痛接骨。治跌打损伤,骨折后期或寒湿为患,局部麻木疼痛者。

【制用法】血竭、没药、麝香各分别研细末另包,余药先用麻油微火煨浸 3 日,然后熬黑为度,去渣,加入黄丹,再熬至滴水成珠,离火,俟少时药温,将血竭、没药、麝香末放入,搅匀取起,去火毒,制成膏药。用时烘热外贴患处。

小半夏汤(《金匮要略》)

【组成】半夏 9g　生姜 15g

【功效与适应证】和中止呕,祛痰。治痰饮呕吐。

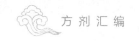

【制用法】水煎服。

小承气汤(《伤寒论》)

【组成】大黄(酒洗)12g　厚朴6g　枳实9g

【功效与适应证】轻下热结。治阳明腑实证。大便不通,潮热谵语,脘腹痞满,舌老黄,脉滑而疾;痢疾初起,腹中胀痛,里急后重,亦可用之。

【制用法】以水四升,煮取一升二合,去滓,分温二服。初服之,当更衣,不尔者,尽饮之。若更衣者,勿服之。

小活络丹(《太平惠民和剂局方》)

【组成】制南星3份　制川乌3份　制草乌3份　地龙3份　乳香1份　没药1份　蜜糖适量

【功效与适应证】温寒散结,活血通络。治跌打损伤,瘀阻经络,风寒湿侵袭经络作痛,肢体不能伸屈及麻木,日久不愈等症。

【制用法】共为细末,炼蜜为丸,每丸重3g,每次服1丸,每日服1~2次。

小柴胡汤(《伤寒论》)

【组成】柴胡9g　黄芩9g　人参3g　炙甘草6g　半夏9g　生姜9g　大枣3枚

【功效与适应证】扶正祛邪,涤热降逆。治寒热往来,胸胁胀满,心烦喜呕,口苦咽干,苔白脉弦等少阳证。

【制用法】水煎服。

小陷胸汤(《伤寒论》)

【组成】黄连6g　半夏12g　瓜蒌20g

【功效与适应证】清热化痰,宽胸散结。治痰热互结证,胸脘痞闷,按之则痛,或心胸闷痛,或咳痰黄稠。

【制用法】先煮瓜蒌,后纳他药,水煎温服。

小蓟饮子(《济生方》)

【组成】小蓟10g　生地黄25g　滑石15g　蒲黄(炒)6g　通草6g　淡竹叶10g　藕节12g　当归10g　栀子10g　甘草6g

【功效与适应证】凉血止血,利水通淋。治泌尿系损伤瘀热结于下焦,血淋者。

【制用法】水煎内服。

川芎钩藤汤(《魏氏伤科李国衡医案集》)

【组成】大川芎9g　山钩藤12g　杭甘菊9g　朱茯神12g　炙远志6g　酸枣仁9g　红陈皮6g　白蔻壳4.5g　薄荷叶4.5g

【功效与适应证】固神安脑,活血止痛,醒脾开胃,化湿和中。治跌打损伤,脑髓震伤。

【制用法】水煎服。

四　画

天王补心丹(《校注妇人良方》)

【组成】人参　茯苓　玄参　丹参　桔梗　远志各15g　当归(酒浸)　五味　麦冬　天冬　柏子仁　酸枣仁(炒)各30g　生地黄120g

【功效与适应证】滋阴清热,养血安神。治阴虚血少,神志不安证。心悸怔忡,虚烦失眠,神疲健忘,或梦遗,手足心热,口舌生疮。

【制用法】上药共为细末,炼蜜为小丸,用朱砂水飞9~15g为衣,每服6~9g,温开水送下,或用桂圆肉煎汤送服;亦可改为汤剂,用量按原方比例酌减。

天台乌药散(《医学发明》)

【组成】天台乌药　木香　茴香(炒)　青皮(去白)　良姜(炒)各15克　槟榔2个(锉)　川楝子10个　巴豆70粒

【功效与适应证】行气疏肝,散寒止痛。治寒凝气滞所致的小肠疝气,少腹痛引睾丸,喜暖畏寒。

【制用法】上八味,先将巴豆微打破,同川楝子用麸炒,候黑色,去巴豆及麸不用,令诸药为末。每服3克,温酒送下。疼甚者,炒生姜、热酒下亦得。

天麻钩藤饮(《杂病证治新义》)

【组成】天麻6g　钩藤10g　牛膝12g　石决明(先煎)15g　杜仲12g　黄芩6g　栀子6g　益母草10g　桑寄生10g　夜交藤10g　茯神10g

【功效与适应证】清热化痰,平肝潜阳。治脑震荡引起的眩晕、抽搐及阴虚阳亢,肝风内动,兼见痰热内蕴之证。

【制用法】水煎服,每日1剂。

云南白药(成药)

【组成】三七　麝香　草乌等

【功效与适应证】活血止血,祛瘀定痛。治损伤瘀滞肿痛,创伤出血,骨疾病疼痛等。

【制用法】内服每次0.5g,隔4小时1次。外伤创面出血,可直接掺撒在出血处然后包扎;亦可调敷。

木香顺气散(《卫生宝鉴》)

【组成】木香　厚朴　陈皮　姜屑各1g　苍术　吴茱萸各1.5g　当归　益智仁　白茯苓(去皮)　泽泻　柴胡　青皮　半夏　升麻　草蔻各1g

【功效与适应证】理气止痛。治气滞疼痛。

【制用法】水煎服。

五味消毒饮(《医宗金鉴》)

【组成】金银花10g　野菊花10g　蒲公英15g　紫花地丁15g　紫背天葵12g

【功效与适应证】清热解毒。治骨关节感染初期。

【制用法】水煎服,每日1~3剂。

五神汤(《洞天奥旨》)

【组成】茯苓12g　金银花15g　牛膝10g　车前子12g　紫花地丁15g

【功效与适应证】清热利湿。用于附骨疽等湿热凝结而成者。

【制用法】水煎服,每日1剂。

五黄散(《证治准绳》)

【组成】黄丹　黄连　黄芩　黄柏　大黄　乳香各等量

【功效与适应证】清热化瘀。治挫伤热毒肿痛。

【制用法】共为细末,用水或饴糖调成膏外敷。

止血宁痛汤(《内伤证治》)

【组成】落得打6g　降真香2g　鲜地黄12g　茯神12g　仙鹤草12g　三七3g(研末,分2次冲服)　白芍12g　藕节炭12g　茜草根炭12g

【功效与适应证】凉血止血,化瘀止痛。治跌打阳络破损,以致胸部疼痛,咳血、吐血等证。

【制用法】水煎服。

少腹逐瘀汤(《医林改错》)

【组成】小茴香7粒　干姜3g　延胡索6g　没药3g　当归9g　川芎3g　肉桂1g　赤芍6g　蒲黄10g　五灵脂6g

【功效与适应证】活血祛瘀,温经止痛。治腹部挫伤,气滞血瘀,少腹肿痛。

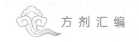

【制用法】水煎服,每日1剂。

牛蒡子汤(《伤科学》)

【组成】牛蒡子 白蒺藜 炙僵蚕 香白芷 秦艽 制半夏 桑枝 络石藤

【功效与适应证】活血通络,祛痰止痛。治痰瘀互结,闭塞经脉之肩颈、骨关节疼痛。

【制用法】水煎服。

风伤药水(《林如高骨伤验方歌诀方解》)

【组成】泽兰 莪术 三棱 当归尾 桑寄生 乌药 生草乌 生川乌 川续断 络石藤 两面针 红花 防风 白花风不动 五加皮 威灵仙 土牛膝 樟脑各15g

【功效与适应证】祛风止痛,活血祛瘀。治风湿性关节炎或跌打损伤后期,关节酸痛等症。

【制用法】75%乙醇2L或高粱酒1 500g浸泡备用。将药水涂搽患处,每日2或3次。

风伤洗剂(《林如高正骨经验》)

【组成】柚叶 橘叶 桑寄生 骨碎补 松针 风不动 桑枝 桂枝 土牛膝 白茄根 穿山龙 忍冬藤各9g 侧柏叶15g

【功效与适应证】祛风理湿,和营通络。治损伤后期风湿入络,挛缩痹痛者。

【制用法】水煎洗患处,每剂加黄酒60g,每日1剂,熏洗2次。

风伤膏(《林如高正骨经验》)

【组成】红花90g 归尾120g 生川乌60g 生地180g 牛膝120g 生草乌60g 三棱90g 穿山龙90g 五加皮90g 羌活60g 独活60g

以上12味粗料用净茶油1 250g、桐油375g,同入大锅熬炼,滤去药渣,再加以下9味细料:乳香30g、没药30g、肉桂30g、栀子90g、楠香60g、北芥子45g、三七60g、沉香60g、炒黄丹750g。

【功效与适应证】活血定痛,祛风活络。治跌打损伤患部疼痛者。

【制用法】将膏药摊于布上,温贴患处。

风油精(成药)

【组成】略

【功效与适应证】消肿止痒定痛。治局部肿痛。

【制用法】用药水擦涂患处。

丹栀逍遥散(《内科摘要》)

【组成】当归 芍药 茯苓 炒白术 柴胡各6g 牡丹皮 炒栀子 炙甘草各3g

【功效与适应证】养血健脾,疏肝清热。治肝郁血虚,内有郁热证。潮热晡热,烦躁易怒,或自汗盗汗,或头痛目涩,或颊赤口干,或月经不调,少腹胀痛,或小便涩痛。

【制用法】水煎服。

乌头汤(《金匮要略》)

【组成】麻黄9g 芍药9g 黄芪9g 制川乌9g 炙甘草9g

【功效与适应证】温经通络,祛寒逐湿。用于损伤后风寒湿邪乘虚入络者。

【制用法】水煎服。

乌药顺气散(《太平惠民和剂局方》)

【组成】麻黄60g 陈皮60g 乌药60g 白僵蚕30g 川芎30g 枳壳30g 甘草30g 白芷30g 桔梗30g 干姜(炮)15g

【功效与适应证】疏风顺气。治一切风气。

【制用法】共为细末。每服9g,用水150ml,加生姜3片、大枣1枚,煎至100ml,温服。

六味地黄(丸)汤(《小儿药证直诀》)

【组成】熟地黄24g 怀山药12g 茯苓10g 泽泻10g 山萸肉12g 牡丹皮10g

【功效与适应证】滋水降火。治肾水不足,腰膝酸痛,头晕目眩,咽干耳鸣,潮热盗汗,骨折后期迟缓愈合等。

六磨汤(《证治准绳》)

【组成】木香 10g　槟榔 15g　乌药 12g　枳实 12g　大黄 10g　沉香 10g　柴胡 9g

【功效与适应证】行气导滞。主治气郁、食积、痰阻之便秘等症。

【制用法】水煎服,每日 1 剂。或做丸剂,将药研末,蜜丸,每服 10g,每日 3 次。

双柏膏(《中医伤科学讲义》)

【组成】侧柏叶 2 份　黄柏 1 份　大黄 2 份　薄荷 1 份　泽兰 1 份

【功效与适应证】活血解毒,消肿止痛。治跌打损伤早期,疮疡初起,局部红肿热痛,或局部包块形成而无溃疡者。

【制用法】共研细末,做散剂备用,用时以水、蜜糖煮热调成厚糊状外敷患处。亦可加入少量米酒调敷,或用凡士林调煮成膏外敷。

五　　画

玉屏风散(《究原方》,录自《医方类聚》)

【组成】防风 15g　炙黄芪　白术各 30g

【功效与适应证】益气固表止汗。治表虚自汗。

【制用法】上药为细末,每服 6~9g。

正骨紫金丹(《医宗金鉴》)

【组成】丁香　木香　瓜儿血竭　儿茶　熟大黄　红花各一两　当归头　莲肉　白茯苓　白芍各二两　丹皮五钱　甘草三钱

【功效与适应证】活血祛瘀,行气止痛。治跌扑堕坠,闪挫伤之疼痛、瘀血凝聚等症。

【制用法】共研细末,炼蜜为丸。每服三钱,黄酒送服。

甘姜苓术汤(《金匮要略》)

【组成】甘草　白术各 6g　干姜　茯苓各 12g

【功效与适应证】驱寒除湿。治肾着,身重,腰及腰以下冷痛,如坐水中,腹重,口不渴,小便自利,饮食如故。

【制用法】水煎服。

术附汤(《医宗金鉴》)

【组成】白术 12g　附子(炮)9g

【功效与适应证】温运脾阳,祛寒燥湿。治寒湿相搏致肢体疼痛。

【制用法】水煎服。

左归丸(《景岳全书》)

【组成】熟地黄 4 份　怀山药 2 份　山萸肉 2 份　枸杞子 2 份　菟丝子 2 份　鹿胶 2 份　龟甲 2 份　川牛膝 1 份半　蜜糖适量

【功效与适应证】补益肾阴。治损伤日久或骨疾病后,肾水不足,精髓内亏,腰膝腿软,头昏眼花,虚热,自汗盗汗等症。

【制用法】共为细末,炼蜜为丸如豆大。每服 10g,每日 1~2 次,饭前服。

左金丸(《丹溪心法》)

【组成】黄连 180g　吴茱萸 30g

【功效与适应证】清泻肝火,降逆止呕。治损伤后肝火炽盛,左胁疼痛,脘痞疼痛,口苦呕吐等症。

【制用法】共研细末,水泛为丸,每次服 2~3g,开水送服。

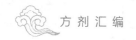

右归丸(《景岳全书》)

【组成】熟地黄 4 份　怀山药 2 份　山萸肉 2 份　枸杞子 2 份　菟丝子 2 份　杜仲 2 份　鹿角胶 2 份　当归 1 份半　附子 1 份　肉桂 1 份　蜜糖适量

【功效与适应证】补益肾阳。治骨及软组织伤患后期,肝肾不足、精血虚损而致神疲气怯,或心跳不宁,或肢冷痿软无力。

【制用法】共为细末,炼蜜为小丸。每服 10g,每日 1~2 次。

龙胆泻肝汤(《医宗金鉴》)

【组成】龙胆(酒炒)10g　黄芩(炒)6g　栀子(酒炒)6g　泽泻 6g　木通 6g　当归(酒洗)1.5g　车前子 3g　柴胡 6g　甘草 1.5g　生地黄(炒)6g

【功效与适应证】泻肝经湿热。治肝经所过之处损伤而有瘀热者,或痈疽之病表现有肝经实火而津液未伤者均可使用。

【制用法】水煎服,每日 1~2 剂。

平胃退热预惊汤(《魏氏伤科秘方》)

【组成】落得打　软柴胡　白蔻壳　炒白芷　炒白术　炒香薷　抱茯神　南川芎　丝瓜络　藿香叶　钩藤　甘草

【功效与适应证】平胃,退热,止痛。治头胀头痛,头晕纳呆,精神疲倦,或身热烦躁不安。

【制用法】水煎服。

旧伤洗剂(《林如高正骨经验》)

【组成】桃仁　红花　三棱　莪术　乌药　企边桂　归尾　泽兰　生川乌　生草乌各 9g　羌活　土牛膝　独活各 15g

【功效与适应证】舒筋活络,活血止痛。治久伤蓄瘀作痛。

【制用法】水煎熏洗,每剂加陈醋 45g,每日 1 剂,熏洗 2 次。

旧伤跌打汤(《林如高正骨经验》)

【组成】三七 6g　栀子 6g　五灵脂 9g　生地黄 9g　羌活 6g　独活 6g　杜仲 9g　防风 6g　赤芍 9g　穿山甲 6g　制乳香 3g　制没药 3g

【功效与适应证】疏风散瘀,凉血消肿。治跌打旧伤,瘀血肿胀者。

【制用法】酒水各半煎服。

归脾汤(《济生方》)

【组成】白术 10g　当归 3g　党参 3g　黄芪 10g　酸枣仁 10g　木香 1.5g　远志 3g　炙甘草 4.5g　龙眼肉 4.5g　茯苓 10g

【功效与适应证】养心健脾,补益气血。治骨折后期气血不足,神经衰弱,慢性溃疡等。

【制用法】水煎服,每日 1 剂。亦可制成丸剂服用。

四生丸(《妇人良方》)

【组成】生地黄 12g　生艾叶 10g　生荷叶 10g　生侧柏叶 10g

【功效与适应证】凉血、止血。治损伤出血,血热妄行,吐血或衄血。

【制用法】水煎服,或将生药捣汁服。或等量为丸,每服 6~12g,每日 3 次。

四生散(原名青州白丸子,《太平惠民和剂局方》)

【组成】生川乌 1 份　生南星 6 份　生白附子 4 份　生半夏 14 份

【功效与适应证】祛风逐痰,散寒解毒,通络止痛。治跌打损伤肿痛,肿瘤局部疼痛,关节痹痛。

【制用法】共为细末存放待用,用时以蜜糖适量调成糊状外敷患处。用醋调煮外敷亦可。如出现过敏性皮炎即停敷。亦可为丸内服,但须防止中毒。

四君子汤(《太平惠民和剂局方》)

【组成】党参 10g　炙甘草 6g　茯苓 12g　白术 12g

【功效与适应证】补益中气,调养脾胃。治损伤后期中气不足,脾胃虚弱,肌肉消瘦,溃疡日久未愈。

【制用法】水煎服,每日 1 剂。

四物止痛汤(《魏指薪治伤手法与导引》)

【组成】当归 12g　生地黄 12g　乳香 6g　白芍 9g　川芎 6g　没药 6g

【功效与适应证】活血止痛。治跌打损伤,瘀血阻滞,肿胀作痛。

【制用法】水煎服,每日 1 剂。

四物汤(《仙授理伤续断秘方》)

【组成】川芎 6g　当归 10g　白芍 12g　熟地黄 12g

【功效与适应证】养血补血。治伤患后期血虚之症。

【制用法】水煎服,每日 1 剂。

四黄散(膏)(《证治准绳》)

【组成】黄连 1 份　黄柏 3 份　大黄 3 份　黄芩 3 份

【功效与适应证】清热解毒,消肿止痛。治创伤感染及阳痈局部红肿热痛者。

【制用法】共研细末,以水、蜜调敷或用凡士林调制成膏外敷。

生血补髓汤(《伤科补要》)

【组成】生地黄 12g　芍药 9g　川芎 6g　黄芪 9g　杜仲 9g　五加皮 9g　牛膝 9g　红花 5g　当归 9g　续断 9g

【功效与适应证】调理气血,舒筋活络。治扭挫伤及脱位骨折的中后期患处未愈合并有疼痛者。

【制用法】水煎服,每日 1 剂。

生脉散(饮)(《内外伤辨惑论》)

【组成】人参 1.6g　麦冬 1.6g　五味子 7 粒

【功效与适应证】益气敛汗,养阴生津。治热伤气津,或损伤气血耗损,汗出气短,体倦肢凉,心悸脉虚者。

【制用法】水煎服,或为散冲服,每日 1~4 剂,或按病情需要酌情使用。现代亦有制成注射剂,供肌内注射或静脉注射。

失笑散(《太平惠民和剂局方》)

【组成】五灵脂　蒲黄各等量

【功效与适应证】行气活血,散结止痛。治少腹及两胁胀痛。

【制用法】共研细末,每服 6~10g,每日 1~3 次。

代杖丹(《外科大成》)

【组成】乳香　没药　无名异　地龙(去土)　木鳖子　丁香　丹皮　肉桂　自然铜(煅,醋淬七次)各等分(一方加苏木)

【功效与适应证】活血化瘀,通络止痛。治外伤疼痛。

【制用法】上药研末,炼蜜为丸,每丸重 6g。每服 1 丸,黄酒化下。

代抵当丸(《证治准绳》)

【组成】大黄 6g　芒硝 5g　桃仁 10g　归尾 10g　穿山甲片 10g　肉桂 3g　生地黄 12g

【功效与适应证】攻下逐瘀,通经活络。治瘀浊内阻,经脉闭塞,二便不通者。

【制用法】按病情酌量,水煎服,每日服 1~2 次。

仙方活命饮(《外科发挥》)

【组成】炮穿山甲 3g　天花粉 3g　甘草节 3g　乳香 3g　白芷 3g　赤芍 3g　贝母 3g　防风

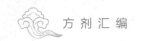

3g　没药 3g　皂角刺(炒)3g　归尾 3g　陈皮 10g　金银花 10g

【功效与适应证】清热解毒,消肿溃坚,活血止痛。治骨痈初期。

【制用法】水煎服。

白虎加桂枝汤(《金匮要略》)

【组成】知母 180g　炙甘草 60g　石膏 500g　粳米 60g　桂枝(去皮)90g

【功效与适应证】清热通络止痛。治温疟。

【制用法】上锉为粗末。每服 15g,用水 250ml,煎至 200ml,去滓温服。汗出愈。

白虎汤(《伤寒论》)

【组成】石膏碎 50g　知母 18g　炙甘草 6g　粳米 9g

【功效与适应证】清热生津。治气分热盛。

【制用法】上四味,以水一斗,煮米熟汤成,去滓,温服一升,日三服。

半夏白术天麻汤(《医学心悟》)

【组成】半夏 9g　天麻 6g　茯苓 6g　橘红 6g　白术 9g　甘草 2g

【功效与适应证】化痰息风,健脾祛湿。治风痰所致的眩晕、头痛,兼见胸膈痞闷,舌苔白腻,脉滑数等。

【制用法】生姜 1 片,大枣 2 枚,水煎服。

加味二妙散(《丹溪心法》)

【组成】黄柏　苍术　牛膝　防己　草薢　当归　龟甲

【功效与适应证】清热利湿。治湿热下注,两脚麻痹痿软,扪之有热感,心烦口渴,溺赤。

【制用法】研粗末,水煎服。

加味承气汤(《正体类要》)

【组成】大黄 6g　朴硝 6g　枳实 3g　厚朴 3g　甘草 1.5g　当归 3g　红花 3g

【功效与适应证】攻下逐瘀。瘀血内停,胸腹胀痛,或大便不通。

【制用法】酒、水各 1 杯,煎至 1 杯内服,量虚实加减。

加味犀角地黄汤(《中医伤科学讲义》)

【组成】犀角(现已禁用,水牛角代)　生地黄　白芍　牡丹皮　藕节　当归　红花　桔梗　陈皮　甘草

【功效与适应证】凉血止血。用于上、中焦热盛之吐血、衄血、咳血、便血等。

【制用法】水煎服。

圣愈汤(《正体类要》)

【组成】熟地黄 5g　生地黄 5g　人参 5g　川芎 5g　当归 2.5g　黄芪 2.5g

【功效与适应证】清营养阴,益气除烦。治创伤出血过多,或化脓性感染病灶溃后,脓血出多,以致热燥不安,或晡热作渴等症。

【制用法】水煎服。

六　画

吉利散(《伤科大成》)

【组成】当归　川芎　枳壳　陈皮　香附　厚朴　木香　苏木末　刘寄奴　落得打　三七　乳香　没药　萹蓄各等份

【功效与适应证】行气活血止痛。主跌打损伤,红肿不消,阵阵作痛。

【制用法】共研细末,每服三钱,温酒调下。

托里消毒饮(散)(《医宗金鉴》)

【组成】生黄芪 10g　皂角刺 10g　金银花 12g　甘草 6g　桔梗 10g　白芷 6g　川芎 6g　当归 10g　白术 10g　茯苓 12g　党参 12g　白芍 10g

【功效与适应证】补益气血,托里消毒。治疮疡体虚邪盛,脓毒不易外达者。

【制用法】水煎服,每日 1 剂,日服 3 次。或制成散剂冲服。

地龙散(汤)(《医宗金鉴》)

【组成】地龙 15g　苏木 12g　麻黄 6g　当归 10g　桃仁 10g　黄柏 12g　甘草 6g　肉桂(研末冲服)1g

【功效与适应证】舒筋活血,散瘀止痛。治损伤早中期肿痛积瘀。

【制用法】水煎服,每日 1 剂。

地骨皮散(《杂病源流犀烛》)

【组成】地骨皮　赤茯苓各 1.5g　石膏 6g　柴胡　黄芩　知母　生地各 3g　羌活　麻黄各 2.5g　生姜 3 片(一方无柴胡、麻黄)

【功效与适应证】清里解热。主治骨蒸潮热。

【制用法】水煎服。

地鳖紫金丹(《伤科方书》)

【组成】青皮 3 钱　黄芩 3 钱　赤苓 3 钱　乌药 3 钱　红花 3 钱　赤芍 3 钱　血竭 8 钱　朱砂 2 钱　然铜 8 钱　土狗 5 钱　土鳖 3 钱　猴骨 3 钱　虎骨(现已禁用,狗骨代)8 钱　牛膝 3 钱　灵仙 3 钱　灵脂 5 钱　木香 2 钱　寸香 3 钱　香附 4 钱　肉桂 3 钱　枳壳 2 钱　丹皮 4 钱　桃仁 5 钱　贝母 3 钱　寄奴 3 钱　广皮 3 钱　苏木 3 钱　远志 2 钱　归尾 5 钱　桂枝 3 钱　木通 3 钱　三棱 4 钱　莪术 4 钱　秦艽 3 钱　加皮 5 钱　续断 3 钱　杜仲 3 钱　骨脂 4 钱　碎补 3 钱　羌活 3 钱　葛根 3 钱　蒲黄 4 钱　泽泻 3 钱　松节 5 钱　枸杞 3 钱　韭菜子 3 钱　硼砂 8 钱

【功效与适应证】舒筋活血,散瘀止痛。治跌打内伤,面黄肌瘦,四肢无力。

【制用法】上药为细末。重服 3 分,轻 2 分,再轻 1 分,酒送下。

芎芷汤(《林如高正骨经验》)

【组成】川芎 6g　白芷 6g　白菊花 9g　甘草 3g　细辛 2g　生石膏 12g

【功效与适应证】祛风清热。治头部挫伤疼痛伴头晕。

【制用法】水煎服,每日 1 剂。

夺命丹(《伤科补要》)

【组成】归尾 60 份　桃仁 60 份　血竭 10 份　地鳖虫 30 份　儿茶 10 份　乳香 20g　没药 20 份　红花 10 份　自然铜 40 份　大黄 60 份　朱砂 10 份　骨碎补 20 份　麝香 1 份

【功效与适应证】祛瘀宣窍。治头部内伤昏迷及骨折的早期重伤。

【制用法】共为细末,用黄明胶熟化为丸如绿豆大,朱砂为衣,每次服 10~15g,每日服 3~4 次。

夺命散(《严氏济生方》)

【组成】水蛭(用锻石慢火炒令焦黄色)半两　大黄二两　黑牵牛二两

【功效与适应证】逐瘀通下。治金疮打损,及从高坠下,木石所压,内损瘀血,心腹疼痛,大小便不通,气绝欲死者。

【制用法】上药为末,每服三钱,用热酒调下,如人行四五里,再用热酒调牵牛末二钱,催之。

至宝丹(《太平惠民和剂局方》)

【组成】犀角(现用水牛角代)100 份　玳瑁 100 份　琥珀 100 份　朱砂 100 份　雄黄 100 份　龙脑 1 份　麝香 1 份　牛黄 50 份　安息香 150 份(原方有金箔、银箔各 50 片,现已少用)

【功效与适应证】开窍安神,清热解毒。治感染性疾病高热所致的昏迷、烦躁不安,抽搐等;头部内伤的脑震荡昏迷等。

【制用法】研细末为丸,每丸 3g,每服 3g,小儿酌减。

当归四物汤(《陆银华治伤经验》)

【组成】当归　白芍　生地黄　川芎　红花　秦艽　红枣　五加皮

【功效与适应证】活血祛瘀止痛。治外伤或骨折中期瘀肿疼痛渐消而未尽者。

【制用法】水煎服。

当归导滞汤(散)(《伤科汇纂》)

【组成】当归　大黄各等份

【功效与适应证】祛瘀通便。治跌仆损伤,瘀血在内,胸腹胀满,大便不通,或咳喘吐血。

【制用法】共研细末,每次服 9g,温酒下。气虚加肉桂。

当归补血汤(《内外伤辨惑论》)

【组成】黄芪 15~30g　当归 3~6g

【功效与适应证】补气生血。治血虚发热,以及大出血后,脉芤,气血两虚等。

【制用法】水煎服,每日 1 剂。

竹叶石膏汤(《正体类要》)

【组成】竹叶 3g　石膏 3g　半夏 9g　麦门冬(去心)20g　人参 6g　炙甘草 6g　粳米 10g

【功效与适应证】清热生津,益气和胃。治伤寒、温病、暑病余热未清,气津两伤证。

【制用法】水煎服。

竹叶黄芪汤(《医宗金鉴》)

【组成】淡竹叶　生地黄各 6g　黄芪　麦冬　当归　川芎　黄芩　甘草　芍药　人参　半夏　生石膏各 3g

【功效与适应证】养阴清热,益气生津。治痈疽发背,疔毒疮疡,表里不实,热甚口渴;消渴,气血虚,胃火盛而作渴。

【制用法】生姜三片,灯心草二十根,水煎,食远服,日二次,早晚各一。

伤油膏(《中医伤科学讲义》)

【组成】血竭 60g　红花 6g　乳香 6g　没药 6g　儿茶 6g　琥珀 3g　冰片(后下)6g　香油 1 500g　黄蜡适量

【功效与适应证】活血止痛。多用在施行理伤手法时,涂擦在患处。同时起到润滑作用。

【制用法】除冰片、香油、黄蜡外,共为细末,后入冰片再研,将药末溶化于炼过的油内,再入黄蜡收膏。

伤湿止痛膏(成药)

【组成】白芷　山柰　干姜　五加皮　肉桂　落得打　荆芥　毛姜　防风　老鹳草　樟脑　乳香　没药　生川乌　生草乌　马钱子(沙炒)　公丁香　冰片　薄荷脑　冬绿油　颠茄流浸膏　芸香膏

【功效与适应证】祛风湿止痛。用于风湿痛、神经痛、扭伤及肌肉酸痛。

【制用法】将皮肤洗净后外敷贴患处。但对橡皮膏过敏者禁用。

血府逐瘀汤(《医林改错》)

【组成】当归 10g　生地黄 10g　桃仁 12g　红花 10g　枳壳 6g　赤芍 6g　柴胡 3g　甘草 3g　桔梗 4.5g　川芎 4.5g　牛膝 10g

【功效与适应证】活血逐瘀,通络止痛。治瘀血内阻,血行不畅,经脉闭塞疼痛。

【制用法】水煎服,每日 1 剂。

行气活血汤(《伤科大成》)

【组成】郁金　苏梗　青皮　制乳香　茜草　泽兰各 3g　香附　延胡索　木香　红花各

5g　当归尾 8g

【功效与适应证】行气活血。治腹部气血两伤,肿胀疼痛,行走不便。

【制用法】水煎服。

壮骨强筋汤(《林如高正骨经验》)

【组成】熟地 12g　怀牛膝 9g　川芎 6g　当归 9g　甘草 3g　续断 9g　桃仁 6g　红花 3g　补骨脂 9g　骨碎补 9g　煅自然铜 9g　制乳香 3g

【功效与适应证】舒筋活血,补肾壮骨。治伤筋、骨折中后期筋骨痿软、愈合缓慢者。

【制用法】水煎服。

壮筋补血酒(《林如高正骨经验》)

【组成】白人参 30g　黄芪 45g　虎骨(现已禁用,狗骨代)30g　何首乌 30g　木瓜 60g　熟地 30g　枸杞 90g　当归 90g　杜仲 60g　续断 45g　沉香 15g　西红花 9g　羌活 30g　独活 30g　三七 60g　五加皮 60g　冰糖 500g　高粱酒 5 000g

【功效与适应证】养血舒筋,壮骨补肾,祛风理湿。治损伤后期筋骨虚弱无力者。

【制用法】上药密封浸泡 2 周后备用。每次 30g,每日早晚各 1 次。

壮筋养血汤(《伤科补要》)

【组成】当归 9g　川芎 6g　白芷 9g　续断 12g　红花 5g　生地黄 12g　牛膝 9g　牡丹皮 9g　杜仲 6g

【功效与适应证】活血壮筋。用于软组织损伤。

【制用法】水煎服,每日 1 剂。

冰硼散(成药)

【组成】略

【功效与适应证】清热解毒,消肿止痛。用于咽喉疼痛、牙龈肿痛、口舌生疮。

【制用法】吹敷患处,每次少量,每日数次。

交泰丸(《韩氏医通》)

【组成】黄连　肉桂

【功效与适应证】清心降火,交通心肾。治心火偏旺的失眠等症。

【用法】共研细末为丸,每次 6~9g,每日 2~3 次。

安胎和营汤(《伤科学》)

【组成】当归　白芍各 9g　川芎 1.5g　白术 6g　砂仁 3g

【功效与适应证】活血和营,理气止痛。治孕妇跌打损伤,瘀血阻滞。

【制用法】每服 1 丸,每日 1~3 次。

安宫牛黄丸(《温病条辨》)

【组成】牛黄 4 份　郁金 4 份　黄连 4 份　黄芩 4 份　栀子 4 份　犀角(现已禁用,水牛角代)4 份　雄黄 4 份　朱砂 4 份　麝香 1 份　冰片 1 份　珍珠 2 份　蜜糖适量

【功效与适应证】清心解毒,开窍安神。治神昏谵语,身热,狂躁,痉厥以及头部内伤晕厥。

【制用法】研极细末,炼蜜为丸,每丸 3g,每服 1 丸,每日 1~3 次。

导水丸(《儒门事亲》)

【组成】大黄 60g　黄芩 60g　滑石 120g　黑牵牛(另取头末)120g

【功效与适应证】攻下逐水。水湿肿满,湿热腰痛,痰湿流注身痛,无名肿毒,关节肿痛,疝气,大小便闭者。

【制用法】上为细末,滴水为丸,如梧桐子大。每服 50 丸,或加至 100 丸,临卧温水送下。

阳和汤(《外科证治全生集》)

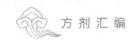

【组成】熟地黄 30g　肉桂 3g　麻黄 2g　鹿角胶 9g　白芥子 6g　姜炭 2g　生甘草 3g

【功效与适应证】温阳通脉,散寒化痰。用于流痰、附骨疽和脱疽的虚寒型。

【制用法】水煎服。

防风汤(《宣明论方》)

【组成】防风　当归　赤苓　杏仁　黄芩　秦艽　葛根　麻黄　甘草

【功效与适应证】祛风散寒,通络除痹。治损伤后风邪侵袭,痛无定处之行痹。

【用法】按病情酌量,水煎服。

如圣金刀散(《外科正宗》)

【组成】松香 5 份　生矾 1 份　枯矾 1 份

【功效与适应证】止血燥湿。治创面渗血或溃烂流液。

【制用法】共研细末。掺撒溃创面。

如神散(《伤科汇纂》)

【组成】延胡索　当归　桂心　杜仲(姜汁炒)

【功效与适应证】行气活血止痛。治挫闪腰痛。

【制用法】上药等分,共为末,每服 6g,温酒送下。

红花油(成药)

【组成】略

【功效与适应证】止血、止痛、消炎。治风湿骨痛、跌打损伤、扭伤瘀肿、腰腿酸痛。

【制用法】用药水涂擦患处。

红花酒(经验方)

【组成】当归 12g　红花 15g　赤芍 12g　紫草 9g　60% 酒精 500ml

【功效与适应证】通经活络。用于预防压疮。

【制用法】将药浸泡在酒精中 4~5 天即可使用。主要用作按摩时皮肤擦剂。

红灵酒(《伤科学》)

【组成】生当归 60g　红花 30g　花椒 30g　肉桂 60g　樟脑 15g　细辛 15g　干姜 30g　90% 酒精 1 000ml

【功效与适应证】活血消肿止痛。治扭挫伤局部肿痛。

【制用法】将药浸泡 7 天即可使用。每日用棉花蘸酒在患处揉擦 2 次,每次擦药 10 分钟。

七　画

坎离砂(成药)

【组成】麻黄　归尾　附子　透骨草　红花　干姜　桂枝　牛膝　白芷　荆芥　防风　木瓜　生艾绒　羌活　独活各等份　醋适量

【功效与适应证】祛风散寒止痛。治腰腿疼痛,风湿性关节疼痛。

【制用法】用醋水各半,将药熬成浓汁,再将铁砂炒红后搅拌制成。使用时加醋约半两,装入布袋内,自然发热,敷在患处。如太热可来回移动。

芙蓉散(《外伤科学》)

【组成】木芙蓉叶适量

【功效与适应证】清热、凉血、解毒。治创伤并发感染者。

【制用法】研极细末,用水、蜂蜜调煮热敷,或调麻油、菊花露冷敷。亦可用凡士林 8 份,芙蓉散 2 份调成芙蓉膏外敷。

苇茎汤(《备急千金要方》)

【组成】苇茎 60g　薏苡仁 30g　冬瓜仁 24g　桃仁 9g

【功效与适应证】清肺化痰,逐瘀排脓。主治胸部内伤后肺热咳嗽或瘀热而成肺痈。

【制用法】水煎服。

花蕊石散(《本草纲目》引《和剂局方》)

【组成】花蕊石 1 份　石硫黄 2 份

【功效与适应证】化瘀止血。治创伤出血。

【制用法】共入瓦罐煅研为细末。外掺伤面后包扎。

芪附汤(《魏氏家藏方》)

【组成】黄芪　附子

【功效与适应证】温阳固表。治伤患后气血耗失以致卫阳不固,虚汗自冒者。

【制用法】水煎服。

苏子降气汤(《太平惠民和剂局方》)

【组成】紫苏子 9g　法半夏 9g　前胡 6g　厚朴 6g　当归 6g　甘草 4g　沉香 1.5g

【功效与适应证】降气平喘。用于瘀血壅盛之喘咳。

【制用法】水煎服。

苏气汤(《伤科汇纂》)

【组成】乳香 3g　没药 3g　大黄 3g　苏叶 9g　山羊血 1.5g　荆芥 9g　丹皮 9g　当归 15g　白芍 15g　羊踯躅 15g　桃仁 14 粒

【功效与适应证】行气活血。用于从高坠下,昏厥不苏。

【制用法】水煎服。方中羊踯躅毒性峻烈,当视患者身体强弱,适当减量。

苏合香丸(《太平惠民和剂局方》)

【组成】白术 2 份　青木香 2 份　乌犀屑(现用水牛角粉代)2 份　香附子(炒去毛)2 份　朱砂(研水飞)2 份　诃黎勒(煨去皮)2 份　白檀香 2 份　安息香(研为末,用无灰酒一升熬膏)2 份　沉香 2 份　麝香(研)2 份　荜茇 2 份　龙脑(研)1 份　乳香(研)1 份　苏合香油(入安息香膏内)1 份　白蜜糖适量

【功效与适应证】温宣通窍。治头部内伤昏迷。

【制用法】固体药分别研成末,安息香以酒熬膏后与苏合香油混合,再把各药末加入,并炼蜜为丸,每丸 3g。每服 1 丸,温开水送服,小儿减半。

杞菊地黄丸(汤)(《医级》)

【组成】枸杞子 12g　杭菊花 12g　熟地黄 15g　怀山药 12g　山萸肉 10g　牡丹皮 10g　茯苓 10g　泽泻 6g

【功效与适应证】滋肾养肝,育阴潜阳。治肝肾不足,眩晕头痛,视物不清,耳鸣肢麻等症。

【制用法】水煎服,或为丸服。

身痛逐瘀汤(《医林改错》)

【组成】秦艽 9g　川芎 9g　桃仁 6g　红花 6g　甘草 3g　羌活 9g　没药 9g　五灵脂 9g　香附 9g　牛膝 9g　地龙 9g　当归 15g

【功效与适应证】活血行气,祛瘀通络,通痹止痛。主治气血痹阻经络所致的肩、腰、腿或周身疼痛,经久不愈。

【制用法】水煎服。忌生冷油腻,孕妇忌服。

羌活胜湿汤(《内外伤辨惑论》)

【组成】羌活 15g　独活 15g　藁本 15g　防风 15g　甘草 6g　川芎 10g　蔓荆子 10g

【功效与适应证】祛风除湿。治伤后风湿邪客者。

【制用法】水煎服。药渣可煎水热洗患处。

沙参麦冬汤(《温病条辨》)

【组成】沙参 9g　玉竹 6g　甘草 3g　冬桑叶 4.5g　麦冬 9g　生扁豆 4.5g　天花粉 4.5g

【功效与适应证】清养肺胃,生津润燥。燥伤肺胃阴分,津液亏损,咽干口渴,干咳痰少而黏。

【制用法】水煎服。

补中益气汤(《东垣十书》)

【组成】黄芪 15g　党参 12g　白术 12g　陈皮 3g　炙甘草 5g　当归 10g　升麻 5g　柴胡 5g

【功效与适应证】补中益气。治疮疡日久,元气亏损,损伤气血耗损,中气不足诸症。

【制用法】水煎服。

补阳还五汤(《医林改错》)

【组成】黄芪 30g　归尾 6g　赤芍 4.5g　地龙 3g　川芎 3g　桃仁 3g　红花 3g

【功效与适应证】活血补气,疏通经络。治气虚而血不行的半身不遂、口眼歪斜,以及外伤性截瘫。

【制用法】水煎服。

补阳和伤汤(《骨伤内伤学》)

【组成】党参 12g　白术　独活　地鳖虫　泽兰　制乳香　制没药　黄芩　桃仁各 10g　柴胡　陈皮各 6g　肉桂(焗冲)5g　制马钱子 1g　甘草 3g

【功效与适应证】通经散结,行瘀止痛。跌打损伤,瘀肿疼痛。

【制用法】水煎服。

补肾丸(《林如高正骨经验》)

【组成】党参 150g　白术 60g　茯苓 90g　酒当归 90g　熟地 90g　枸杞子 90g　续断 60g　杜仲 90g　狗脊 150g　补骨脂 90g　菟丝子 60g

【功效与适应证】补肾壮骨。治伤后筋骨痿弱无力。

【制用法】制成蜜丸,每丸重 12g。每服 1 丸,早晚各 1 次。温开水送服。

补肾壮阳汤(《中医伤科学》)

【组成】熟地黄 15g　生麻黄 3g　白芥子 3g　炮姜 6g　杜仲 12g　狗脊 12g　肉桂 6g　菟丝子 12g　牛膝 9g　川续断 9g　丝瓜络 6g

【功效与适应证】温通经络,补益肝肾。用于腰部损伤的中后期。

【制用法】水煎服。

补肾壮骨汤(《林如高正骨经验》)

【组成】杜仲 9g　枸杞 9g　骨碎补 9g　芡实 9g　酒续断 9g　补骨脂 9g　煅狗骨 15g　狗脊 9g

【功效与适应证】壮腰补肾,舒筋强骨。治腰部损伤,肾气虚损。

【用法】水煎服,每日 1 剂。

补肾壮筋汤(丸)(《伤科补要》)

【组成】熟地黄 12g　当归 12g　牛膝 10g　山萸肉 12g　茯苓 12g　续断 12g　杜仲 10g　白芍 10g　青皮 5g　五加皮 10g

【功效与适应证】补益肝肾,强壮筋骨。治肾气虚损,习惯性关节脱位等。

【制用法】水煎服,每日 1 剂。或制成丸剂服。

鸡鸣散(《江氏伤科方书》)

【组成】生地黄 6g　大黄 9g　桃仁 3g　酒当归 4.5g

【功效与适应证】攻下逐瘀。治跌打损伤诸症。

【制用法】水酒煎服。

驱风油（成药）

【组成】略

【功效与适应证】祛风散寒,通络止痛。治风湿痛、跌仆扭伤肿胀疼痛、肢体麻木等。

【制用法】用药水涂擦患处,每日 2~3 次。

八　画

抵当汤（《伤寒论》）

【组成】水蛭 9g　虻虫 9g　桃仁 6g　大黄 15g　蜜糖适量

【功效与适应证】破瘀血,消癥瘕。治下焦瘀阻或肿块。

【制用法】水煎服。

软吊散（膏）（《林如高正骨经验》）

【组成】郁金 30g　栀子 60g　姜黄 30g　归尾 60g　紫荆皮 90g　泽兰 60g　五加皮 60g　苏木 60g　楠香 150g　穿山龙 60g　生草乌 30g　生川乌 30g

【功效与适应证】活血消肿,通络止痛。治损伤初期局部瘀血,肿胀疼痛较剧者。

【制用法】共研细末,酒水各半,调成糊状,每日敷 1 次,每次 4 小时。

和营止痛汤（《伤科补要》）

【组成】赤芍 9g　当归尾 9g　川芎 6g　苏木 6g　陈皮 6g　桃仁 6g　续断 12g　乌药 9g　乳香 6g　没药 6g　木通 6g　甘草 6g

【功效与适应证】活血止痛,祛瘀生新。治损伤积瘀肿痛。

【制用法】水煎服。

和营通气散（《中医伤科学讲义》）

【组成】当归　丹参　香附各 90g　川芎　延胡索　小青皮　生枳壳各 30g　郁金　半夏各 60g　广木香　大茴香各 15g

【功效与适应证】活血止痛行气。治躯干内伤,气阻血滞,胸腹闷胀不舒,呼吸不利。

【制用法】共为细末,每服 1.5g,每日 2 次吞服。

金铃子散（《太平圣惠方》）

【组成】金铃子　延胡索各等量

【功效与适应证】理气止痛。治跌仆损伤后心腹胸胁疼痛,时发时止,或流窜不定者。

【制用法】共为细末,每服 9~12g,温开水或温酒送下,每日 2~4 次。

金黄散（膏）（《医宗金鉴》）

【组成】大黄 2 500g　黄柏 2 500g　姜黄 2 500g　白芷 2 500g　制南星 500g　陈皮 500g　苍术 500g　厚朴 500g　甘草 500g　天花粉 5 000g

【功效与适应证】清热解毒,散瘀消肿。治感染阳证,跌打肿痛。

【制用法】研细末。用酒、油、菊花、金银花膏、丝瓜叶或生姜等捣汁调敷,或按凡士林 8 份、金黄膏 2 份的比例调制成膏外敷。

金匮肾气丸（《金匮要略》）

【组成】熟地 25g　怀山药 12g　山萸肉 12g　泽泻 10g　茯苓 10g　丹皮 10g　肉桂 3g(冲服)　熟附子 10g

【功效与适应证】温补肾阳。治肾阳亏虚。

【制用法】水煎服。或制成丸剂,淡盐汤送服。

乳香膏（《普济方》）

【组成】青娘子 1 对(去头翅)　红娘子 1 对(去头翅)　蓖麻(去壳)15 粒　当归不拘　白芷不

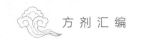

拘　山栀1枚　乳香半斤　松香半斤　香油4两

【功效与适应证】活血祛瘀,行气止痛。打扑闪肭,伤损肿痛。

【制用法】上除松香外,将6味锉,入香油内煎,以柳枝搅,候萆麻熟,滤去滓,却将松、乳熔开,次倾入煎药油,桃柳枝搅匀,候油滴水不散,牵拽不断,瓷罐收。

狗皮膏(成药)

【组成】枳壳　青皮　大风子　赤石脂　赤芍　天麻　乌药　牛膝　羌活　威灵仙　生川乌　续断　桃仁　生附子　川芎　生草乌　杜仲　穿山甲　青风藤　木香　肉桂　轻粉　乳香　没药　血竭　樟脑　植物油　铅丹

【功效与适应证】散寒止痛,舒筋活络。治跌打损伤及风寒痹痛。

【制用法】烘热外敷患处。

宝珍膏(成药)

【组成】生地1份　茅术1份　枳壳1份　五加皮1份　莪术1份　桃仁1份　山柰1份　当归1份　川乌1份　陈皮1分　乌药1份　三棱1份　大黄1份　首乌1份　草乌1份　柴胡1份　香附1份　防风1份　牙皂1份　肉桂1份　羌活1份　赤芍1份　南星1份　荆芥1份　白芷1份　藁本1份　续断1份　良姜1份　独活1份　麻黄1份　甘松1份　连翘1份　冰片1份　樟脑1份　乳香1份　没药1份　阿魏1份　细辛1份　刘寄奴1份　威灵仙1份　海风藤1份　小茴香1份　川芎2份　血余7份　麝香2/3份　木香2/3份　附子2/3份　东丹30份

【功效与适应证】行气活血,祛风止痛。治风湿关节痛及跌打损伤疼痛。

【制用法】制成药膏贴患处。

定痛和血汤(《伤科补要》)

【组成】桃仁　红花　乳香　没药　当归　秦艽　川续断　蒲黄　五灵脂

【功效与适应证】活血定痛。用于各部损伤,瘀血疼痛。

【制用法】按病情酌量,水、酒各半煎服。

定痛和营汤(《林如高正骨经验》)

【组成】当归9g　赤芍9g　川芎6g　生地9g　朱砂6g　红花3g　三七6g　枳壳6g　大黄6g　制乳香　砂仁各4.5g　琥珀3g　血竭6g　苏木6g　甘草3g　怀牛膝9g

【功效与适应证】活血祛瘀,和营止痛。治新伤气阻血滞。

【制用法】春季加泽泻6g、甘草3g、续断9g,酒水各半煎服;夏季加泽泻9g、麦冬9g、天冬6g,水煎服;秋季加冰糖9g、黄芩6g、五味子9g,酒水各半煎服;冬季加补骨脂9g、续断9g、紫苏6g,酒煎服。

定痛散(《伤科汇纂》)

【组成】当归　川芎　白芍药　升麻　防风　官桂各一钱　山柰三钱　紫丁香根　红花各五钱　麝香三分

【功效与适应证】定痛消肿,舒筋和络,跌打扑伤。

【制用法】为细末,老葱汁调合,敷患处。

定痛膏(《疡医准绳》)

【组成】芙蓉叶4份　紫荆皮1份　独活1份　生南星1份　白芷1份

【功效与适应证】祛风消肿止痛。治跌打损伤肿痛。疮疡初期肿痛。

【制用法】共研细末。用姜汁、水、酒调煮热敷;可用凡士林调煮成软膏外敷。

参芪汤(《骨伤内伤学》)

【组成】人参9g　生黄芪30g　甘草9g

【功效与适应证】补气益气升陷。治气虚、气脱之证。

【制用法】水煎服。

参附龙牡汤(经验方)

【组成】人参　炮附子　龙骨　牡蛎

【功效与适应证】益气回阳扶正,敛汗固脱。治损伤脱证,昏迷不省人事,手撒肢冷,汗多不止,目合口开,鼻鼾息微。

【制用法】水煎服。

参附汤(《世医得效方》)

【组成】人参 12g　附子(炮去皮)10g

【功效与适应证】回阳救逆。治伤患阳气将脱,表现为休克,四肢厥冷,气短呃逆,喘满汗出,脉微细者。

【制用法】水煎服。

参苓白术散(《太平惠民和剂局方》)

【组成】白扁豆 12g　党参 12g　白术 12g　茯苓 12g　炙甘草 6g　怀山药 12g　莲子肉 10g　薏苡仁 10g　桔梗 6g　砂仁 5g　大枣 4 枚

【功效与适应证】补气健脾渗湿。治气血受损,脾失健运者。

【制用法】水煎服。或制成药散,大枣煎汤送散服。

九　画

茴香酒(《中医伤科学讲义》)

【组成】茴香 15g　丁香 10g　樟脑 15g　红花 10g　白干酒 300g

【功效与适应证】活血行气止痛。治扭挫伤肿痛。

【制用法】把药浸泡在酒中,1 周后去渣取酒即可。外涂擦患处。亦可在施行理伤手法时配合使用。

香砂六君子汤(《古今名医方论》)

【组成】人参 3g　白术 6g　茯苓 6g　甘草 2g　陈皮 2.5g　半夏 3g　砂仁 2.5g　木香 2g　生姜 6g

【功效与适应证】益气化痰,行气温中。治脾胃气虚,痰阻气滞症。

【制用法】水煎服。

复元活血汤(《医学发明》)

【组成】柴胡 15g　天花粉 10g　当归尾 10g　红花 6g　穿山甲 10g　酒浸大黄 30g　酒浸桃仁 12g

【功效与适应证】活血祛瘀,消肿止痛。治跌打损伤,血停积于胁下,肿痛不可忍者。

【制用法】水煎,分 2 次服,如服完第一次后,泻下大便,得利痛减,则停服,如 6 个小时之后,仍无泻下者,则服下第二次。以利为度。

复元通气散(《正体类要》)

【组成】木香　茴香(炒)　青皮　穿山甲(炙)　陈皮　白芷　甘草　漏芦　贝母各等份

【功效与适应证】理气止痛。治打仆损伤气滞作痛。

【制用法】共研细末,每次服 3~6g,温酒调下。

复苏汤(《林如高正骨经验》)

【组成】琥珀　枳壳　川朴　菖蒲　三七各 6g　珍珠粉 0.6g　辰砂 3g　血竭　龙骨各 9g　麝香 0.1g

【功效与适应证】开窍醒神,理气化瘀。治重伤后不省人事者。

【制用法】水煎服。

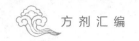

顺气活血汤(《伤科大成》)

【组成】苏梗　厚朴　枳壳　砂仁　归尾　红花　木香　赤芍　桃仁　苏木　香附

【功效与适应证】行气活血,祛瘀止痛。用于胸腹挫伤、气滞胀满作痛。

【制用法】按病情拟定药量,水煎,可加入少量米酒和服。

顺气祛瘀汤(《林如高正骨经验》)

【组成】枳壳　陈皮　桔梗　郁金　半夏　桃仁各6g　沉香　木香　三七　红花　甘草各3g　茅根24g

【功效与适应证】开胸顺气,祛瘀和中。治胸部外伤内有蓄血者。

【制用法】水煎服。

独圣散(《伤科汇纂》)

【组成】姜制香附子

【功效与适应证】理气止痛。用于胸胁腰腹损伤后血凝气滞之疼痛。

【制用法】研末为散,每次服9~12g。

独参汤(《景岳全书》)

【组成】人参10~20g

【功效与适应证】补气、摄血、固脱。治失血后气血衰虚,虚烦作渴,气随血脱之危症。

【制用法】水炖服。近年来亦有制成注射剂用。

独活寄生汤(《备急千金要方》)

【组成】独活6g　防风6g　川芎6g　牛膝6g　桑寄生18g　秦艽12g　杜仲12g　当归12g　茯苓12g　党参12g　熟地黄15g　白芍10g　细辛3g　甘草3g　肉桂(焗冲)2g

【功效与适应证】益肝肾,补气血,祛风湿,止痹痛。治腰脊损伤后期,肝肾两亏,风湿痛及腿足屈伸不利者。

【制用法】水煎服。可复煎外洗患处。

养心汤(《证治准绳》)

【组成】黄芪　茯苓　茯神　当归　川芎　甘草　柏子仁　酸枣仁　远志　五味子　人参　肉桂　半夏曲

【功效与适应证】养心安神,镇惊宁悸。治气血虚少而致心神不宁、怔忡惊悸等症。

【制用法】水煎服。

洗伤Ⅰ号(经验方)

【组成】入骨丹9g　鸟不宿12g　七寸金9g　千根癀12g　防己9g　木通9g　薄荷9g　红花9g　虎杖12g　60%酒精500ml

【功效与适应证】活血,祛风,除湿。治损伤兼夹风湿者。

【制用法】上药共研末,浸入酒精。用时将药水涂擦患处,至患处皮肤轻度发热、发红为度。

洗伤Ⅱ号方(经验方)

【组成】五加皮　海桐皮　酒川芎　煅乳香　煅没药各45g　紫荆皮　细辛各30g　红花　赤芍　白芥子各24g　归尾　鲜桃仁　苏木　桂枝各60g　泽兰90g　白米酒7 500ml

【功效与适应证】活血,行气,止痛。治损伤局部肿痛较剧者。

【制用法】上药浸泡49天。用时将药物涂擦患处至皮肤发热、发红为度。

洗伤水(经验方)

【组成】生川乌　生草乌　羌活　独活　三棱　莪术　泽兰　归尾　红花　桃仁　乌药　栀子　边桂　紫荆皮　川花椒　薄荷脑　70%酒精1 000ml

【功效与适应证】活血散瘀,通络和伤。治新旧损伤肿痛。

【制用法】密封浸泡 1 个月后备用。将药水涂擦患处,至轻度皮肤发热、发红为度,每日 3 次。

洗剂 I 号(经验方)

【组成】杨梅根 30g　银花　黄柏　薄荷　乌臼根　蒲公英　夜交藤　薜荔　葱白各 15g

【功效与适应证】清热解毒,去湿消肿,消炎止痒。治损伤后局部红肿、皮肤瘙痒者。

【制用法】水煎熏洗伤处。

洗剂 II 号(经验方)

【组成】薜荔　大青根　生姜各 15g　橄榄根　桂枝　牛膝　羌活　独活各 6g

【功效与适应证】温经通络,祛风除痹。治损伤后期筋骨关节疼痛。

【制用法】水煎熏洗伤处。

洗剂 III 号(经验方)

【组成】羌活　独活　青皮　白芷　威灵仙　边桂　大茴香各 12g　防风　木通　枳壳　红花各 9g　当归 18g　乌药 15g　甘草 6g

【功效与适应证】舒筋活络,祛风除痹。治损伤后期风湿痹痛者。

【制用法】水煎熏洗伤处。

活血止痛汤(丸)(《伤科大成》)

【组成】当归 12g　川芎 6g　乳香 6g　苏木 5g　红花 5g　没药 6g　地鳖虫 3g　三七 3g　赤芍 9g　陈皮 5g　落得打 6g　紫荆藤 9g

【功效与适应证】活血止痛。治跌打损伤肿痛。

【制用法】水煎服。目前临床上常去紫荆藤。

活血止痛膏(成药)

【组成】生南星　干姜　独活　甘松　樟脑　冰片　辣椒　丁香　白芷　牡丹皮　细辛　山奈　没药　香加皮　当归　生半夏　桂枝　乳香　辛夷等

【功效与适应证】舒筋通络,活血止痛。用于筋骨疼痛,肌肉麻痹,关节酸痛,局部肿痛。

【制用法】橡皮膏剂。外用,烘热软化,贴患处。

活血祛瘀汤(《中医伤科学》)

【组成】当归 15g　红花 6g　地鳖虫 9g　自然铜 9g　狗脊 9g　骨碎补 15g　没药 6g　乳香 6g　三七 3g　路路通 6g　桃仁 9g

加减法:便秘者,去骨碎补、没药、乳香,加郁李仁 15g,火麻仁 15g;疼痛剧烈者,加延胡索 9g;食欲不振者加砂仁 9g;心神不宁者,加龙齿 15g,磁石 15g,酸枣仁 9g,远志 9g;尿路感染者,加知母 9g,黄柏 15g,车前子 15g,泽泻 15g。

【功效与适应证】活血化瘀,通络消肿,续筋接骨。用于骨折及软组织损伤的初期。

【制用法】水煎服,每日 1 剂。

活血酒(《中医正骨经验概述》)

【组成】活血散 15g　白酒 500g

【功效与适应证】通经活血。用于陈旧性扭挫伤,寒湿偏胜之腰腿痛。

【制用法】将活血散泡于白酒中,7~10 天即成。

活血通气汤(《林如高正骨经验》)

【组成】当归　赤芍　泽泻　香附各 9g　川芎　制乳香　制没药各 4.5g　木香　砂壳　炙甘草各 3g　桃仁 6g　党参 15g

【功效与适应证】活血行气。治胸腹挫伤,气滞瘀阻作痛者。

【制用法】水煎服,每日 1 剂。

活血散(《林如高正骨经验》)

【组成】乳香　没药　沉香　三七各 30g　无名异　赤芍　血竭　桂枝　白芷　羌活　续断　紫荆皮　栀子　骨碎补各 60g　五加皮 90g　楠香 150g

【功效与适应证】疏风散结,消肿定痛。治损伤初中期肿痛者。

【制用法】共研成粉末,酒水各半,调拌成糊状,敷贴患处,每日 1 次,每次 5 小时。

活血散瘀汤(《医宗金鉴》)

【组成】当归尾 6g　赤芍 6g　桃仁 6g　酒炒大黄 6g　川芎 5g　苏木 5g　丹皮 3g　麸炒枳壳 3g　槟榔 2g

【功效与适应证】活血祛瘀。治瘀毒所成的疮疡。

【制用法】水煎服,每日 1 剂,日服 3 次。

活血舒肝汤(河南正骨研究所郭氏验方)

【组成】当归 12g　柴胡 10g　赤芍 10g　黄芩 6g　桃仁 5g　红花 3g　枳壳 10g　槟榔 10g　陈皮 5g　大黄(后下)10g　厚朴 6g　甘草 3g

【功效与适应证】破血逐瘀,行气止痛。治伤后瘀血初起。

【制用法】水煎服。

活络水(《林如高正骨经验》)

【组成】牛膝　红花　归尾　续断　生草乌　生川乌　木瓜　五加皮　三棱　骨碎补　伸筋草　樟脑　薄荷脑

【功效与适应证】活血祛瘀,舒筋活络,消肿止痛。治跌打损伤及风湿痹痛者。

【制用法】70% 酒精 1 500ml,密封浸泡 1 个月后装瓶备用。用时将药水涂擦患处,每日 2~3 次。

活络油膏(《中医伤科学讲义》)

【组成】红花 60g　没药 60g　白芷 60g　当归 240g　白附子 30g　钩藤 120g　紫草 60g　栀子 60g　黄药子 30g　甘草 60g　刘寄奴 60g　丹皮 60g　梅片 60g　生地 240g　制乳香 60g　露蜂房 60g　大黄 120g　白药子 30g

【功效与适应证】活血通络。用于损伤后期软组织硬化或粘连。

【制用法】上药置大铁锅内,再加入麻油 4 500g,用文火将药炸透存性,过滤去渣,再入锅内武火烧熬,放黄蜡 1 500g、梅片 60g,用木棍调和装盒。用手指蘸药擦患处。

活络效灵丹(《医学衷中参西录》)

【组成】当归　丹参　乳香　没药各 15g

【功效与适应证】活血祛瘀,通络止痛。主治瘀血阻滞所致之心腹疼痛、腿痛、臂痛,及风湿痹痛、跌打瘀肿、癥瘕积聚、疮疡初起等。

【制用法】水煎服。若为散剂,一剂分 4 次服,温酒送下。

济生肾气丸(《济生方》)

【组成】炮附子 9g　熟地黄 6g　山药 6g　山萸肉 6g　泽泻 6g　茯苓 6g　丹皮 6g　车前子 6g　肉桂 3g　川牛膝 6g

【功效与适应证】温补肾阳,利水消肿。治肾(阳)虚水肿,腰重脚肿,小便不利。

【制用法】上为细末,炼蜜和丸,如梧桐子大,每服 70 丸(9g)。

宣痹汤(《温病条辨》)

【组成】防己 15g　杏仁 15g　滑石 15g　连翘 9g　山栀 9g　薏苡仁 15g　半夏(醋炒)9g　晚蚕沙 9g　赤小豆皮 9g

【功效与适应证】清利湿热,宣通经络。治湿热痹证,症见寒战热炽,骨节烦痛,小便短赤,舌苔灰滞或黄腻。

【制用法】水煎服。

神犀丹(《温热经纬》)

【组成】犀角尖(现已禁用,水牛角代) 石菖蒲 黄芩各180g 生地 银花各500g 甘中黄120g 连翘300g 板蓝根270g 豆豉240g 玄参210g 天花粉 紫草各120g

【功效与适应证】清热凉血,解毒。治热入营血,热毒内陷,神昏谵妄,发斑发疹,舌绛,目赤,烦躁。

【制用法】将石菖蒲、鲜生地捣汁,豆豉煮烂,将余药研粉和匀,再相互打和搅匀为丸,每料成480丸,日服1丸,分2~4次,凉开水调化。

退瘀消肿汤(《林如高正骨经验》)

【组成】川连 防风 黄柏 黄芩 栀子各6g 知母 泽泻 茯苓 银花 车前子 地鳖虫 灯心草各9g 生地 地骨皮各15g 薄荷 甘草各3g

【功效与适应证】凉血清热,消肿止痛。治损伤后局部红肿热痛。

【制用法】水煎服。

十 画

损伤风湿膏(《中医伤科学讲义》)

【组成】生川乌4份 生草乌4份 生南星4份 生半夏4份 当归4份 黄金子4份 紫荆皮4份 生地4份 苏木4份 桃仁4份 桂枝4份 僵蚕4份 青皮4份 甘松4份 木瓜4份 山奈4份 地龙4份 乳香4份 没药2份 羌活2份 独活2份 川芎2份 白芷2份 苍术2份 木鳖子2份 山甲片2份 川续断2份 栀子2份 地鳖虫2份 骨碎补2份 赤石脂2份 红花2份 丹皮2份 落得打2份 白芥子2份 细辛1份 麻油320份 黄铅粉60份

【功效与适应证】祛风湿,行气血,消肿痛。治损伤肿痛或损伤后期并风湿痹痛。

【制用法】风麻油将药浸泡7~10天后以文火煎熬,至色枯,去渣,再将油熬,约两小时左右,滴水成珠,离火,将黄铅粉徐徐筛入搅匀,成膏收贮,摊用。

桂麝散(《药蔹启秘》)

【组成】麻黄15g 细辛15g 肉桂30g 牙皂10g 半夏25g 丁香30g 生南星25g 麝香1.8g 冰片1.2g

【功效与适应证】温化痰湿,消肿止痛。治疮疡阴证未溃者。

【制用法】共研细末。掺膏药上,贴患处。

桃仁承气汤(《温疫论》)

【组成】桃仁9g 大黄(后下)15g 芒硝(冲服)6g 当归9g 芍药9g 丹皮9g

【功效与适应证】活血祛瘀,泄热泻下。治跌打损伤,血滞作痛,大便秘结,或下腹蓄瘀等症。

【制用法】水煎服。

桃红四物汤(又名加味四物汤,《玉机微义》引《元戎》)

【组成】当归15g 川芎8g 白芍10g 熟地黄15g 桃仁9g 红花6g

【功效与适应证】活血祛瘀。用于损伤血瘀证。

【制用法】水煎服。

桃花散(《外科正宗》)

【组成】白石灰6份 大黄1份

【功效与适应证】止血。治创伤出血。

【制用法】先将大黄煎汁,泼入白石灰内,为末,再炒,以石灰变成红色为度,将石灰过筛备用。用时掺撒于患处,纱布紧扎。

桃枝汤(《外台秘要》)

【组成】桃枝(一握中指长锉) 芒硝五分 大黄四两 当归 炙甘草 桂心各二两 虻虫(去翅足)二十枚 水蛭二十枚 桃仁(去尖)五十枚

【功效与适应证】活血祛瘀。治堕落积瘀血。

【制用法】水煎服。

桃核承气汤(《伤寒论》)

【组成】桃仁 10g 大黄(后下)12g 桂枝 6g 甘草 6g 芒硝(冲服)6g

【功效与适应证】攻下逐瘀。治跌打损伤,瘀血停溢,或下腹蓄瘀,疼痛拒按,瘀热发狂等症。

【制用法】水煎服。

破血散瘀汤(《内伤证治》)

【组成】羌活 防风 肉桂各3g 苏木4.5g 归尾 柴胡 连翘各6g 制水蛭(研末,焗服)9g 麝香(研末,冲服)1g

【功效与适应证】破血散滞,行气止痛。治跌仆损伤,瘀血腰痛、胁痛。

【制用法】水煎服。

逐瘀护心散(《内伤证治》)

【组成】朱砂 琥珀 乳香(去油) 没药(去油) 三七各5份 麝香1份

【功效与适应证】活血逐瘀,泻火息风。治疗或防止瘀血攻心,昏迷不醒者。

【制用法】共为细末,每服 3g,黄酒冲服,每日 3 次。

柴胡细辛汤(《中医伤科学讲义》)

【组成】柴胡 细辛 薄荷 归尾 地鳖虫 丹参 半夏 川芎 泽兰 黄连

【功效与适应证】祛瘀生新,调和升降。治脑震荡、头晕、呕吐。

【制用法】水煎服。

柴胡桔梗汤(《石筱山伤科学》)

【组成】柴胡 6g 桔梗 3g 升麻 3g 延胡索 9g 乳香 3g 没药 3g 当归 9g 地鳖虫 9g 丹参 9g 泽兰 9g 小蓟炭 9g 牛膝炭 9g 梗通草 6g

【功效与适应证】化瘀止血,升清阳,开肺气,利阴窍。治下腹部、会阴损伤,青紫肿痛,小便涩痛或不利等症。

【制用法】水煎服。另血珀末 1g 吞服。

柴胡逐瘀汤(《南少林秘方验案》)

【组成】柴胡 15g 黄芩 15g 姜半夏 10g 党参 15g 桃仁 15g 红花 10g 荆芥 4g 当归 10g 甘草 10g

【功效与适应证】化瘀行滞,疏通血气。

【制用法】姜枣引。水煎服,每日 1 剂。

柴胡疏肝散(《景岳全书》)

【组成】柴胡 芍药 枳壳各6g 甘草3g 川芎 香附 陈皮各6g

【功效与适应证】疏肝理气止痛。治胸胁损伤。

【制用法】按病情拟定药量,并酌情加减,煎服。

逍遥散(《太平惠民和剂局方》)

【组成】炙甘草15g 当归 茯苓 白芍 白术 柴胡各30g

【功效与适应证】疏肝解郁,养血健脾。治肝郁血虚脾弱证,两胁作痛,头痛目眩,口燥咽干,神疲食少,或月经不调,乳房胀痛,脉弦而虚者。

【制用法】共为散,每服 6~9g,煨姜、薄荷少许,共煎汤温服,每日 3 次。亦可作汤剂,水煎服,用量按原方比例酌减。亦有丸剂,每服 6~9g,日服 2 次。

透脓散(《外科正宗》)

【组成】生黄芪 12g　穿山甲片(炒)6g　川芎 6g　当归 9g　皂角刺 5g

【功效与适应证】托毒排脓。治痈疽诸毒,脓已成,不易外溃,或因气血虚弱不能化毒成脓者。

【制用法】共为末,开水冲服。亦可水煎服。

健步虎潜丸(《伤科补要》)

【组成】龟胶 2 份　鹿角胶 2 份　虎胫骨(现已禁用,狗骨代)2 份　何首乌 2 份　川牛膝 2 份　杜仲 2 份　锁阳 2 份　当归 2 份　熟地 2 份　威灵仙 2 份　黄柏 1 份　人参 1 份　羌活 1 份　白芍 1 份　白术 1 份　大川附子 1 份半　蜜糖适量

【功效与适应证】补气血,壮筋骨。治跌打损伤,血虚气弱,筋骨痿软无力,步履艰难。

【制用法】共为细末,炼蜜为丸如绿豆大。每服 10g,空腹淡盐水送下,每日 2~3 次。

健脾养胃汤(《伤科补要》)

【组成】党参　黄芪　怀山药各 15g　归身 12g　白术　茯苓　白芍　泽泻各 10g　小茴香 6g　陈皮 5g。

【功效与适应证】调理脾胃。治伤损后脾胃功能失调者。

【制用法】水煎服。

凉血地黄汤(《医宗金鉴》)

【组成】生地黄 10g　当归　黄连各 5g　黄芩 7g　炒栀子　玄参　甘草各 3g

【功效与适应证】凉血止血。治跌打损伤,血热妄行,或体内出血不止。

【制用法】水煎服。

益气养荣汤(《内经拾遗》)

【组成】当归　川芎　白芍　熟地　人参　白术　白茯苓　甘草　桔梗　橘皮　贝母　香附　黄芪　柴胡

【功效与适应证】止咳嗽,补气血。治气血损伤,四肢颈项等处患肿。

【制用法】水煎服。

益气活血汤(《林如高正骨经验》)

【组成】升麻　柴胡各 6g　归尾　赤芍　桔梗各 9g　川芎　桂枝　丹皮　苏木各 6g　甘草 3g

【功效与适应证】活血破瘀,理气止痛。治气血两伤,胸闷不舒者。

【制用法】水煎服。

消下破血汤(《医宗金鉴》)

【组成】柴胡　赤芍　当归　苏木　桃仁各 6g　泽兰　枳实(炒)　五灵脂　黄芩　栀子　大黄(后下)各 10g　川芎　川牛膝　红花各 6g　生地黄 12g

【功效与适应证】攻下逐瘀。治膈下损伤。

【制用法】水煎服。

消肿散(《林如高正骨经验》)

【组成】黄柏 60g　侧柏 150g　透骨草 90g　穿山龙 90g　骨碎补 90g　芙蓉叶 90g　天花粉 90g　煅石膏 240g　楠香 180g　川黄连 60g　紫荆皮 90g　菊花叶 90g

【功效与适应证】清热凉血,消肿定痛。治损伤初期局部肿痛者。

【制用法】共研为细末,蜜水各半调成糊状。外敷患处,每日 1 次,每次 8 小时。

消炎散(《林如高正骨经验》)

【组成】儿茶　血竭　黑蒲黄　川连　黄芩各 30g　炉甘石　侧柏各 60g　煅石膏 1 500g

【功效与适应证】清热凉血,消肿定痛。治损伤初期局部肿痛者。

【制用法】共研细末,用蜜水各半调成糊状,每日敷贴 1 次,每次 8 小时。

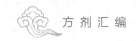

消炎膏(《林如高正骨经验》)

【组成】冰片 15g　儿茶　朱砂各 30g　黄柏　黄连各 60g　炉甘石 90g　蜂蜡 500g　煅石膏 1 000g　茶油 3 000g

【功效与适应证】清热,收湿,消炎。治创伤后肿痛发炎。

【制用法】配置成软膏,摊于油纸上,贴敷患处。

消毒定痛散(《医宗金鉴》)

【组成】炒无名异　炒木耳　大黄各 15g

【功效与适应证】泻火,解毒,定痛。治跌仆损伤。

【制用法】共研细末,蜜水调敷患者。

消毒散(《林如高正骨经验》)

【组成】乳香　没药　炮山甲各 45g　木香　蒲黄各 60g　大黄　黄芩各 90g　银花　黄柏　天花粉　白芷各 120g　楠香 210g

【功效与适应证】清热消肿,化瘀定痛。治损伤中后期局部肿痛者。

【制用法】共研成粉末,茶水调拌成糊状贴敷患处。每日 1 次,每次 6 小时。

消瘀止痛膏(《外伤科学》)

【组成】生木瓜 60g　生栀子 30g　生大黄 15g　蒲公英 60g　地鳖虫 30g　乳香 30g　没药 30g

【功效与适应证】活血祛瘀,消肿止痛。用于骨折伤筋,初期肿胀疼痛剧烈者。

【制用法】共为细末,饴糖或凡士林调敷。

海桐皮汤(《医宗金鉴》)

【组成】海桐皮 6g　透骨草 6g　乳香 6g　没药 6g　当归 5g　川椒 10g　川芎 3g　红花 3g　威灵仙 3g　甘草 3g　防风 3g　白芷 2g

【功效与适应证】活络止痛。治跌打损伤疼痛。

【制用法】共为细末,布袋装,煎水熏洗患处。亦可内服。

涤痰汤(《奇效良方》)

【组成】南星(姜制)7.5g　半夏(汤洗七次)7.5g　枳实(麸炒)6g　茯苓(去皮)6g　橘红 4.5g　石菖蒲 3g　人参 3g　竹茹 2g　甘草 1.5g

【功效与适应证】涤痰开窍。治中风,痰迷心窍,舌强不能言。

【制用法】加生姜 3 片,水煎服。

润肠丸(《正体类要》)

【组成】大黄(煨)15g　归尾 15g　羌活 15g　桃仁(去皮尖)30g　麻子仁 30g　皂角 15g　秦艽 15g

【功效与适应证】清热,润肠,通便。用于损伤后血结便秘。

【制用法】共研细末,炼蜜为丸,如梧桐子大,每次服 30~50 丸,空腹开水送服。

宽胸散瘀汤(《南少林骨伤秘方验案》)

【组成】桃仁 9g　红花 9g　田七 9g　当归 9g　赤芍 9g　地鳖虫 6g　槟榔 9g　瓜蒌 12g　枳壳 6g　柴胡 9g　天花粉 9g　延胡索 9g　茯苓 12g

【功效与适应证】活血祛瘀,宽胸理气。

【制用法】水煎服。

宽筋散(《伤科补要》)

【组成】羌活 2 份　续断 2 份　防风 2 份　白芍 2 份　桂枝 1 份　甘草 1 份　当归 1 份

【功效与适应证】舒筋止痛。治损伤后期筋肉拘痛。

【制用法】共为末,每服 30g,陈酒送下,每日 3 次。

调胃承气汤(《伤寒论》)

【组成】大黄 12g　芒硝 12g　甘草 6g

【功效与适应证】缓下热结。治阳明腑实证,恶热口渴,便秘,腹满拒按,舌苔黄,脉滑数者。

【制用法】水煎服。

通关散(《丹溪心法附余》)

【组成】猪牙皂　细辛各等份

【功效与适应证】通关开窍。治中恶客忤或痰厥所致猝然口噤气寒、人事不省,牙关紧闭、痰涎壅盛,属闭证、实证者。

【制用法】研极细末,和匀,吹少许入鼻中取嚏。

通肠活血汤(《伤科大成》)

【组成】当归 12g　乳香　没药　苏木　桃仁　大黄(后入)　枳壳各 10g　红花　甘草各 6g

【功效与适应证】活血祛瘀,通肠。治腹部损伤,瘀血作痛。

【制用法】水煎服。

通经散(《儒门事亲》)

【组成】陈皮(去白)1 两　当归 1 两　甘遂(以面包,不令透水,煮百余沸,取出,用冷水浸过,去面焙干)

【功效与适应证】下水湿。损伤后痛不可忍。

【制用法】上为细末,每服 3 钱,临卧温汤调下。

通窍活血汤(《医林改错》)

【组成】赤芍 3g　川芎 3g　红花 9g　桃仁 9g　鲜生姜 9g　老葱 3 根　红枣 7 个　麝香(冲服)0.15g

【功效与适应证】活血通窍。用于头面等上部出血,或颅、脑损伤瘀血,或头部损伤后头晕,头痛或脑震荡等。

【制用法】将前七味加入黄酒 250g,煎一盅,去渣,将麝香入酒内,再煎沸,临卧服。

十 一 画

理中丸(汤)(《伤寒论》)

【组成】人参　干姜　炙甘草　白术各 90g

【功效与适应证】温中祛寒,补益脾胃。治脾胃虚寒,阴虚失血。

【制用法】丸剂,每服 9~12g,开水送下,或水煎服。

理气止痛汤(《中医伤科学讲义》)

【组成】丹参 9g　广木香 3g　青皮 6g　制乳香 5g　枳壳 6g　制香附 9g　川楝子 9g　延胡索 5g　路路通 6g　没药 5g

【功效与适应证】活血和营,理气止痛。用于气分受伤郁滞作痛诸证。

【制用法】水煎服,每日 1 剂。孕妇禁服,脾胃虚弱者慎用或与健脾胃药同用。

理气化瘀汤(《林如高正骨经验》)

【组成】青皮　陈皮　红花　甘草各 3g　当归　醋延胡索　枳壳　青皮　大黄　郁金　苏木　泽兰各 6g　赤芍　槟榔　制香附各 9g

【功效与适应证】活血化瘀,理气止痛。治气滞血瘀,经络作痛,局部有筋结者。

【制用法】水煎服。

理气补血汤(《林如高正骨经验》)

【组成】槟榔 3g　川芎　续断　太子参(党参)各 6g　制首乌　当归　白芍　骨碎补　黄芪各

9g

【功效与适应证】气血双补,壮骨舒筋。治气血两虚,肝肾不足。

【制用法】水煎服。

理气散瘀汤(《林如高正骨经验》)

【组成】归尾 生地 续断各9g 川芎 红花 制陈皮 枳壳 泽兰 槟榔各6g 甘草3g

【功效与适应证】理气和伤,散瘀活血。治新伤气逆不顺,瘀阻作痛。

【制用法】水煎服。

接骨续筋药膏(《中医伤科学讲义》)

【组成】自然铜3份 荆芥3份 防风3份 五加皮3份 皂角3份 茜草根3份 续断3份 羌活3份 乳香2份 没药2份 骨碎补2份 接骨木2份 红花2份 赤芍2份 地鳖虫2份 白及4份 血竭4份 硼砂4份 螃蟹末4份 饴糖或蜂蜜适量

【功效与适应证】接骨续筋。治骨折,筋伤。

【制用法】共为细末,饴糖或蜂蜜调煮外敷。

接骨紫金丹(《杂病源流犀烛》)

【组成】土鳖虫 乳香 没药 自然铜 骨碎补 大黄 血竭 硼砂 当归各等量。

【功效与适应证】祛瘀、续骨、止痛。治损伤骨折,瘀血内停者。

【制用法】共研细末。每服3~6g,开水或少量酒送服。

接骨膏(《外伤科学》)

【组成】五加皮2份 地龙2份 乳香1份 没药1份 土鳖1份 骨碎补1份 白及1份 蜂蜜适量

【功效与适应证】接骨、活血、止血。治骨折损伤瘀肿疼痛。

【制用法】共为细末,蜂蜜或白酒调成厚糊状敷。亦可用凡士林调煮成膏外敷。

黄土汤(《金匮要略》)

【组成】甘草 干地黄 白术 附子 阿胶 黄芩各9g 灶心黄土30g

【功效与适应证】温阳健脾,养血止血。治阳虚便血,或吐血、衄血,四肢不温,面色萎黄。舌淡,脉沉细无力。

【制用法】水煎服。

黄芪甘草汤(《医林改错》)

【组成】黄芪120g 甘草24g

【功效与适应证】益气利水。治老年或体弱,或久病后元气虚衰,不能约束水液,小便失禁或遗尿者。

【制用法】水煎服。

黄连解毒汤(《外台秘要》引崔氏方)

【组成】黄连 黄芩 黄柏 栀子

【功效与适应证】泻火解毒。治创伤感染,附骨痈疽等。

【制用法】按病情拟定药量,水煎,一日分2~3次服。

银翘散(《温病条辨》)

【组成】连翘30g 金银花30g 苦桔梗18g 薄荷18g 竹叶12g 生甘草15g 荆芥穗12g 淡豆豉15g 牛蒡子18g

【功效与适应证】疏风散热,清热解毒。用于温病初起者。

【制用法】加芦根适量,水煎服。

麻桂温经汤(《伤科补要》)

【组成】麻黄　桂枝　红花　白芷　细辛　桃仁　赤芍　甘草

【功效与适应证】通经活络祛瘀。治损伤之后风寒客注而痹痛。

【制用法】按病情决定剂量,水煎服。

羚角钩藤汤(《通俗伤寒论》)

【组成】羚羊角(先煎)1~4g　钩藤(后下)10g　桑叶6g　川贝母12g　竹茹15g　生地黄15g　菊花10g　茯神木10g　甘草3g

【功效与适应证】平肝息风,清热止痉。治感染或头部内伤而高热动风,烦闷躁扰,手足抽搐,甚至神昏痉厥。

【制用法】水煎服。

清上瘀血汤(《证治准绳》)

【组成】羌活　独活　连翘　枳壳　赤芍　当归　栀子　黄芩　桃仁　苏木各10g　桔梗　川芎　红花各6g　生地黄15g　大黄12g　甘草3g

【功效与适应证】活血祛瘀,祛风解毒。治膈上损伤后吐血、咯血、痰中带血。

【制用法】水煎,加烧酒或童便和服。

清肺饮(《杂病源流犀烛》)

【组成】前胡　荆芥　桑白皮　枳壳各10g　知母　贝母　薄荷　赤茯苓　桔梗　苏叶　阿胶　杏仁　天门冬　甘草各6g　生姜3片　乌梅3枚

【功效与适应证】清热润肺,下气定喘。治跌打损伤,肺热咳嗽,气促喘闷。

【用法】水煎服。

清热凉血汤(《林如高正骨经验》)

【组成】槐花　地榆　茜草　泽泻　白术　茯苓　生地各9g　三七　辰砂各3g

【功效与适应证】清热化瘀,凉血止血。治筋络损伤,伴有便血、尿血者。

【制用法】水煎服。

清营汤(《温病条辨》)

【组成】生地黄25g　玄参9g　淡竹叶12g　金银花15g　连翘15g　黄连6g　丹参12g　麦冬9g　犀角(锉细末冲,现用水牛角代)1g

【功效与适应证】清营泻热,养阴解毒。治创伤或骨关节感染后,温热之邪入营内陷,症见高热烦渴,谵语发癫,舌绛而干者。

【制用法】水煎服。

清营退肿膏(《中医伤科学讲义》)

【组成】生大黄60g　生川黄柏30g　黄芩30g　东丹30g　天花粉30g　滑石30g　芙蓉叶60g

【功效与适应证】清热活血,消肿止痛。治骨折伤筋初期,焮红作痛。

【制用法】共研细末,用凡士林调制成膏外敷。

清瘟败毒饮(《疫疹一得》)

【组成】生石膏(先煎)30g　知母10g　甘草30g　生地黄25g　黄连6g　栀子6g　桔梗6g　黄芩10g　玄参10g　连翘12g　丹皮6g　淡竹叶12g　犀角(锉末冲,现用水牛角代)0.6g

【功效与适应证】清热解毒,凉血止血。治疔疮走黄,痈毒内陷,阳毒炽盛,证见寒战壮热,烦躁口渴,昏狂谵语,或吐血、衄血、皮肤发斑。

【制用法】水煎服,每日1~2剂。

清燥救肺汤(《医门法律》)

【组成】桑叶(霜)9g　石膏(煅)8g　甘草3g　人参2g　胡麻仁(炒)3g　阿胶3g　麦冬4g　杏仁2g　枇杷叶3g

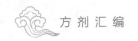

【功效与适应证】清燥润肺,养阴益气。治温燥伤肺,气阴两伤证,身热头痛,干咳无痰,气逆而喘,咽喉干燥,鼻燥,心烦口渴,胸满胁痛。

【制用法】水煎,频频热服。

宿伤拈痛汤(《内伤证治》)

【组成】当归 白芍 独活 羌活 穿山甲 姜黄 乳香 没药 柴胡 防风 茯苓 制草乌 制川乌各10g 红花 陈皮各6g 肉桂(焗,冲) 广木香各5g 制马钱子1g

【功效与适应证】通经活络,行瘀散痛。治一切宿伤作痛。

【制用法】水煎服。

宿伤祛瘀汤(《林如高正骨经验》)

【组成】归尾6g 红花3g 桃仁6g 泽兰6g 陈皮6g 甘草3g 莪术4.5g 龙涎香4.5g

【功效与适应证】祛宿瘀,散积聚。治久年陈伤瘀血结聚。

【制用法】水煎服。

续骨活血汤(《中医伤科学讲义》)

【组成】当归尾12g 赤芍10g 白芍10g 生地黄15g 红花6g 地鳖虫6g 骨碎补12g 煅自然铜10g 续断12g 落得打10g 乳香6g 没药6g

【功效与适应证】祛瘀止血,活血续骨。治骨折及软组织损伤。

【制用法】水煎服。

十 二 画

散瘀和伤汤(《医宗金鉴》)

【组成】番木鳖15g 红花15g 生半夏15g 骨碎补9g 甘草9g 葱须30g 醋60g

【功效与适应证】活血祛瘀止痛。治软组织损伤瘀肿疼痛及骨折、关节脱位后期筋络挛痛。

【制用法】用水煎药,沸后,入醋再煎5~10分钟,熏洗患处,每日3~4次,每次熏洗都把药液煎沸后用。

散瘀健脾汤(《中国百年百名中医临床家丛书——林如高》)

【组成】麦冬9g 杏仁9g 枳壳6g 郁金6g 茯苓9g 红花3g 陈皮6g 茜草9g 泽兰6g 青皮3g

【功效与适应证】理气散瘀,健脾和营。治腹部受伤胀闷不舒。

【制用法】水煎服。

紫荆皮散(《证治准绳》)

【组成】紫荆皮 南星 半夏 黄柏 草乌 川乌 当归 川芎 乌药 补骨脂 白芷 刘寄奴 牛膝 桑白皮各等份

【功效与适应证】消肿止痛。治跌打损伤,伤处浮肿,及一切肿痛未破者。

【制用法】共研细末,饴糖调敷。

紫雪丹(《太平惠民和剂局方》)

【组成】石膏 寒水石 滑石 磁石 玄参 升麻 甘草 芒硝 硝石 丁香 朱砂 木香 麝香 犀角(现已禁用,水牛角代) 羚羊角 黄金 沉香

【功效与适应证】清热解毒,宣窍镇痉。治高热烦躁,神昏谵语,发斑发黄,疮疡内陷,疔毒走黄及药物性皮炎等症。或颅脑损伤后高热昏迷。

【制用法】剂量、制法详见《医方集解》,每服1~2g,重症可每次服3g,每日1~3次。

跌打万花油(亦称万花油,成药)

【组成】野菊花 乌药 水翁花 徐长卿 大蒜 马齿苋 葱 金银花叶 威灵仙 苏木 大

黄 泽兰 红花 防风 侧柏叶 马钱子等

【功效与适应证】消肿止痛,解毒消炎。治跌打损伤肿痛,烫伤等。

【制用法】敷贴:将万花油装在消毒容器内,再把消毒纱布块放在容器内浸泡片刻,即成为万花油纱布块,可直接敷贴在患处。如敷在伤口处,需每天换药;如无伤口者,1~3 天换一次;若是不稳定型骨折,用小夹板固定者,换药时可不解松夹板,由夹板之间的间隙泵入药油,让原有的纱布块吸上即可。涂擦:把药油直接涂擦在患处。亦可在施行按摩手法时配合使用。

跌打补骨丸(《林如高正骨经验》)

【组成】三七 血竭 酒大黄 川芎各 30g 五加皮 苏木 川红花 酒防风 白芷 当归尾 扁豆 枳壳 广木香 桔梗各 60g 杜仲 酒续断 骨碎补 泽泻 茯苓 白术各 90g 醋煅自然铜 150g

【功效与适应证】活血祛瘀,理气补骨。治筋骨损伤中后期。

【制用法】制成蜜丸,每丸重 9g,每次 1 丸,早晚黄酒送服。

跌打养营汤(《林如高正骨经验》)

【组成】当归 6g 川芎 4.5g 熟地黄 15g 白芍 9g 西洋参 3g 黄芪 9g 怀山药 15g 甘草 3g 枸杞子 15g 木瓜 9g 骨碎补 9g 砂仁 3g 三七 4.5g 续断 9g 补骨脂 9g

【功效与适应证】补养气血,健脾益肾。治跌打内伤或骨折中后期,能促进筋骨生长。

【制用法】水煎服。

跌打祛伤散(《林如高正骨经验》)

【组成】乳香 30g 三七 60g 海风藤 白芷 防风各 90g 大黄 栀子 桂枝 姜黄 骨碎补各 150g 楠香 180g

【功效与适应证】祛风消肿,散结定痛。治伤筋初期肿痛者。

【制用法】研末,酒水各半调成糊状,每日敷 1 次,每次 6 小时。

跌打膏(《中医伤科学讲义》)

【组成】乳香 150g 没药 150g 血竭 90g 香油 10 000g 三七 17 500g 冰片 90g 樟脑 90g 东丹 5 000g

【功效与适应证】活血祛瘀,消肿止痛。用于跌打损伤,骨折筋伤,肿胀疼痛。

【制用法】先将乳香、没药、血竭、三七等药用香油浸,继用慢火煎 2 小时,改用急火煎药至枯去渣,用纱布过滤,取滤液再煎,达浓稠似蜜糖起白烟时,放入东丹,继煎至滴水成珠为宜。离火后加入冰片、樟脑调匀,摊于膏药纸上即成,外贴患处。

舒筋丸(又称舒筋壮力丸,《刘寿山正骨经验》)

【组成】麻黄 2 份 制马钱子 2 份 制乳香 1 份 制没药 1 份 血竭 1 份 红花 1 份 自然铜(煅,醋淬)1 份 羌活 1 份 独活 1 份 防风 1 份 钻地风 1 份 杜仲 1 份 木瓜 1 份 桂枝 1 份 怀牛膝 1 份 贝母 1 份 生甘草 1 份 蜂蜜适量

【功效与适应证】散寒祛风,舒筋活络。用于各种筋伤冷痹疼痛。

【制用法】共研细末,炼蜜为丸,每丸重 5g,每次服 1 丸,每日 1~3 次。

舒筋止痛水(《林如高正骨经验》)

【组成】三七粉 三棱 归尾各 18g 生草乌 生川乌 木瓜 怀牛膝各 12g 红花 樟脑各 30g 70% 酒精 1 500ml 或高粱酒 1 000ml

【功效与适应证】祛风止痛,舒筋活血。治跌打损伤局部肿痛者。

【制用法】用酒浸泡,涂覆患处。

舒筋活血洗方(《中医伤科学讲义》)

【组成】伸筋草 9g 海桐皮 9g 秦艽 9g 独活 9g 当归 9g 钩藤 9g 乳香 6g 没药 6g 川

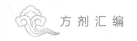

红花6g

【功效与适应证】舒筋活血止痛,治损伤后筋络挛缩疼痛。

【制用法】水煎,温洗患处。

舒筋活络膏(《林如高正骨经验》)

【组成】当归 松节 豨莶草 蓖麻仁 双钩藤各60g 木瓜 蚕沙各30g 穿山龙 五加皮各90g

以上9味粗料用净茶油750g、桐油250g,同入锅内熬炼,滤去药渣,再加入以下6味细料:乳香、没药、蚯蚓干各30g,蛇蜕15g,麝香3g,炒黄丹500g。

【功效与适应证】祛风胜湿,舒筋通络,活血止痛。治筋伤、腰腿痛及关节风湿痛。

【制用法】将膏药摊在布上,温贴患处。

舒筋散(《林如高正骨经验》)

【组成】磁石 升麻 生川乌 生草乌 防风 丹皮 血竭 泽兰 煅自然铜 红花 续断 苏木 羌活 独活各60g 大黄120g 白芷 五加皮各90g 木香45g 楠香240g

【功效与适应证】舒筋活络,祛风理湿,化瘀定痛。治损伤疼痛经久未愈或夹有风湿痹痛者。

【用法】研末,用酒水各半调拌成糊状,外敷患处,每日1次,每次6小时。

温经通络膏(《中医伤科学讲义》)

【组成】乳香 没药 麻黄 马钱子各等量 饴糖或蜂蜜适量

【功效与适应证】祛风止痛。治骨关节、软组织损伤肿痛,或风寒湿侵注,局部痹痛者。

【制用法】共为细末,饴糖或蜂蜜调成软膏或凡士林调煮成膏,外敷患处。

温胆汤(《三因极一病证方论》)

【组成】半夏 竹茹 枳实各6g 橘皮9g 炙甘草3g 白茯苓4.5g

【功效与适应证】理气化痰,清胆和胃。治胆胃不和,痰热内扰证。

【制用法】水煎服。

滋肾通关丸(《兰室秘藏》)

【组成】黄柏(酒炒)30g 知母(酒炒)30g 肉桂3g

【功效与适应证】清热燥湿,滋阴。治下焦湿热,小便癃闭,点滴不通。

【制用法】共研细末,蜜和作丸,如梧桐子大,每服9g,开水送下。

犀角地黄汤(《备急千金要方》)

【组成】生地黄30g 赤芍12g 丹皮9g 犀角(现用水牛角代)0.6g

【功效与适应证】清热凉血解毒。治热入血分,疮疡热毒内攻,表现为吐血、衄血、便血,皮肤瘀斑;高热神昏谵语,烦躁等症。

【制用法】水煎服。生地黄先煎,犀角(现用水牛角代)锉末冲,或磨汁和服。

十三画及以上

槐花散(《普济本事方》)

【组成】槐花(炒) 侧柏叶(炒) 荆芥穗 枳壳各等量

【功效与适应证】疏风清热止血。用于损伤后便中带血。

【制用法】共为细末,每次6g,食前服用。

腹部逐瘀汤(《林如高正骨经验》)

【组成】郁金6g 红花6g 苏木9g 槟榔6g 三棱6g 郁苏参9g 怀牛膝9g 泽兰6g 大黄9g

【功效与适应证】活血祛瘀,攻积通便。治瘀血内蓄,腹部阀痛,大便秘结者。

【制用法】水煎服。

腾药(《刘寿山正骨经验》)

【组成】当归 羌活 红花 白芷 防风 制乳香 制没药 骨碎补 续断 宣木瓜 透骨草 川椒各等量

加减法:手部加桂枝、郁李仁;足部加黄柏、茄根;腿部加牛膝、虎骨(现已禁用,狗骨代);腰部加杜仲、桑寄生;胸部加郁金、茵陈;左肋部加栀子、降香;右肋部加陈皮、枳壳;肩部加川芎、片姜黄;骨折加土鳖虫、自然铜;兼风寒加厚朴、肉桂;理气加葱头、天仙藤;理血加汉三七、木槿花;舒筋加芙蓉叶、全果榄。

【功效与适应证】活血散瘀,温经活络,消肿止痛,舒筋接骨。用于骨折、脱位、筋伤及陈伤、痹证等适用熏洗者。

【制用法】上药共为粗末,每用 120g 加入大青盐、白酒各 30g 拌匀,装入白布袋内缝妥,备用。

洗用:煎水熏洗患处。每日 2 次,翌日仍用原汤煎洗,如此复煎,可用数天。

腾用(即热熨):用药两袋,干蒸热后轮换敷在患处,每次持续 1 小时左右,每日 2 次。用毕后药袋挂在通风阴凉处,翌日再用时,在药袋上洒上少许白酒,每袋可用 4~7 日。

新伤逐瘀汤(《林如高正骨经验》)

【组成】生地 9g 苏木 泽兰 木香 大黄 红花 桃仁各 6g 黑丑 3g

【功效与适应证】攻下逐瘀,理伤。治气滞血瘀、属新伤体质壮实者。

【制用法】酒水各半煎服。

新伤续断汤(《中医伤科学讲义》)

【组成】当归尾 12g 地鳖虫 6g 乳香 3g 没药 3g 丹参 6g 自然铜(醋煅)12g 骨碎补 12g 泽兰叶 6g 延胡索 6g 苏木 10g 续断 10g 桑枝 12g 桃仁 6g

【功效与适应证】活血祛瘀,止痛接骨。用于骨损伤初、中期。

【制用法】水煎服。

膜韧膏(《外伤科学》)

【组成】血竭 1 份 山柰 2 份 生石膏 2 份 血余炭 2 份 公丁香 2 份 生甘草 2 份 红黏谷子 6 份 樟脑 4 份 苏木 4 份 羌活 4 份 制没药 4 份 制乳香 4 份 当归 4 份 独活 4 份 红花 4 份 细辛 4 份 山栀子 4 份 白凤仙花 4 份

【功效与适应证】活血舒筋,消肿止痛。治跌打损伤肿痛者。

【制用法】共研细末,蜂蜜调敷。

膈下逐瘀汤(《医林改错》)

【组成】当归 9g 川芎 6g 赤芍 9g 桃仁 9g 红花 6g 枳壳 5g 丹皮 9g 香附 9g 延胡索 12g 乌药 9g 五灵脂 9g 甘草 5g

【功效与适应证】活血祛瘀。治腹部损伤,蓄瘀疼痛。

【制用法】水煎服。

增液汤(《温病条辨》)

【组成】玄参 30g 麦冬 25g 生地黄 25g

【功效与适应证】增液润燥。治损伤后津液耗损,口干咽燥,大便秘结;或习惯性肠燥便秘。

【制用法】水煎服。

增液承气汤(《温病条辨》)

【组成】玄参 12g 麦冬 9g 生地黄 12g 大黄 6g 芒硝(后下)4.5g

【功效与适应证】增液通便。治气伤津少,大便硬结不通。

【制用法】水煎 2 次,取汁合作一服。

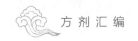

镇肝熄风汤(《医学衷中参西录》)

【组成】怀牛膝 30g　代赭石(先煎)30g　龙骨(先煎)15g　牡蛎 15g(先煎)　白芍 15g　玄参 15g　天冬 15g　川楝子 6g　生麦芽 6g　茵陈蒿 6g　甘草 5g

【功效与适应证】镇肝息风。治头部内伤后遗头晕头痛,目胀耳鸣等。

【制用法】水煎服。

黎洞丸(《医宗金鉴》)

【组成】牛黄 1 份　冰片 1 份　麝香 1 份　阿魏 5 份　雄黄 5 份　大黄 10 份　儿茶 10 份　血竭 10 份　乳香 10 份　没药 10 份　田三七 10 份　天竺黄 10 份　藤黄 10 份(隔汤煮十数次,去浮沫,用山羊血拌晒,如无山羊血,以子羊血代之)

【功效与适应证】祛瘀生新。治跌打损伤,瘀阻气滞,剧烈疼痛或瘀血内攻等证。

【制用法】共研细末,将藤黄化开为丸如芡实大,焙干,稍加白蜜,外用蜡皮封固。每次 1 丸,开水或酒送服。外用时用茶卤磨涂。

熨风散(《疡科选粹》)

【组成】羌活　白芷　当归　细辛　芫花　白芍　吴茱萸　肉桂各等量　连须赤皮葱适量

【功效与适应证】温经散寒,祛风止痛。治流痰、附骨疽及风寒湿痹证所致的筋骨疼痛。

【制用法】共研细末,每次取适量药末与适量连须赤皮葱捣烂混合,醋炒热,布包,热熨患处。

薏苡仁汤(《类证治裁》)

【组成】薏苡仁　川芎　当归　麻黄　桂枝　羌活　防风　川乌　苍术　甘草　生姜　独活

【功效与适应证】除湿运脾,祛风散寒。主治伤后着(湿)痹。

橘术四物汤(《医宗金鉴》)

【组成】当归　白芍　桃仁　白术各 10g　生地黄 12g　川芎　红花各 6g　陈皮 5g

【功效与适应证】活血散瘀,行气止痛。用于跌打损伤,瘀血作痛。

【制用法】药量可依病情而定,水煎服。

麝香正骨水(成药)

【组成】略

【功效与适应证】祛风止痛,舒筋活血。用于跌打损伤、伤筋骨折、风湿痹痛、筋结、骨刺等。

【制用法】外用涂擦患处,每日 2~3 次,热敷后涂擦效果更佳。

蠲痹汤(《百一选方》)

【组成】羌活 6g　姜黄 6g　当归 12g　赤芍 9g　黄芪 12g　防风 6g　炙甘草 3g　生姜 5 片

【功效与适应证】行气活血,祛风除湿。治损伤后风寒乘虚入络者。

【制用法】水煎服。

◇◇◇ 主要参考书目 ◇◇◇

1. 韦以宗 . 中国骨科技术史[M]. 上海 : 上海科学技术文献出版社 , 1983.
2. 张安桢 , 武春发 . 中医骨伤科学[M]. 北京 : 人民卫生出版社 , 1988.
3. 张安桢 , 沈敦道 . 骨伤内伤学[M]. 北京 : 人民卫生出版社 , 1991.
4. 王和鸣 . 中医骨伤科学基础[M]. 上海 : 上海科学技术出版社 , 1996.
5. 丁继华 . 伤科集成[M]. 北京 : 人民卫生出版社 , 1999.
6. 王和鸣 . 中医伤科学[M]. 北京 : 中国中医药出版社 , 2002.
7. 刘献祥 . 骨伤内伤学[M]. 北京 : 人民卫生出版社 , 2012.
8. 张成博 , 程伟 . 中国医学史[M]. 北京 : 中国中医药出版社 , 2016.

复习思考题
答案要点

模拟试卷